U0323801

源生活

一个中国实业家的健康创富宝典

李宗兴◎著

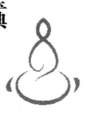

华夏出版社
HUAXIA PUBLISHING HOUSE

序一

生活之源，也是生命之源，生而为人，自然都希望能追本溯源，返本开新。找到源头，也就找到了生命的奥秘，生活的真谛。

每个人的追溯都不尽相同。从事自然科学的人，往往从细胞直到基因，一路微观，把秘密揭示到量子的程度都不肯罢休，从那个源头出发，向往可以"长生久视"，同时恨不能将来可以依靠科技成批量"造人"。然而，从事社会科学、人文科学的人们却不这样看，他们追溯的，是作为社会一分子的、人类一分子的人，身与心是如何协调统一的，是如何互为因果的，是如何使人成其为人的，是如何才能身心愉悦、尽享天年的。所谓"究天人之际，通古今之变，成一家之言"，也可以说是一种溯源的探索。

李宗兴先生是后一种人中的佼佼者。他年近花甲，阅历丰富，人生中也屡经坎坷，百转千回，但至今已是事业有成，富而好礼。他的人生追求中，财富只是垫脚石，没有垫脚石攀登高峰会有困难。不过他并不以得到垫脚石为满足，他有更高的追求、更深的思索。这部《源生活》就是他的精神追求的硕果，也是他数年思索和践行的结晶。他对能量的解析构想，是他的"源生活"的核心。

量子力学近年来为自然科学和社会科学、人文科学乃至心智科学各领域的研究者所关注，譬如知名的大师南怀瑾先生，生前就多次在讲话中涉及量子理论；南方科技大学前校长朱清时先生也曾以量子理论与佛法相联系。究其实，大约都在于量子力学将物质的世界在极微的程度时化作了能量的一种形态。"能量"二字，比以往任何一个时代都更具有新的特殊价值和意义。

李宗兴的思想特点是将能量解析为五种：清净的易能量、充盈的合能量、利贞的生能量、宁心的养能量和心灵的游能量。此外，还有环境的能量、内在的能量等。总之，生活之源、生命之源，源于能量。这倒是与量子理论的核心观念颇为贴近。尽管对能量的划分和解析还可以"仁者见仁，智者见智"，但是李宗兴先生从自己的人生出发，抒写了对能量的体验和认识，言之成理，执之有道，行之有效，对于许多能够领悟他的主张的人来说或许正是他乡遇故知、久旱逢甘霖呢！尤其是"环境的能量"和"内在的能量"两章，将传统的命理学说化为现代的环境观念，将导引、功夫等技能化为养生手段，都可以帮助人们做一些尝试，或许会有出乎意外的收获！

宗兴先生的《源生活》，既是传统文化各方面理念的一个汇集与重组，也是可以介入现实生活的实用指南，理论与践行并重，从实践中来，到实践中去，不失为一本勇于创新的好书。

我们多已习惯于读一些老生常谈、因循守旧的作品，对于标新立异、苦心孤诣的作品往往先是予以质疑。我看不妨把心量放大些，让那些读了古人的书又能做好今人事业的人们，多出版一些哪怕只有一点真知灼见而益于社会进步的作品，为我们的创新、发展的时代增光生色！

王志远

中国宗教学会副会长

中国社会科学院世界宗教研究所研究员

中国社会科学院研究生院导师

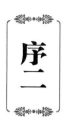

序二

李宗兴董事长的新作——《源生活》终于要面世了，我期待已久。李董邀请我为新书作序，我欣然答应。一来，我与李董是多年的好友，在中国古典文化、自然哲学方面我们有着共同的爱好；二来，读完本书，我难掩心中激动之情，李董将其几十年来对自然哲学的潜心研究以及自身多年来对企业经营的心得毫无保留地书写出来，使我受益匪浅，感同身受。

在我们身边，有很多企业受西方管理理念的影响，纷纷仿效西方的管理经验，全国各地也兴起了各种关于企业管理的研修班、总裁班，究其内容，不过是"目标"、"执行力"、"没有借口"以及各种图表操作模式等等。我不否认西方管理学的优势，但是，中国古贤几千年的智慧结晶早已为我们后人的生产生活留下了宝贵的经验和财富。然而，有多少企业家真正地去学习和了解过中国古典哲学？又有多少人真正地有所悟？李宗兴董事长凭借自己多年来的创业实践，与在多个行业的经营管理经验，以及对《心经》《易经》《道德经》《孙子兵法》《中庸》等古典文献的深入研习和实践应用，方拥有了今天集房地产、酒店、家具产业、心源文化艺术养生于一体的大型集团公司。每每我们对中国古典哲学对企业经营的推动和影响进行讨论时，无不酣畅淋漓，真切地感受着中国传统文化为现代企业所带来的福祉。

本书引经据典，从源文化的渊源到人与自然的和谐之道，帮助我们深入地理解了古典哲学对人类历史发展的影响。同时，创新性地提出"源生活"的理念，将佛、道、儒三家文化进行融合，阐述五种能量对人与自然、对养生、对经商、对企业管理等方面的渗透力和教育意义。

这本书对将中华传统文化的智慧运用于现代企业管理与发展有着积极的促进作用，我希望更多的人尤其是企业家看到它、学习它并运用它，因此乐为序之！

曹静楼

中国文物学会收藏鉴定委员会副会长

原故宫博物院文保科技部主任

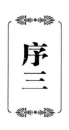

序三

《庄子·养生主》中记述，养生之道，"得养生焉"，意指保养生命、维持生计。当代社会，在激烈的社会竞争下，生存和生活压力陡增，加上长久以来人类活动对大自然的破坏，导致生态平衡受到影响，人类的居住环境、空气资源、水资源都遭到不同程度的污染，如何养生、提高生命和生活的品质，是越来越多的人关注的话题。

早已听说李宗兴董事长要出版一本《源生活》的书，其中就讲到了"养生"，而且是集合了中国传统文化的历史精髓，从源能量、太极、阴阳、天人合一、道法自然等方面来阐述为人做事的道理，并通过各种图文并茂的养生功法来教授养生良方。因此，当李董邀请我为本书作序时，我乐而受之，欣慰至极。

本书中提到，健康是人的根本，也是事业的根基，让身、心、灵、性重新找回自己的节奏，回归最本源的状态，让人生回归自然本态。对于李董所倡导的这种还原式生活，我非常认同。回归本源、回归传统，让身心得到净化、得到静怡，讲求的是人与自然的和谐，体味的是心的智慧与禅理。摒弃世俗，放大潜能，回归大自然，享受中国的山水文化，享受人生的乐趣，运用中国传统文化的能量来静心、养心、调心、治心，运用源生活的内核来学习为人、做事和管理企业，并通过一些功法的练习调养我们的身体，集天地之灵气于一身，提高生命的品质。

《源生活》全面地论述了各种养生方法，有助于更好地帮助人们了解中华传统养生理论，尤其是各种养生功法，这实在是世上难得的养生精华。在此，于本书出版之际，我谨表示祝贺，同时，也向广大读者倾力推荐。

凌海成

《佛教文化》杂志主编

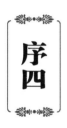

序四

　　我于 2014 年结识李宗兴董事长，初次见面我们便相谈甚欢，都有一种相见恨晚的感觉，遂义结金兰，时常谈武论道，研习功法。

　　李董自小习武，对武术的热爱达到了如痴如狂的地步。他不仅练习功法，对武道也是颇有研究。多年来，在习武的道路上，他走遍全国寻访武术名家，拜师学艺，学习了五祖拳、北腿功法、太祖白鹤拳、少林寺龙桩拳、八段锦、易筋经、铁布衫等功夫，并集传统武术大成，汇聚国术养生大师资源，创建了文化艺术养生协会。

　　前一段时间，李董说起想写一本书，想把中国传统文化与现代养生、企业管理等方面结合在一起，把自身的经历和经验传播出去，让更多的人受益。特别是在养生这一方面，他希望我能够把我的"少林功法"拍摄下来，制成视频，把武道、武德以及养生功法传递给大众。对此我表示非常支持，并且对他的想法感到非常敬佩。

　　于是，会同道家全真龙门派 23 代传人张继宗老师、咏春拳宗师叶问的徒孙李发权师傅以及尹氏八卦掌第六代传人全元老师一起为《源生活》进行了武术功法的拍摄。这次拍摄，师兄费心尽力，集合几大门派，多种功夫，只为传播中国传统文化的武学精华，让更多爱好武术、崇尚功法养生的读者获益。

　　中国传统养生功法，在强身健体、养生延年的基础上，使我们的潜在能量能够得到更好的开发。本书收录的"心源"养生功法，简便易行，能够轻松提升人的身体素质和精神层次，达到养生健身、精进得慧、快乐通融的功效。

　　在此祝贺《源生活》的出版发行，也希望我们的武术功法能够切实帮助大家达到养生健体的目的，收获武学精神。特以此序向广大读者诚意推荐。

释德力

亚洲佛教文化交流协会常务副会长

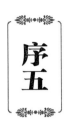

序五

《上经》曰："夫道者，上知天文，下知地理，中知人事，可以长久。此之谓也。"这是"道"的本义，能修到此种境界，可说是"道"的最高境界，历代以来也未有达到此种境界的记载流传。所以，道教目前有宿土、麻衣、探天、全真、茅山五个派系流传，本书以麻衣派理论来探讨人体养生调理、企业运作方面的应用，也涉及参禅、谈佛方面的心得。

参禅增智，念佛持明，应是修心养性、养生调理的体会吧。

陆有德
易经大师黄老派传人

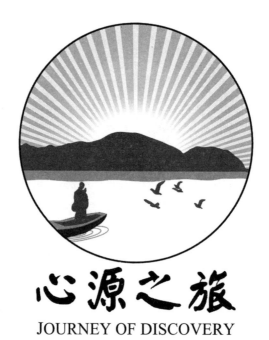

心源之旅

JOURNEY OF DISCOVERY

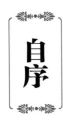

自序

达自心源方为见真性，
回归本源显祖宗兴盛。
顺应天时，巧用地利；
人，就能谱写传奇篇章。

激情燃烧

幼年时我即跟随苦行僧释随朗上山习武采药，专心学习艺术绘画和中华传统文化经典《心经》《金刚经》和《周易》等，并由此开始习武练功，强身健体，修德行善。以此善缘，后获众多名师教诲指点。

及至青年，为了生计，进入工厂打工，正是这段艰苦的岁月，培养了我勤勤恳恳、任劳任怨、做人做事有始有终的坚韧毅力，也让我学会了感恩和回报。

1983 年，我跨海到了澳门，继续学习绘画、平面设计，后来逐步深研家具设计。经过几年的刻苦学习钻研，1986 年成为版画师傅，带领二十多人来到中山市的坦洲，开始了创业生涯。

创业初期，企业曾因亏损而面临困境，凭着我的不懈坚持和对事业的热情，经营局面开始慢慢扭转。到1989 年底，在中山市三乡开办家具工厂，并研发了漆瓷技术，成为国内漆瓷的开创者，赚得了人生第一桶金。

当时，我们公司设计的家具很受市场欢迎，每天订单源源不断，为了赶工期，工人们常常干活到凌晨5点，席子就铺在工作位旁，实在困得不行了就倒下睡两个小时再继续工作。因为人手不够，凡事都要我亲力亲为，包括把家具装上货柜，最多时曾经一天搬40个货柜，一路上都洒下了我们的汗水……

多年来，我怀着"用艺术打造家居产品"的美好愿望，设计、制造出颇具艺术文化性的家具，瞄准国内外市场，先后与国内外知名的大企业合作，在市场上形成了一定的品牌影响力，产品出口三十多个国家和地区，受到广泛好评。

随着国内经济的快速崛起，我把经营视野投向更多、更广的领域。1993年，我以坚定的毅力和超前的眼光，开始在中山市的神湾镇买地建厂；1999年，我在神湾买下了一片荒山，建起当地第一家三星级酒店；后来又陆续购买了码头，发展地产和旅游产业。八年后，我建起了如今神湾镇的中心地标——凝星名都小区。经过多年的努力，原来的实业公司已经发展成拥有家具、地产、酒店等多个产业板块的集团公司，并在2008年开始创建心源网电子商务和健康文化产业。

长袖艺术

多年来，我既以实业之兴为己任，又深入研习中华传统文化的养生之道，凭借对释、道、儒等学说的认识和感悟，将传统文化艺术、养生心得与企业经营管理相结合，悟道——核为心、能为源，从而撰写了这本《源生活》。

万物始于源。

源，是世间万物包括人与事的气象。气象乃文化的魅力，其源头即是人心。人心气象的清净、上善，是智慧的本源。

"形于色，色于情，净亦空，源于心"，用心的智慧与禅理打造源文化思想圭臬。大千世界精彩纷呈，用心灵的眼睛观察、体验缤纷色彩世界；用大脑的意念感知世间的诸般形态，明解形、色、情、理在精神世界意识转变的空无之理，启发众人智慧本源。心行合一，透过现象看本质，在实践中达到智慧彼岸。

从创业经历中，我感悟到中国传统文化在企业经营管理中的真正的战略意识的觉醒！在学习了西方管理方法后，我结合自己的企业管理实践，应用《心经》做管理，以《孙子兵法》、道家思想、法家思想谋略经商，让企业经营回归本源！

管理是一门艺术，管理需要人格魅力、灵感与创新，管理的主体是人，人是有意识、有思想的自然之异秀。

所以，管理应从人性的根源出发，以人为本，养人、育人。海纳百川，万众一心，通过精神引导和行为实践，让大众得到养生和管理知识，结缘"人人参与，共同创造"的原生联盟。

心源合一，回归本源。

绽放起舞

对于打拼了二十多年的中山神湾镇，我有着特殊而深厚的感情。事业上取得一点成绩之后，我开始想该如何回馈神湾、报答神湾。20世纪90年代末，我作为创会会员成立了神湾慈善会，捐赠100万元人民币作为慈善启动基金，帮助各类困难群众并协助政府增添康乐设施。2013年6月，在心源文化艺术养生协会的成立庆典上，我向中山市慈善总会捐赠300万元人民币，并成为中山市慈善总会终身名誉会长。同时，我对家乡的修桥铺路、助学解困工作也积极进行捐助。

随着现代社会生活节奏的加快，普罗大众亚健康盛行，人们都希望自己的身体能回归健康，生活回归最自然的本态。当下，国学禅修、文化艺术、健康养生越来越受到国人的关注和重视，我注意到大健康产业和文化创意产业将会是使企业保持旺盛生命力、蓬勃发展的新鲜血液，由此，我毅然将企业未来发展方向定位在了文化艺术和健康产业上，希望通过本书，把自己的所学与实践经验贡献出来，造福大众。

目 录

下 篇

◆ *第四章 环境的能量* / **123**

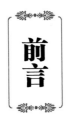

前言

五源能量，追溯智慧本源，以还原健康生活、倡导健康源文化为核心，汲取中华传统文化精髓，致力于打造人类健康生活，共同创业发展，创造传奇经典。

"大智慧到彼岸，此须心行，不在口念。"（《六祖坛经》偈颂）智慧统摄六度万行，而心乃智慧之源，智慧乃治心良药，是开悟世间万物的通道。佛曰：过去心不可得，现在心不可得，未来心不可得。虚空不可思量，世间万物像时间、像物理世界一样，处于不停的运动变化中，永无停歇，必须透过现象看到本质，这才是世间万物生息不灭的真理。智慧是形而上的道体，是宇宙万有的本源；智慧是悟道，是明心见性所悟的那个道体；悟道就是见到那个道体的空性。心源是世间万物和人与事的气象，智慧和内心文化魅力是气象，气象的源头是人心，而人心气象把清净上善的智慧作为本源。

感悟源自人的社会知识及自身的经验积累，每个人的经历不同，禀赋各异，但如果遇事能反观内心、静心思考，则可明白事理，日积月累就能在瞬间感受到生命历程中的欢愉与磅礴。

五于形，源于能，色亦空，核于心。世间万物，周而复始，生生不息，究其根本，皆由五源滋养而繁衍生息，此一循环是为其源。万般变化均处于平衡之态，人亦当如此，让身、心、灵、性重新找回自己的节奏，回归最本源的状态，使身心平衡，方是健康之道。让淡泊和宁静浸润身体的每一个细胞，似湖中之莲，梵唱袅袅，心境悠悠，一如莲花，于空灵之界悄然盛放，令人游走于浮华世界的浮躁之心即刻沉静下来，回归生命本初的自然状态，让精神返璞归真，达至天人合一的境界。

我们的祖先，通过对天地的观察研究认识到，世上万物皆为天地所生，天地是有灵性的生命体。天、地、日、月、星辰的变化，古人是用象、数来观察分析的。变化会产生能量，从而揭示了源于万物的能量规律。古人观察到：天上有水、有火，地上有土、有木、有金，共五种能量；有东、西、南、北、中五个主要方位；有春、夏、秋、冬四季；万物有生、老、病、死的规律……从而发现了天地变化所产生的五行相互作用、相生相克的基本法则，如此也认识了五源能量之要。

自然界万物变化奇妙无穷，鼓能量创造、化育万物之功，赋予禽兽草木各种形状，独有作为天地之子的人类成为世上万物的异秀之灵。大自然创生了人类，人演绎着自然，人与自然和谐共生而为道。追本溯源，让身心回归自然本态、回归本源、自然，方能健康安泰。

核为心，能为源，心为智慧之源，心源文化以保护、传承、体验灿烂精深的中华五千年文化为纲，以儒、释、道精神为核心，于受想行识中令人们体验古人的经验智慧。如佛家的五种心灵力量：信、念、进（精进）、定、慧；兵家的天、地、道、将、法；儒家的仁、义、礼、智、信；五伦五常、五色、五气等法宝，皆深入人心。我们以智慧之心来领受古人的文化精华，与时俱进，活用传统文化，将"五源能量"应用在现代生活、经营管理中，首创性地提出：

*清净的易能量　"天得一以清。"应用易学的能量管理智慧，回归传统经营，追溯智慧本源，返源健康生活。

*充盈的合能量　"谷得一以盈。""合"者，进行产业融合、资源整合，资本合生运营，"合"则充盈。

*利贞的生能量　"侯王得一以为天下贞。""贞"是安定，"利贞"是优秀的团队管理和领导力；"万物得一以生"，是生生不息的管理智慧。

＊宁心的养能量 "地得一以宁。"宁心即安详，养生必先养心、安心，故倡导智慧本源养生、五源能量养生。

＊心灵的游能量 "神得一以灵。"心源之旅，是心灵的源能量。在大自然中体验和谐共生，返璞归真，让身、心、灵回归自然本态。

此"五源能量"将中华传统文化与艺术生活相融合，提升对生活和生命的感悟境界，达到修身养性、回归传统智慧本源的目标。

本书分上下两篇，上篇以"心源"和"人与自然"为开篇，揭示了心力的五种法则和修持，因为它是五源能量的源头，阐述了五源能量在做人（养生）、做事（心态）、做企业（经营管理）方面的作用和应用。下篇主要阐述五源能量在健康养生方面的应用，包括环境的能量（风水）、内在的能量（命理）、本源的能量（五方四季养生）、自愈的能量（养生功法），最后以能量（光明）的传递做结尾，说明传播和分享是最大的善与功德。

感恩我的传道授业恩师们，他们是我的精神力量，也是传统文化的传薪者！在此感谢众多的有识之士，能给予斧正、分享与交流。

上　篇

自小我就有种侠客情怀，希望长大后能够仗剑天涯，锄强扶弱。

　　我很欣赏秦始皇，他统一六国，坐领江山，可谓达到了人生的顶峰。但是他明知人的生老病死不可避免，依然追求不老之药，以求得生命长存，这是一种精神上的追求和境界。受他的影响，一个人事业上得到成功，不能就满足于此，还应该有更高的精神追求。当然，首先必须遵循自然规律。生、老、病、死我们无法改变，但是我们可以通过养生、调心、治心等方法达至强身健体的目的；以心为源，使精神得以升华。这是我与心源的渊源。

　　华夏文化博大精深，在创意时代，"心源"学说即是一种智慧创新思维，人的健康与财富皆从心而生。本章从深层次解读"心源"文化，打开心源之门，找到你心的定位，找寻健康、财富之道，探研心源的秘密。

第一章　心　源

　　世间万物，周而复始，生生不息。究其根本，万般变化皆处于平衡之中，人亦应当如此，让身、心、灵、性重新找回自己的节奏，回归到最本源的状态；让精神返璞归真，高度契合，顺随天人合一的理念。

一、源文化——心与源

◎有物混成，先天地生

　　相传，很久以前，天地相连，混沌未开。人类始祖盘古手持一把巨斧开天辟地，并将身体交予自然，肉身为山脉大地，血液为江河，汗流为雨泽，万物由此而生，且以之为滋养，繁衍生息，后又复归于水，周而复始，生生不息。此一循环，是为源。人亦如此，从源开始，回归于源，达至天人合一、和谐共生的境界。

　　东方的盘古开天辟地神话与人类的文明相伴而生。所有的文明都伴随着神话，神话即是人类文明的起源。然而，随着时代的变迁，神话已无法满足人类求知的欲望，进而产生了哲学。

　　从先古的神话论到古代杰出的哲学思想，人类用自己非凡的智慧和想象力解答着关于宇宙、人生的诸多问题。中国古代哲学家老子，可谓是万物起源论的先导者。《老子》一书中曾记载，"有物混成，先天地生。寂兮寥兮，独立不改，周行而不殆，可以为天下母。吾不知其名，字之曰道"。

（有一个东西浑然自成，在天地形成以前就已经存在。听不到它的声音也看不见它的形体，寂静而空虚，不依靠任何外力而独立长存而永不停息，循环运行而永不衰竭，可以作为万物的根本。可见，万事万物都有其根源，不会凭空存在，亦不会凭空消失。作者注）

历史长河绵延不断，流转至今，世界上存在或曾经存在的生物何止兆万！然而追本溯源，其来源不过一个最初的细胞！由小小一团有机物，发展至今日硕大无朋的生命体系，最初的本源该是何等的精华！

◎见素抱朴，少私寡欲

自古以来，万事万物蓬勃发展，如同树的枝丫在没有干预的情况下肆意生长，最后，茂则茂矣，然而末端的枝节却过于远离树干，即远离源。远离提供自己养料的根源，外表即使再华美，终必衰也、朽也。若想重获生命力，更好地出发，须回到最初的源头汲取养分，即回归本源。

回归源，即回归朴实、回归原初。老子的《道德经》中就治国的措施阐述了"见素抱朴，少私寡欲"的观念，其中"朴"比喻合乎自然法则的社会法律。可见"朴"是道之本，人之性，物之情。道家学道修道，其目的就是要通过自身的修行和修炼，使生命返复到始初的状态。在《黄帝内经》的"上古天真论"中也有"上古之人，其知道者，法于阴阳，和于术数，食饮有节，起居有常，不妄作劳，故能形与神俱，而尽终其天年"的说法。意思是说远古的人，懂得天地之间的运行道理，即是阴阳谐和，每个人的命运皆有定数，所以行事都不与天地的正常运行道理相违背。遵循正确的养生方法，饮食有节制，起居有规律，不过度操劳，凡此就能使肉体与精神协调一致，而尽终天年。可见，回归质朴，追求本真，是流传千年的智慧。

◎水——万物根本

人类和自然本是和谐统一的整体，千百年来，大自然养育了人类，使人类不断发展，生生不息。人类的母亲地球，是生命的摇篮，她地大物博，蕴含丰富的宝藏，她还是太阳系八大行星中唯一存在液态水的行星。水，是人在地球上最不可或缺的物质。

"天一生水，水生万物。"《易经》中把世间万物都看作是由金、木、水、火、土构成的，称为五行说。五行不断地运动变化，创造出这丰富多彩的物质世界，因此世间万物都带有这五种元素的内在气质。

五行的顺序为：一水、二火、三木、四金、五土，所以自天以下首先是水，水生木，木生火，火生土，土生金，金生水，如此循环往复相生万物。同时，五行相生相克，相互融合，又相互制约，在融合与制约中微妙地保持着平衡。

人与水也是如此，水能载舟，亦能覆舟。水既是人生命延续的根本，也是能使生命终止的因素之一。对于水，要顺流而导之，才能使之不害人反为人所用，发挥无限的威力。

水无色无味，又至柔至刚，从来只往低处流，遇宽则宽，遇窄则窄，顺流则速，逆流则阻，这柔软的物质冥冥中也遵循着道，即顺其自然之道。水仿佛是世间最弱的物质，但是当它无限积累，却能冲破世间最强的壁垒。它的运动代表力量、温顺、包容，它的颜色代表纯洁、明澈、无为。老子曰："上善若水，水善利万物而不争。"老子认为最高境界的善行就像水的品性一样，泽被万物而不争名利，此一胸怀与品格正是人所需要并心向往之的。

水由高至低，历遍山川，流向大海，大海并非是终点。海水继而被太阳蒸发升入空中，变成云雾，随转流动，有时飘扬万里，又回到山顶，继而循环往复这一过程，想来就似婉转画圆。

◎圆是一种平衡

圆在中国传统文化中占据着重要地位。太极图浑然天成，蕴藏着天地至理；秀丽园林中石门为圆，大方圆满；中国人为人处世追求圆润，滴水不漏，八面玲珑。圆几乎可以用来解释、适应所有事物。圆也象征着国人对"月满人团圆"这种天人合一的境界的期盼和不懈追求。不管是修炼为人处世，还是提升个人境界，都应该包罗万象，而只有圆方能体现其中韵味。

同时，圆浸透着中华民族先民最朴素的哲学：圆则满，满则圆，心有圆满便安宁不争，便以和为贵，便能取道中庸，便不会因极端而失衡。圆的道并不完全体现在它的形状，它代表着一种思想、一种理念——平衡。

平衡是宇宙中一切运动的精髓，平衡是物质运动的重要形式，平衡也是生命存在的根本条件。然而，世界上没有绝对的平衡，万事万物都只是在相对的平衡中维系存在和坚持发展。人生也没有绝对的平衡，平衡往往来自我们内心的调节，心平，则万事平。

◎形于色，色于情，净亦空，源于心

从远古的神话故事到古代的哲学思想，我们一直在找寻着人类的根源，而源的本质是智慧，是中华民族祖先所创造的为中华民族世世代代所继承和发展的、具有悠久历史、内涵博大精深的优良文化经典。

《易经》《道德经》等中国古代哲学典籍带给我们的不仅仅是简单的"知识"，而是"智慧"，它解读的是宇宙万物的根本。智慧是一种思维方式，是一种对自然和社会的解读方式。智慧源于生活，源于流传千年的传统文化，特别是释、道、儒三大主流支柱，进而建立了传统的社会价值观与道德伦理思想体系，指引着中华民族的振兴与发展。

世间万物像时间、像物理世界一样永远不会停驻，处在不停的变化发展中。必须透过现象方能看到本质，这是世间万物生息不灭的真理。智慧是形而上的道体，是宇宙万有的本源。心源是世间万物和人与事的气象，智慧和内在的文化魅力是气象，气象的源头就是人心，人心气象把清净上善的智慧作为本源。

"形于色，色于情，净亦空，源于心"，用心的智慧与禅理才能打造源文化思想圭臬。大千世界精彩无比，用心灵的眼睛观察、体验世界色彩；用大脑的意念感悟世间的形态，明解"形、色、情、理"在精神世界意识转变的空无之理，启发众人知识和智慧本源；用平常心对待世间万物，不执着于苦痛，不偏执于名利金钱；用忏愧之心待人，用感恩之心付出，用欢喜之心受苦，用慈悲心祷祝，用无着心处事，用智慧心领悟。唯智慧知万法不离自性，唯智慧知自性之本来清净，唯智慧知自性之本不生灭，唯智慧知自性之本来具足，唯智慧知自性之本无动摇，唯智慧知自性之能生万物……

世间万物，周而复始，生生不息。究其根本，万般变化皆处于平衡之态，人也应当如此。主张身心兼顾，让身心平衡，方是健康之道。让淡泊和宁静浸润身体每一个细胞，回归生命最本初的美好状态。

上下五千年，中华传统文化滋养、孕育了我们，人们的生活无不与源远流长的传统文化息息相关，它一直存在于国人的精神髓核中。而随着现代社会的发展，人们逐渐忽视了历史传承下来的文化瑰宝，潜意识中的民族社会价值观和思想道德体系渐趋空白，我们必须要重新拾起这种古老却富含真理的思想和精神，去其糟粕，取其精华，追求其"源"的本质，将"源文化"根植在内心深处。

作者按

本着让大众身心回归本源的初衷，我寻道于源，悟道于源，并以源文化为精神内核，倡导"回归本源，自然健康"的理念，将中华传统文化艺术与健康养生进行产业融合，构筑源文化健康生活方式，"億心源"应运而生。

億心源以文化艺术和健康养生为发展之道，从源点出发，传承和创新传统养生文化的五境同源、药食同源、医武同源、生态同源、易合同源，开启"易、养、游、艺、合"的多维商业模式，让身心得以调养和放松，并恢复自然的本态。

二、养心与调心

◎养生重在养心

健康离不开养生，而养生之要便是安心、养心。有调查表明，人类疾病大部分与不良的心态、恶劣的情绪有关。这说明，心态和情绪对人的健康起着至关重要的作用。养生，重在静心、修德、定神。《黄帝内经》说："怒伤肝，喜伤心，思伤脾，忧伤肺，恐伤肾。"这说明过激的情绪容易给人的身体带来危害。

《黄帝内经》中还有一句话叫"主明则下安，以此养生则寿"，这里的"主"，就是指心脏。心掌控人的情绪，所以，心绪必须要稳定、平和，人才会长命百岁。

静心的最高境界便是乐心，使自己保持乐观心态，学会调整自己的思维、情感、情绪、意念，以便达到放松的状态。《黄帝内经》所说的"恬虚无"，即平淡宁静、乐观豁达、凝神自娱的心境。

心态的平和犹如心脏需要保持均匀的跳动频率，心脏跳动的频率骤然加快或减慢与情绪带给人心态上的起伏一样是有危害的。有的人过分念旧，整日无病呻吟，思想总是滞留在过去的事情上，缅怀感伤，以至于对现实的生活失去兴趣，感受不到当下的美好。有的人虚荣攀比，总觉得诸事不如人意，抱怨上天不公，嫉妒他人所拥，导致自己悲观丧气，甚至罹患抑郁症。还有一部分人心态消极，总是情绪低沉，总是感觉自己被人漠视、被人遗忘，以致对外部世界变得心灰意冷，慵懒颓废，摧毁了自己对生活的热情与渴望。

中国古典四大名著《红楼梦》中的林黛玉的悲惨结局，无一不与她的性格相关。先天多愁多病之身、一天三顿不离药，但是只要悉心调养，还是会得到良好的控制和痊愈，然而黛玉生性敏感多疑、多愁善感，花瓣自然的枯萎和凋落都会使其落泪，足见心态的消极与低沉。最后，她为情所困，病情加重，含泪而终。与其说黛玉是因病而死，不如说是她的悲观心态、悲悯情绪，令她无心顾忌病情，更别说悉心休养了，任凭病情发展，到最后无法控制，气绝身亡。

由此可见，安心对养生是多么的重要。而养心首先要静心，情绪对行为、心态影响莫大，一个人如果终日被不良情绪所困扰，难免忧郁成疾，百病丛生，说不良情绪是疾病的催化剂丝毫不夸张，要想减少不良情绪，就要学会静心、养心。

◎养心必修德

古语说，种树者必培其根，种德者必养其心。由此可知，养心必修德，以好的品德待人接物、为人处世，才会给人带来愉悦和幸福。重视道德修养的人，他们的生活可能平凡、平静，但一定有一种超然脱俗之感。

但凡能让人为之动心、烦心的无不与名利得失密切相关，许多人心难安静便与此有着千丝万缕的联系，所以，要养心，必修德。尤其是在光怪陆离、物欲横流的当下世界，只有看淡束缚自身的名利枷锁，不为名利得失所绑缚，不以物喜，不以己悲，做到心外无物，才能闲看庭前花开花落，去留无意漫随天外云卷云舒。

一个怎样的人才算有德之人？

一个有道德、有修养的人，应该有谦虚低调的态度、宁静淡泊的心境，正直、纯朴、友善、真诚，襟怀坦荡、志存高远，不被私利羁绊，不被物欲左右，心态平和，情绪稳定……儒家认为"德"包括：仁、义、礼、智、信、温、良、恭、俭、让等。德就是品德，遵循某种原则，有所得于心。"心地无非，利他无我就是德"，有"德"追求的是一种互帮互助、互利互长的境界，不仅要利己，还要利他、利自然。利他、利自然也是利己之前提。

荀子说"有德则乐，乐则能久"，有德行修养之人面对生活中发生的种种问题，更能坦然、平和，也更能获得快乐和满足。当人活得快乐而满足、懂得感恩的时候，自然也更加健康，寿命也更久长。

相反，德行卑劣者往往多病寿短。巴西一位学者经过三十年研究发现，有贪污受贿罪行的人，因为内心得不到安宁和淡然，常常为名利而担惊受怕，癌症、心脏病、脑出血发病率远远高于正常人群。可见，道德修养不仅是品质的要求，而且是健康生活的必需。

◎养神能定心

定神，有气定神闲之意。顾名思义："气即"元气"，"神"则是俗话所说的"魂儿"，通常用这两个词来描述人的一种精神状态，气定神闲便是元气充足稳定的状态，如此魂儿也会悠闲地待在体内原处，这是一种悠然自在的心境和状态。

《黄帝经》曰："得神者昌，失神者亡。"可见"神"对人的精神的重要性。神是对人体生命活动和精神活动的总称，神的得失便是生命状态的体现。元气充足的人，常常会被描述为面色红润，也正是因为体内的神得到蓄养，而体现在外在的皮肤表面。人们常常用失魂落魄、元神出窍、心不在焉来形容一个人的精神状态不好，精神状态不好则导致做事不专心、寝食不安、生活状态萎靡等等，种种现象都是对身体健康造成损害的因素。

如何才能使自己元气充足、神魂安定呢？正所谓闭目养神，闭目不仅仅是指要把眼睛闭上，更重要的是让心不受到外界的干扰，消除一切杂念，用意念臆想使自己到达放松身心的美景，渐渐进入忘我状态，即会觉得情绪安定、心神平定，负面情绪逐渐抛至脑后，甚至慢慢消失。现代人夜不能寐、失眠焦虑的不在少数，多是因为家庭、事业等造成巨大的生活压力，而内心又找不到释放的出口。再比如，很多人身体消瘦，胃口不佳，去医院也查不出原因，这正是由于精神被其他事物牵绊无法抽离，主神得不到修养安定，身体状况和脏器自然也会罢工。这些情况都非常适合用闭目养神的方式来放松和安神。

◎调节内心，改变自己

苹果电脑创始人乔布斯的办公室有两百多平方米，里面几乎什么都没有，房中间有一个坐垫，是用来打坐的。乔布斯养成每天禅修的习惯已经多年，在决策前，他会先闭目静坐，然后叫下属将相关产品设计一一放到垫子的周围，然后他觉得心定下来的时候，直觉会非常清晰、敏锐，此时决定选择哪个放弃哪个。

乔布斯终其一生，都是在实践他的一句话："做任何事，其实都是在展示我们内心的天性。这是我们存在的唯一目的。"

六祖慧能说：不是风动，不是幡动，仁者心动。这里我们不讨论唯心或唯物，其实六祖是在强调认知事物时我们"心"的参与非常重要！

人是认识事物的主体，离开了人心，客体就无法被认知。现代社会生活节奏加快，人们好像什么都不缺，唯独心灵。如何安心已是当代心理学家正在考虑的重要问题。接受或者调整自己的内心认识、感受、思维方向等，在当下略感迷惘的生活中显得尤为重要。

很多研究表明，现时流行的高血压、亚健康等症疾，多是因为情绪问题长久没有得到解决而致；而低血压跟沮丧、消沉、忧伤、失败、失意感等有很大关系。不少减肥成功者给出的秘诀就是："当自己内心需要说'我一定能减肥，而且我可以轻松地减肥'的暗示与胃结合起来时，奇迹就发生了。"跟自己的内心进行沟通，在减肥的过程中，不必刻意地关注饮食，也不再做高强度的运动，只是自己跟自己内心的相处更和谐了。

所谓"知己知彼，百战百胜"，要想掌握自己心的方向，必须先了解自己的内心，认知自己。人人都知道身体出了问题去医院看医生，医生对症下药，病情就会好转、痊愈。而情绪、心态出了问题，却没有医生可以为你医治，唯有自己才清楚其根本原因。问题和苦难是无法逃避的，只有正视痛苦，观察痛苦，找到原因和由来，才能找到正确的解决办法，才能认知自己。

其实，很多事都在于一个"心"字。佛教里讲"一切唯心，万法唯识"，如今很多心理学与宗教结合的原因也在于此。只要调适好自己的内心，一切皆有可能改变！

三、《心经》——治心的智慧

受释随朗师傅的教导和影响，我自幼就习读《心经》《金刚经》等治心的智慧读本，领会《金刚经》中的"三心不可得"，并以此降服其心，告诫自己要舍得、放下。在多年的工作和生活实践中我认识到，《心经》是治国的方略，也是管理的方略。"观自在到彼岸"不是口诵，必须心行，专注承诺的工作法则，掌握并遵循规律来实施企业管理。在生活和企业管理的实践中，学习古人的智慧，传承释、道、儒的思想精华，追本溯源，清静智慧。

◎ "心力" 的作用

世界是普遍联系着的，多数事物在客观上是因为人们的心愿而改变或实现的。如果两人一见钟情，很快就各自创造条件促成心愿；结婚以后如果一方变心，就会导致分手解散的趋向；两人都变心，就会离婚。这就是一种"心"的作用。

不仅仅局限于个人，世间的事物实际上多是由很多人的"心力"共同促成的。比如，一个团体的创立就是因为大家有共同的志向，一个公司是由几个有共同目标的合伙人经过协商成立的。这样所组成的团体、公司的"心"才能心念专一，才能完善经营，从而吸引更多的有志及同心之人参与进来。如果一个公司的内部人员都在互相猜忌、互相提防，那么就会导致公司的"心"左右矛盾，无法凝神聚气，公司自然就会垮掉，这也是"心"的作用。

◎ 治心是难题

儒家实现"正心、诚意、修身、齐家、治国、平天下"的人生理想，是"先正其心；……心正而后身修，身修而后家齐，家齐而后国治，国治而后天下平"，重点强调的就是首先要"治心"！

治心是人生的一大课题、一大难题。

古语说"心猿意马"，这个"心"就像猴子、像盗贼。明代理学家王阳明也曾感叹："擒山中之贼易，擒心中之贼难。"

所谓"治国易，治家难"，历史上著名的将相可以把国家治理得很好，可是回到家里，有时候连和妻子、儿女都没有办法相处。有的人治家很好，可是自己内心的贪、瞋、痴、邪等念头却没有办法控制，常常为了心里的七情六欲而苦恼。

佛教说："所谓一切法，为治一切心；若无一切心，何须一切法？"所以我们要有方法来对治我们的心，不要让它"乱跑"。

关于如何治心，古时有两个方面的理念，一是从身心和谐、精神安逸、心性自由的角度讲治心，主要是怡情养性的问题；二是从仁义道德的角度讲，即孟子所提倡的"以仁存心，以礼存心"。

从古至今，有许多关于治心的著作。北宋的苏洵在兵法著述《权书》中说："为将之道，当先治心。泰山崩于前而色不变。"曾国藩也曾著有《治心十三篇》，用以修身养性。

对治心的方法阐述得最为透彻、全面的，当以《心经》为首，而无出其右者。《心经》，叙述的就是我们的内心。

世上本无事，庸人自扰之，就事生情生烦恼，妄念转正心清净。心有一切有，心无一切无；心迷一切迷，心悟一切悟；心邪一切邪，心正一切正；心乱一切乱，心安一切安；诸法性如是，一切唯心造。智慧乃治心良药，是开悟世间万物的通道。

◎打破"自我"的执着

有件事是很可悲的，就是我们常常把"自我"看得太重。这种情况下，往往会执着于"自己很差"的观点，有这样的观点就等于自己先把自己打败了，很难再获得进步、改变。

治心的理念，首先就是要学习将"自我"的执着打破，因为"自我"是空性的。"色不异空，空不异色"，即是教我们通过现象看本质。

"一切有为法，如梦幻泡影，如露亦如电，应做如是观。"

心，不仅仅影响身体健康，也对我们的生活起着重要作用。现代社会，人要面对各种人际关系的危机，如与家人、朋友、恋人、同事等等所产生的一系列的矛盾、纠纷、争执、嫉妒……为什么会这样呢？因为我们的心迷失了方向，灵魂找不到归宿，我们没有一个正确良好的心态来面对身边的人与事。

◎观自在

我们的心，是吸引一切事物来到我们身边的源头。

就像大山，你对它说什么，它便对你说什么。你对它诉说苦恼，它同样回复你苦恼；你对它诉说欢乐，它同样回复你欢乐。生活也一样，主动权在我们自己手上，快乐或是苦恼，取决于我们的内心。

比如，在生活中，当感到身体不舒服、心情烦闷时，有些人不会去联想自己是不是生病了，而是会想是不是有人想要害他，心中很是生气……遇到这种情况，我们可以尝试实践"治心的智慧"。

治心的智慧让我们调适好自己的内心，就是《心经》开篇的一句：观自在。我们要观察自己的身体：身体有没有感冒？感冒从哪里来？可能受风寒了，我昨天被寒风吹到了，是寒气侵入；或可能是流感病毒侵入？找到原因，然后找到药物和康复的对治方法。

接下来，我们再从因缘角度观察：万物因缘而生，都是因缘聚散的问题。疾病会因为我们对身体的执着，而使疾病与身体的结合力增强，所以会病得更厉害；但是，当我们观察自己的身体是"空性"的时候，就会发现疾病好像变得比较没有粘合力，而疾病对抗我们身体的作用力也会减弱。

试想，当我们越紧张，血液中的毒素会越多；如果我们反其道而行，思想放松，身体放松，把皮肤松开、把骨骼松开，放松到与虚空没两样，这时会发觉，当整个人松开时，身体的感觉就舒服多了。

我们实践治心的智慧，观察疾病的来源，思考疾病与身体结合的原因，知道没有常驻不变的东西，一切都是因缘和合所生。当我们了解了种种"缘起性空"的时候，就愈能放空，就能观察得更清楚，这就是治心的智慧。

治心的智慧可以运用到生活的方方面面，涵盖衣食住行。如果我们要在事业上有所发展，希望增加与上级、客户之间的因缘，这时，没有"我执"的见地就会派上用场。我们与上级、客户相处时，态度变得和蔼，不那么容易受到外境的影响。我们会发现，自己与上级、客户的关系产生了微妙的变化，做事的效率与各方面的能力也随之增长。

我们应以治心的智慧改变自己的行为，用治心的智慧来改变自己的人生。

◎**智慧的区别**

人和人之间本质的区别是什么？

人们常说，人自出生就是不平等的：遗传基因、家庭背景、从母体接受的营养成分的多少、后天的教养方式、饮食结构、接受的教育，诸多我们不能左右的生存条件……这些看似都是造成人与人之间区别的因素，但是最主要的还是人心智慧。

什么是智慧呢？规律的集合即智慧。

宇宙所有物质的源起与存在来自一股能量，这股能量让众生聚合在一起，彼此相互影响并产生振动，陆续展示出各种能量，智者从中发现了一股神奇的力量——慈悲，诚心诚意地对他人的苦感同身受。无缘大慈，同体大悲，敌人也是你的一部分。这种敬孝天地的能量，会转化人的命运。

练就慈悲之心，需要一种心灵的平静。海纳百川，有容乃大，无欲则刚。无欲无求、超越自然一直是人追求的境界，洁身自好、修身养性，是人修炼的目标。静坐冥一心，万缘不想，以能无思无虑，无念无欲，以至外无其物，内无其心，心能清虚则明，心能静寂则定。人在定中，无思无虑，无欲无念，自然天清地宁，神明在躬。

平和愉悦，能培养高尚的品德。心性要清静安闲，排除杂念妄想，外界的事物不能扰乱内心，那么情志就可以得到适当养护。人养性一世，就能体验到自然之道。

正是因为每个人掌握规律的方式不同，获得的智慧多少不同，形成了完全不同的个体，因此，人与人之间最本质的区别是智慧的区别。

在西方，"学习型组织"的提出者、《第五项修炼》的作者彼得·圣吉的著名理念就是："三流管理者学习管理知识，二流管理者学习管理技巧，一流管理者修炼管理心智。"管理心智就是怎样治心。

企业管理者之间也有智慧的差异，不同的企业家有不同的价值观、处事方式、管理办法，在管理的思想上也不尽相同，有的企业家喜好"以人文本"，有的企业家提倡"创新为本"，正是因为这种理念上的差异，产生了不同的管理方式，因为行为的不一样而使得执行结果也各异。

◎《心经》的管理智慧

古代有以"无为而治"为管理的最高境界，就是不用管理；现代有"以人为本"，以人为本的管理本质，就是对人心的管理、对心智的管理。

《心经》是佛教经典之一，篇幅简短但蕴藏了丰富的哲理与智慧。心的体性是唯明唯知，具有原始自然之光明。《心经》，是实践治心智慧的原典。

实践《心经》的管理智慧，把《心经》看作一个企业的全部细胞，来剖析企业的每一个小小细胞。

"观自在"，是《心经》的总纲，是观照；是企业的缘起，企业的初心，也是企业治心的智慧来源。

"阿耨多罗三藐三菩提"，是企业的愿景、目标。对待事、物、人，不以自我为出发点，完全、彻底、客观、宏观地去认知、理解、处理问题，得出圆满的结果。

"色即是空，空即是色，色不异空，空不异色"，是企业的核心价值观。我们以"空"来观察世间一切事物，不一味追求不实的东西，应反观自己的内心，发掘自性智慧，树立一个新的、正确的人生价值观。

"度一切苦厄"，是企业精神。摒弃烦恼，从苦中解脱，找寻自我价值。这是一种愿景，也是一种境界。

"般若"，是企业的核心产品。如实理解一切事物的微妙智慧。其意义深于智慧，更高于智慧。

"舍利子，诸法空相"，是企业的利益观。"诸法"指一切法，"空相"不是指空，更不是指有，乃是空所显的真实相，"相"指意义。

"无眼耳鼻舌身意，无色声香味触法"，是企业的行为准则。"眼耳鼻舌身意"称为六根，"无眼耳鼻舌身意"，是六根清净；"色声香味触法"称为六尘，"无色声香味触法"，是要除去污染和遮盖，回归清净的管理本质。

"无无明，亦无无明尽"，是企业的管理观。"无明"不了解现象的真实性，糊涂愚痴，阻碍了真理的通达。

"远离颠倒梦想"，是企业的执行观。破除了迷惑的障碍、无明的障碍和烦恼的障碍。

"大神咒、大明咒"，是企业的领导力。这是最神奇、最光明、最上等的咒语，能够破除一切黑暗愚痴，能去除一切苦。

"无智亦无得"，是企业的绩效管理。"无智慧便无所得"，若以自我为中心，那么所获得的知识、观念都是有漏智的。只有去除"以自我为中心"，才能够真正有所得。

"心无挂碍"，是企业的服务观。突破心的烦恼和障碍。

"无有恐怖"，是企业的创新观。跨越烦恼与畏惧，大步奋进向前。

"揭谛揭谛、波罗揭谛、波罗僧揭谛、菩提萨婆诃"，是企业的宣传口号。超越自我，不断努力，到达彼岸，达至人生的理想境界。

《心经》蕴含着无尽的智慧和慈悲，为我们的事业、管理带来新启示，它启发我们如何合理、高效地处理日常事务，与现代管理的发展方向相一致；经中蕴含的缘起性空的治心智慧和以心为本的精神，是我们注重治心的文化经营理念。

导　读

　　中国传统的"天人合一"思想是一种具有高度概括性的哲学理论，具有人与自然、人与社会、人与健康等和谐统一的多重意蕴。本篇论述"天人合一"对于我们构建社会主义和谐社会、传承中华优秀传统文化、提高整体国民素质、推动国民经济健康稳定发展等方面具有重要的现实意义。

第二章　人与自然

　　人是自然界的一部分。自然界有其普遍规律，人也服从于这种普遍规律。阴阳相互作用、相互变化的规律就是性命之理，是自然界与人类应共同遵循的规律。

一、道法自然

　　大自然生生不绝，变化无穷。它鼓动元气使天地交融，孕育万物，并赋予万物各种形质。而唯独人类，成为万物的秀异之灵。大自然创生人类，人类演绎着自然。在理解人类与自然间的联系和规律之前，我们先来认识一下"天地"的结构。

　　我们的先祖通过对天地的观察研究得出结论：世界上万物都是天地所生、天地所造，天地是一个大生命体。古人用象、数、性的方法研究天地这个巨大生命体。

　　经过观察分析，古人认识到天地的大象有太阳、月亮和大地（地球），小象有无数的星辰。大象是产生阴阳现象的根本原因，也是天地变化的主要原因。

　　天地之象的符号叫作卦，卦者挂也，因为天地之象太丰富，所以用符号代替。卦由三个爻组成，分别代表太阳、月亮和大地。但是天地（即太阳、月亮和大地）又是不停运动、变化的。因此，古人用八个卦来代表变化的天地之基本象。

象是客观存在的，通过观察就可以知道。天地之数如何获得呢？数必须进行测量和计算才能得到。那么古人又是怎样测量计算出天地之数的呢？这与河图和洛书有关。

《周易》讲："河出图，洛出书，圣人则之。"几千年来，人们都认为河图和洛书非常神秘。河图是天地之象相合时天地之数的方位图，洛书是天地之象错落在极点时天地之数的方位图。

这就是说，天地之象始终是相合—错落—相合—错落周而复始地运行着，这是地球围绕太阳旋转转动产生的自然现象。因此河图就是夏至那一时刻天地之象数图，洛书就是冬至那一时刻天地之象数图。

河图和洛书上的数就是天地的基本全数，这些数是人类最早产生的科学理论成果，也是生命科学研究的核心依据之一。没有这些数就没有生命科学理论体系的产生，它们充分体现了我们祖先的伟大智慧。

天地是变化的，有变化就会产生相互的作用。古人们观察到，天上有火有水，地上有土有木有金，有东西南北中五个主要方位，有春夏秋冬季节周而复始的交替变化规律，有万物生老病死的发展变化法则，还有一物降一物难分强弱的现象，等等。通过分析研究，最终发现了天地变化产生的"五行"相生相克的基本法则，从而认识了天地之性。

在对天地的象、数、性的研究中，产生了天干、地支的历法系统，并形成了主要研究象数变化的学科体系——《易经》。天地之数有十个，称为天干，天干显示太阳与大地的作用关系。地球与月亮之数有十二个，即每年十二个月，称为地支，地支显示月亮与大地的作用关系。天干的顺序数与天地之十个数对应，天干和地支配合显示太阳、月亮与大地相互作用的关系，再配合二十四节气等季节变化，显示天地的变化对万物的作用。而象数的变化就是天地的变化，天地就是时空。《易经》就是时空变化的研究学，里面充满了智慧，因为它符合古人"道法自然"的朴素观念。

在历史的长河中，泱泱中华五千年文化的精髓，为我们中华民族的生息、发展总结出了一套极其重要的规律方法，并得以实践和印证，我们称之为法则。这些法则是几千年智慧的结晶，是五源能量流动的平衡定律，也是五源能量作用于人与自然的体现。

1. 敬孝感恩法则

早年，我离开原来打工的宝华工厂自己创业时，宝华工厂的老板支持了我一年的订单，帮助我在创业最艰难的初期打下基础，这才有我的今天，至今我在内心深处仍然非常感恩我的这个启蒙老板。当然，这些都缘于我在宝华工厂工作时的勤恳和有始有终的做人原则，即便是到了离开的最后一天，我也坚持站好最后一班岗。当时我在写字楼上班，从来都是最先来最后走的一个，这得益于父母从小培养了我任劳任怨的精神。正是因为这种舍得付出，让我感悟到付出必有回报，回报也必须有感激之情、感恩之心。

◎让生命更加丰富的方法

许多人原本可以用各种方式将自己的生活安排得很好，但却仍生活在贫穷之中，只因他们缺少了感恩。如果无法感激目前所拥有的一切，你就不可能为你的生命带来更多福报。原因何在？因为当你没有生发、心存感激之情时，你的思想和感受多是负面的。这些感受都无法把你想要的带给你，不论它们是嫉妒、愤恨、不满或是"不够"的情绪，都只会把你不想要的送还给你。这些负面情绪阻断了属于你的"好事"的通路，所以，学着感激你现在所拥有的。当你开始思想着生命中值得感恩的一切，你会感到惊讶，你会知道能让你感恩的事竟然多到数不完。你必须先做起来，法则会接收到这些感恩的思想，并带给你更多、更美好的事物。这样，你才会被锁定在感恩的频率上，一切美好的事物才会慢慢聚拢在你的周围。

感恩，是让你的生命更加丰富的方法。

◎改过，恭敬就出来了

曾国藩曾说："慎独者心安，主敬者身强。"意指只有自己一人时也不能违法违纪，心里就安稳；时刻注意尊重别人，自身就强大。恭敬心，是人心之原态、强身之要义、礼仪之大本。何为敬？心中无物即是敬。面对一件事，倘若心猿意马，那就是对这件事的不敬。心中常不敬，说明心力不够，神思散乱。心乃一身之君主，心君妄动，身体安能强健？古人修身，强调的是性命双修，既能涵养素质，又可强身健体。养生之本，在于养心。平时多在"恭敬"上下工夫，久而久之必能收束精神，强壮身心。察觉到自己有慢心，就赶快忏悔，对治"我慢"的就是"恭敬心"。

培养恭敬心，先要对经典有诚敬之心。例如我们读《弟子规》，如果觉得"这玩意儿有什么可敬的，就这一本书，一千零八十个字，教孩子的，也不难"，恭敬心就出不来。而如果一心深入，长时熏修，花上两年的时间，天天念想《弟子规》、读《弟子规》、做《弟子规》，当读过几百遍的时候，你会发现诚敬就出来了。这就是"改过，恭敬就出来了"。把自私自利放下，这个时候你再看《弟子规》，你那爱它的心油然生起。正是因为它的存在，改变了人生，改变了心态，改变了生活。

◎生命的延续

佛法讲，有一分恭敬心，就能消除一分业障，有十分恭敬心，就能消除十分业障；消一分业障，就能增长一分福德和智慧，消十分业障，就能增长十分福德和智慧，今生马上就能有善报，不用等到来世。

敬天、敬地，孝敬父母，感恩万物。人类在传承下一代的同时，不仅是给子女以生命，更应该把祖祖辈辈流传下来的优良传统根植于他们的心中。在一代又一代人的传承中不断发扬光大，古人云："百善孝为先。"古代人尤其注重对子女的孝顺心的培养，以孝敬父母长辈为基础，一个人能够做到孝顺，便表明有一颗善良仁慈的心，有了这份仁心，才可以惠及许许多多的人。

父母对于每个人都具有非凡的意义，他们是我们生命的给予者。古人云：滴水之恩，当涌泉相报。心中有孝，才能感悟充满孝心的世界。心中有孝，才会善待这个世界。孝是一种发自内心的爱，发自内心地关爱赋予我们生命的人，这种爱，在我们的身上将会得到延续。

进行感恩教育，使孝道一代代延续下去，同时也能提升我们的幸福感。

◎感恩可以让你得到更多

如果在喝咖啡之前，你对咖啡说："谢谢你，我爱你。"据说，如此咖啡就没有副作用了。在喝咖啡的时候，要怀有欢喜心，要敬重它，等于我们在加持这杯咖啡，这样咖啡中就有了我们的微妙心意。

《达摩四论》中提到：修行人摘花，或者砍树，都要先有仪式，感谢这花草树木。《草原狼导师》一书中的印第安人砍树前也要先祈祷，感恩这树。

菩萨吃肉，作吃子想，感恩忏悔，并超度之。

万物皆有灵性。要致敬，要感恩，要满怀感恩地吃喝，要感恩地呼吸。

在细微处都要感恩。吃饭时，恭敬这碗饭，感谢这碗饭来之不易，这就是感恩。

救贫教富，是现今社会的一个重要使命，就是一方面救助贫苦之人，同时也教育富有者如何回馈社会。慈济基金会创办人证严法师说："要感恩接受我们济助的人，让我们有机会行善。"

为什么呢？我们说：穷人的存在，是给我们创造机会让我们去帮助他们，是为了教会富人献出爱心、学会幸福。

即使受了委屈、受到伤害，也要学着感恩，因为懂得感恩，才会知道自己其实得到了多少……

敬爱是慈悲的源泉，是吸收天地灵气的通道，是助我们成功的源泉。用敬爱之心孝敬父母、关爱兄弟朋友，才是做人的阳关大道。只有懂得感激万事万物，才能得到它们（宇宙）的帮助，从而提升自己的能量，到达智慧的彼岸。

作者按

我自幼跟随释随朗师父习武练功，师父常讲的道理就是"将你心比我心"，教我们从小做事都要为别人和大众着想，要我们"以我为人人，不求回报"的上善之心，多做好事。我在时时感恩的同时，也收到师父的正能量，希望本书能有蝴蝶效应，传达敬孝之心，以达心心相应。

2. 心应法则

◎心心相应的科学验证

经论中常常说到的"帝网千珠"，也叫"因陀罗网"，说的是帝释天的宫殿中有一种用宝珠结成的网，一颗颗宝珠的光，互相辉映，一重一重，无有穷尽。这种由宝珠所结成的网，就叫作"因陀罗网"，也叫作"帝网"。这个珠网的特点是，每一颗珠子中能显现所有珠子的影像，重重叠叠，无穷无尽，类似于无数个镜子互相对照，你中有我、我中有你。

日前，中国科学技术大学研究小组在国际上首次成功实现多自由度量子体系的隐形传态（《科技日报》，2015 年 3 月 5 日）。说的是在微观世界中，有两个共同来源的微观粒子，即使隔着太阳系，只要其中一个粒子的状态发生变化，另一个粒子的状态立即会发生相应变化，如同一对有"心灵感应"的双胞胎，这就是被爱因斯坦等科学家称作"幽灵般超距离作用"的"量子纠缠"。量子态隐形传输的实现，靠的就是神奇的"量子纠缠"现象，具有纠缠特性的两个量子，通过特定的"时空隧道"，不需要任何介质就可以实现信息乃至物质的精确传输。

上面的例子从宗教和科学的角度向我们展示了天地间存在着一种神秘的法则——心心相印。

在古希腊传说中，相爱的情侣都会将戒指套在对方的中指上，因为他们相信那儿有一根血管直通心脏，戒指的意思就是：心心相印！

心心相印可以简单理解为：在事先没有知会的情况下，两者间的行为、想法一致，心意相同，感情一致，彼此可以用心体会，进行心灵交流。

这也与共鸣有关，也就是说，系统在特定频率下接收到的能量比平常更多。任何的振动（包括电磁波）都有各自最偏好的频率，称为"共振频率"。

振动的物体"听到"或接收到不同的振动频率时，对其他频率无感应，只对自己的共振频率起反应。这有点像妈妈总是能在一大群学童里立刻分辨出自己孩子的声音的现象。

我们内耳的不同部分亦会对不同的声音频率起共振，甚至海洋也有共振现象，潮汐时从湾口卷向陆地再折回的每一道波浪都是同步起伏的，从而形成滔天的海浪。

一旦以相同频律共振，互相拽引的事物就会发出比原来更强烈的信号，这种情形最常见于乐器：当各种乐器以"同相频率"演奏时，声音最为洪亮。

所以，频率的共振证明了，某些环境和某些心理状态会让我们的念力变得更有秩序，也更有力，而这些状态可以通过训练获得。注意力、信念、动机和慈悲心都是念力有效运作的重要前提。

◎感应和相互影响的事物

任何事物的发生、发展均存在定数与变数，事物在发展过程中的发展轨迹有规律可循，同时也存在不可测的"变数"，甚至还会与规律完全反。一个微小的变化便可能影响事物的发展，说明事物的发展具有复杂性。

佛教把"业"分为"共业"和"不共业"。比如，有共同感受到的生活环境，如大家都生活在中国，一样的天时；在同一个地方，呼吸一样的空气；刮台风的时候，大家都一样遭殃；这就是共业。大家共同生活的环境，譬如说交通混乱，环境喧闹，社会不安定，这都是共业的结果。

共业取决于共同的行为，或者叫相似的行为，或是利益相关的行为。我们的生活、命运都会受到共业的影响。

比如蝴蝶效应（也叫拓扑学连锁反应），是20世纪70年代美国的气象学家罗伦兹在解释空气系统理论时提出的。他说，亚马逊热带雨林里的一只蝴蝶在扇动翅膀，也许两周后就会引发美国得克萨斯州的一场龙卷风。罗伦兹认定：事物发展的结果，对初始条件具有极为敏感的依赖性。

古人也认为，微小的改变会对未来有很大影响。古人说："君子慎始，差若毫厘，谬以千里。"就像一滴很小的水滴，如果是从雪山上向下滚动，它就会越滚越大。

从心心相印法则到蝴蝶效应都告诉我们，人与人之间、人与自然之间是息息相通、相互影响的，也是相互感应的，人们主要是感应慈悲和清净上善的智慧。

◎ **将心比心——换位思考**

心心相印不仅仅是"相应"、"感应"的法则，还可以延伸到将心比心和换位思考。

将心比心，是中国文化中处理人际关系的一个重要理念。宋代理学家朱熹说："俗语所谓将心比心，如此则各得其平矣。"意即要设身处地多为他人着想，这样才能做到公平，彼此心平气和。

如果每个人都能在守好自己本位的同时，多多给予他人关爱和理解，那么，快乐和希望就会像阳光一样照亮并温暖我们的生活。如果我们在与人交流时能够将心比心，相信我们的人生道路就会是一片光明。将心比心，要遵循的原则是"广结善缘，断诸恶缘，自净其意，付诸行动"。将心比心就是理解和包容，理解与包容是做人的美德，也是为人处世的准则。

换位思考是人类经过长期博弈、付出惨重代价后总结出的黄金法则。没有人是一个孤岛，社会是一个利益共同体，我们不能用自己的左手去伤右手，我们是同一棵树上的叶和果。克鲁泡特金在《互助论》一书中证明：只有互助性强的生物群才能生存，对人类而言，换位思考是互助的前提。

做事前先进行一下换位思考，通过换位思考产生同理心，才能找到对方的需求，更好地理解别人并帮助别人，进而让自己的付出有个好的着力点。

3. 吸引力承诺法则

◎ **连接宇宙的秘密**

承诺与祈福，是人内心的密语（类似咒语），是和宇宙能量频率的对接。当你内心发出的能量愈强，与你对接的能量也会愈强，你保持着同一样的承诺，对宇宙能量的吸引力也会不断，这就是内持的念力。它是连接宇宙的神圣力量与秘径，也是吸收宇宙万物的愿力与功德的快速路径。

我们做事要有西天取经的决心，做每件事，只要经过精心计划，就既可以圆满物质上的成就，又能净化意识、提升心灵力。心灵世界的吸引力，让人们在这个物质世界去探索宇宙更高的意识空间。

祈福和承诺是净化心灵的圣药，可以让身心得到"宇宙能量"的滋养，提升"智慧能量"的层次，同时也积累慈悲的能量。通过每天虔心的祈福，可以让工作、生活进一步成功。

透过这些使命必达、心口合一的承诺，可下载宇宙智慧的能量来治愈并超越生命中所遭遇的种种困境和苦难。得到宇宙力量的无限加持，有赖于内持力修行，心识意念增强，让梦想成真。

人生需要物质层次的追求，也需要心灵层次的崇高理想；追求物质需要人的优秀能力和认真努力，而追寻心灵的成长净化则须提升自己的深层意识能量，让心更接近生命真源，究竟真理。

◎**爱的法则**

有一条法则在掌管"爱"，如果想驾驭爱的正面力量，改变你的人生，一定要先了解这个宇宙间最强大的法则——吸引力法则。它是美好的愿望，内心的向往，追求的目标与神的祷告，是内心的承诺与目标达成的关系。

吸引力法则就是爱的法则，两者是一样的宇宙规律。

通俗地讲，吸引力法则说的就是"同类相吸"，它对生命的意义简单说就是：你给予的，就是你将会得到的。在生命中，你给出去的是什么，收回来的就会是什么。根据吸引力法则，你会把你给出去的事物再吸引回来，无论那是什么。

每个作用力都有一个大小相等、方向相反的反作用力。——牛顿

就如同地心引力不需要实践一样，地球上所有的物质时时刻刻都在被地心引力影响。吸引力法则也是如此。

◎**得到你想要的**

用心创造的法则具有两个面向：一面是思维；一面则是坚持或信念，也可以说是承诺。当你念想着某样东西，开始期待或相信它会出现在你的体验中，你就站在了绝佳的位置，可以接收到你想要的。不论你要与不要，

你想什么就会得到什么。你的思维充满力量，是吸引力强大的磁石，不断吸引类似的思维。当你专注于某个思维，就开始吸引类似的思维。

许愿不花钱不费力，只要你抱持虔诚的心。试试看！人生一定会有大转变！

这个秘密就是吸引力法则。

有的人常说，为什么我总是这么不顺？为什么幸运总是光顾别人？答案就是：起因于你。你的思想、你的情感、你的行为使你如此。

宇宙中的万物都有能量，能量就是一种振动频率。不同的思想、情绪和行为的振动频率不同，相同频率的能量波互相吸引。

对于宇宙来说：凡是你所想的，就是你要的！凡是你所说的，就是你要的！凡是你所做的，就是你要的！你就是宇宙的主人。这个宇宙从不质疑你的承诺，它总是在说："你的愿望，就是给我的承诺！"

我创业多年没有回过家乡，缘于我做出的一个承诺：我对自己说，如果要回去，也要开着车荣归故里。为了兑现这个承诺，我努力工作，现在这个目标早已实现。只要你对自己做出承诺，就能得到你想要的。

这个秘密就是吸引力承诺法则！

4. 升阳存阴法则

◎阴阳平衡是生命的根本

阴阳的概念，源自古人的自然观。古人观察到自然界中各种对立又相联的大自然现象，如天地、日月、昼夜、寒暑、男女、上下等，以哲学的思维方式，归纳出"阴阳"的概念。古人认为："阴阳者，天地之道也。"

阴阳是"对立统一或矛盾关系"。传统的阴阳观告诉我们，万物都是相对的，阴阳不是独立存在的，孤阴不生，独阳不长，阴盛则阳衰，阴消则阳长。绝对的存在是不存在的，没有意义；相对的存在有意义，却是虚无。这就是无极生太极，绝对生相对，混沌生阴阳。

既然阴阳是属性，那阴阳宇宙也各有阴阳，不会单一存在。道生一，一生二，二生三，三生万物。那么万物必然以三因二而存在，所以生生不息，无穷无尽。

阴阳平衡是生命活力的根本。阴阳平衡则人健康、有神；阴阳失衡人就会患病、早衰，甚至死亡。所以我们养生的宗旨就是维系生命的阴阳平衡。

人身就是一太极，肉体和精神，一阴一阳相结合，趋于稳定。

人如何才能平衡呢？若肉体及精神都以低级频率存在，即都处于阴性的状态，必然趋于不平衡。肉体影响精神，精神反过来影响肉体的健康，必然会增加疾病的发生率，进而影响寿命。

所以，我们应有一颗向善、正面、阳性的心，即乐观积极的心态，才能稳定健康，一生平安。这是宇宙秩序自然法则。

对于宇宙来说，唯有爱才是真理，因为爱是阳性的、正面的代表。所以，《圣经》说人是堕落的灵，犯了罪，唯有救赎忏悔了才能得救。也就是说堕落之灵以堕落的心存在必然会死，唯有以正面的爱才能使之平衡并回升。

从养生来看，阳气不足，必然会导致连人身这一频率的肉身都没了。修行者正是以修心、以洁净肉身为基本来升华自我，唯此才符合阴阳大道的平衡。

这就是宇宙的升阳存阴法则！

符合自然阴阳太极之道，平衡稳定，生。违背自然阴阳太极之道，趋于瓦解，灭。

◎ "负阴抱阳"与"升阳降阴"

古人观察太阳东升西降，植物背寒向暖，得出，阳：正面，动，主动，前，阳为实；阴：背面，静，被动，后，阴为虚。阳的属性是显现的，可知的；阴的属性是隐藏的，未知的。故曰：万物负阴而抱阳。人体背为阳，腹为阴，人体背部的阳背负着自然界的阴，人体腹部的阴环抱着自然界的阳。

自然界的变化表现为阳升阴降，清阳之气聚于上，而成为天；浊阴之气积于下，而成为地。地气蒸发上升为云，云气凝聚下降为雨。人体的变化也是这样，清阳之气出于上窍，浊阴之气出于下窍。

根据自然界的气机运行规律，古人在身体修炼方面也强调"升阳降阴"。

古代的导引术、气脉运行等养生方法中，气机的运行无不从后背上升（升阳），沿胸腹部下降至丹田（降阴）。

适合现代人的億心源五觉养生法，源于传统的"八段锦"和《医学真源》，融合传统释、道、儒养生精髓，结合现代神经心理学和西方瑜伽冥想术，通过听觉、视觉、味觉、嗅觉、触觉的体验，配合舒缓空灵的十二音律养生音乐，独创清净修身、心空冥想、觉茶炼气、闻香守元功（八段锦），是遵循"升阳降阴"法则，回归本源的一套健康养生功法。

◎ 法家的"升阳存阴"

宇宙间任何事物都具有既对立又统一的阴阳两个方面，并不断地运动和相互作用。这种运动和相互作用，是一切事物运动变化的根源。自古以来，各家对阴阳学说的应用涵括了社会生活的各个方面，而"阳儒阴法"是历代政治家的治理谋略。

"阳儒阴法"是一种以儒家和法家两家思想为主体的混合治理策略，它表面上尊崇儒家思想（升阳），而内核却是法家思想（存阴）。

法家思想的精髓核心在于法家代表人物法（固定的法则）、术（控制的手段）、势（政治的权力）。而法家代表人物韩非子的高明之处在于：明用法，暗用术。法是公开的（升阳），术是隐藏的（存阴）。由此足以看出法家控制局面、驾驭人的技巧。

当世界上的事物、现象普遍存在着势不两立和水火不容的关系时，可应用阴阳的矛盾哲学，关键就在于"升阳存阴"。例如，处理"小仁小义"和"大仁大义"之间的内在矛盾，处理法制建设中制度化与活力效率之间的矛盾，处理忠与孝孰先孰后的矛盾，等等。

有这样一个故事，一位大官员坐在轿子上，随从敲锣打鼓，浩浩荡荡从人群中穿过。这时，有个小孩爬到树上，并且在树上尿尿，不小心淋到了这个官员。当大家都为这个小孩捏把汗的时候，谁知这个官员竟然笑笑说，没关系，并夸小孩乖巧、灵气。人们纷纷赞颂这个官员有肚量……这个官员利用的便是"升阳存阴"法则。把积极的一面展现给别人，把不满隐藏起来，从而受到人们的爱戴。

不久，又有一位县官也从这里经过，这个小孩看到又有官员来，鉴于上次被表扬的经历，小孩又爬到树上尿尿，并且淋到了这位县官。不同的是，这位县官勃然大怒，命人将小孩拿下并处死了。这个县官所表现的就是"升阴存阳"的现象。究其根本，这个小孩所受的灾祸，其源头就在于那位大官员对小孩的表扬，使其认为这样做是对的，从而招来杀身之祸。这两个官员的做法导致的不同结果，其实就是阴阳之间的互相作用。

◎太极中的阴阳调和

太极，太有至的意思，极有极限之意，太极是指宇宙无限大。宇宙又是有形的，即有其实质的内容。易学的观点认为，有形的东西来自于无形，所以无极而生太极。太极这个实体健运不息，即宇宙在运动，动则生阳气，动到一定程度，便出现相对静止，静则产生阴气，如此一动一静，阴阳之气互为其根，运转无穷。

升阳存阴，所以阴阳平衡，以致"和"。太极有阴阳，还有"中"，中间的S曲线，把阴阳合在一起，这样，才产生万物。"万物负阴而抱阳"，万事万物都分阴阳，而阴阳都合在一起；"中气以为和"，气将其调到一个"中"的状态，就构成了"和"。

所以，和，一直是我们中国人的传统、核心精神。中国人常说：和气生财、和为贵、家和万事兴等等。

5. 内持力修行与念力

每个念头就像一颗种子，从种子身上，我们无法看到大树，但只要我们播下种子，并按时浇灌，种子自然会吸取自己所需的阳光、土壤的养分等等，茁壮成长。

这是万物具有的本能，也是万物所具有的内在力量。

物质的本质是能量，是我们的念头——念力。所以，无论你现在过的是什么样的生活，是落魄潦倒，是病痛悲苦，还是一无所有，都没有关系，重要的是你的念力，只要你常发正念，总是积极向上，往好处想，并深信不疑，那就对了！说明你具有强大的内在力量——念力，就是我们说的内持力。

◎物质就是能量

现代物理学有一个最伟大的发现，那就是"物质就是能量"，这也是爱因斯坦对人类所做的最大贡献。他向我们揭示，物质只是能量的一种形式。世界上的万事万物都是由能量所形成的，不管是石头、木头、桌椅、你、我，包括我们的眼睛、耳朵、鼻子等都是由能量所形成的。

在佛教经典《般若心经》中也提到："色即是空，空即是色。"我们肉眼所见到的并非真实存在，说得更明白一点，我们看到的房屋、墙壁、身体都不是真实的，它们只是纯粹的能量，但由于电子的移动速度非常快，以致我们的肉眼看不到，而认为它们是一个实体。

物理学家研究了几百年，想找出物质的本质，科学们探索得愈深，就愈感到迷惑，他们简直无法相信，在物质的里面竟然什么都没有，物质的本质并非物质，而是能量。你的身体看起来好像是由固体物质所构成的，这些固体物质可以分解成分子和原子，但根据量子物理学，每一个原子的内部有99.9999％是空的，以闪电般的速度穿梭在这些空间中的次原子，其实是一束束振动的能量。这些能量并不是在随意振动，其振动其实是在传递讯息，整个讯息场会把讯息传送到宇宙量子场，创造物质世界中我们所看到的实相。

伟大的科学家爱丁顿（Eddington）说："我们总是认为物质是东西，但现在它不是东西了；现在，物质比起东西而言更像是念头。"

念力，没错，物质来自念力，来自我们的思想——内持力。

◎念力来自于内在的修持

念力是人类所具有的本能和内在的能量，通过宇宙不同的能量相互作用和自然转变，通过修行，形成强大的内在精神力量。内持念力来自内心修行，必须通过内持力的修炼增加所吸收的宇宙能量，从而壮大自身内在的力量。结合自然找规律，把自己的信息传递到宇宙能量场，与意识转化，创造物质态和能量态的变化。修持念力本源能量，回归健康真源，修身养性，体验自然之道。

我们的每个思想和意念都负荷着不可思议的能量，这些能量会透过各种形式实践自己。你的思想会创造出疾病，也能治好疾病；你的思想能让你陷入痛苦，也能让你离苦得乐。思想创造出善与恶、美与丑、成功与失败、富有与贫穷、天堂与地狱。生命经验的种种，都是你的思想所创造的。

生活所看到的一切都来自思想，以及思想所创造的结果。我们的肉体、骨骼与肌肉可被还原为 70％的水分以及没有多大价值的化学物质。然而，你的思想却使你成为你。

如果不是先有飞机的思想，科技是无法创造出飞机的；如果不是先有写这本书的念头，这本书也不会呈现在你的眼前。

如果剖析一张画，你会发现它是由画布和一些颜料所组成的，但一幅画之所以变成美丽的图画，并非来自画布和颜料等物质的总和，它来自"绘者"，是绘图者的念力思想。如果没有那个想法，也就不可能有那幅画。

人的念力，本质上就是某种量子信息，它同样可以干预物质实在。特异功能者的意念致动，或者媒体报道过的不同念力可以使得物质发生不同变化的实验，等等，都是人的念力干预物质的实证。最近的"人体辉光"研究表明，一个人如果对另一个人起了恶念，那么另一个人的人体辉光会出现相应的变化，这也是人体念力干预的另一个证据。

一个普通人或许因为念力不够强大，只能干预小尺寸微粒的物质态和能量态的变化，但一个念力强大的特异功能者就能干预较大尺寸物质的状态。人的念力极其强大。

◎ **强化和修炼自己的内持力**

我们需要不断强化和修炼自己的内持力。

有一个小故事：有一个人每天抱着一头小牛过河，小牛一天天长大，这个人的力气也一天天变大。因为每天坚持抱牛过河，当小牛变成大牛的时候，这个人的力量也增长到能够抱起这头大牛的地步。这个故事说的是一个"积少成多"、"累积"的道理。力量是一点一点累积的，不是一蹴而就的。所以，"内持力"也要通过长期的修炼，才能够得到力量的智慧。

佛陀深知意念的影响力，所以提醒大家：不要忽视小恶，火花再小，都可以烧掉像山那么高的干草堆；不要忽视小善，以为它们没有什么用，即使是小水滴，最后都可以注满大容器。

生活由点滴小事所组成，但小事累积起来就成了大事。一个小小的善念也许看起来没什么，但仅是那个念头即是大大的福报；一个小小的动作也许看起来没什么，但仅是那个行动即是大大的善行。

所谓"一念一世界"，我们是自己命运的创造者，我们所看到的外在的一切，正是我们内心世界的呈现。英国诗人弥尔顿在《失乐园》一书中有句名言："心是居其位，只在一念间；天堂变地狱，地狱变天堂。"千万不要小看一个小小的念头，任何"起心动念"都可能改变整个世界。

现代物理学家说"在微小的原子里存有巨大的能量"。原子是这么的小，小到甚至在显微镜下都看不到，它只是一个推论，但它却改变了整个世界。日本长崎、广岛就是被原子能量所摧毁的。如同原子可以拥有如此巨大的能量，你的思想能量也同样巨大，相似的能量会相互吸引，形成类似的"能量团"。当这些类似的"团"在宇宙中彼此穿梭、碰触，慢慢地聚合在一起，形成了物质，形成了我们的世界，这即是思想形成物质。

每一个思想，即使只是小小的念头，也会变成一个实在，而每一样物质起初也只是一个想法，也只是来自一个小小的念头。

不要轻忽你的恶念，说："我只是无聊乱想，我只是说说而已，我想应该没什么关系。"即使是微不足道的火花，也可能烧掉整座森林。不要小看你的善念，说："那只是一件小事，不算什么。"即使是小水滴，最后也可以注满整条大河。人们为善、为恶，都在一念之间；变好、变坏，其实就在一个小小的念头。

◎找到内心源动力，就是内持力的修行

你的内心源动力是什么？就是那个可以供给你源源不断的动力的来源，

或许是你的家族，或许是你的父母，或许是你爱的人。你会发现，人活在这个世界上，有些时候真的不是为自己而活，而是为了他人。一个人如果仅仅为了自己活着就可以苟且偷生，但是想一想那些爱你的人，你就会浑身充满力量。

研究很多成功人士你会发现，真正支撑他们做事并坚持到最后的一定都是来自心底的源动力，不是他的耐力有多厉害，而是心底一直有个声音告诉他要坚持、要加油！它会助你在前行的路上充满力量；它会在你想要放弃的时候告诉你，坚持、挺住；它会在你遭遇困难的时候告诉你，这都是小事情，不要把它放在心上，天将降大任于斯人也，必先苦其心志。

二、天人合一是生命科学

◎人的生命法则

天人合一，是古人能够具体操作的、实用价值极高的生命科学理论体系。

真实地了解和研究了古人的一些想法、做法和取得的伟大成就后，我们就不会再认为"天人合一"是古人的一句空洞抽象的口号或一种理想状态了，天人合一是古人对生命科学的称谓。

宇宙全息律的客观存在、每个人所禀赋的自然信息，便是"命运"，人一生的运动轨迹便是"运"。万事万物都有"旺、相、休、囚、死"的自然规律，作为万物异秀的人更有其人生节律。一个人要想获得幸福、财富、健康、成功，必须自觉地认识并运用人生节律，知晓自己的命运。

天时是宇宙的自然节律，也是国家的政策乃至于国际气候，如国家三十年的改革开放、土地政策的开放和中国人口增长的红利等。顺应天时，把握先机，即是天人合一。

谁把握天时、地利、人和的主动权，谁就会最大限度地发挥一技之长。借天地和社会的自然发展规律，引导人们遵循自然之道，知命运而自强不息是人生的一种至高境界。

◎人性即是天道

人是自然界的一部分。自然界有普遍规律，人也服从于普遍规律。阴阳相互作用、相互变化的规律就是性命之理，是自然界与人类共同遵循的规律。

掌握了天地阴阳变化的规律，就能够调节呼吸，吸收天地精纯的清气，超然独处，令精神守持于内。修炼自性，人就能知道天地自然变化之理，能产生一切智慧念力。人性即是天道，人生的理想是天人的和谐。国学大师季羡林先生将其解释为：天，就是大自然；人，就是人类；合，就是互相理解，结成友谊。西方人总是企图以高度发展的科学技术征服自然，而东方先哲却告诫我们，人类只是天地万物中的一部分，人与自然是息息相通的一体。

自然界是人类生存的基础，如果盲目破坏自然，会引起破坏人类生存条件的严重后果。近年来，人们强调保持生态平衡，具有非常重要的意义。《周易》主张"裁成天地之道，辅相天地之宜"，"范围天地之化而不过，曲成万物而不遗"，这是一种全面的观点，既要改革自然，也要顺应自然，应调整自然使其符合人类的愿望，既不屈服于自然，也不破坏自然，以天人相互协调为理想。

◎天人合一，激扬生命

中国"天人合一"的文化特质，以其潜移默化的方式渗透、流布于中国文化的各个方面，体现着天与人的和谐。

中国艺术的最高境界是天人合一，中国艺术家的终极追求就是天人合一的境界。这样一种天与人和谐的秩序感，最终产生了和谐的艺术，产生了楚辞汉赋、唐诗宋词元曲、琴棋书画、汉帛画和石刻、京剧昆曲、中国古代建筑等，都充盈着天人合一的独特思想。天人合一的思想无处不在，甚至在中国特有的茶文化中，由盖、碗、托三件套组成的茶盏就分别代表了天、人、地的和谐统一，缺一不可。

中国古典艺术，向来以"琴、棋、书、画"四艺并称。

中国古典音乐遵循"大乐与天地同和"的哲学思想，四季代序、日夜交替、心脏搏动、潮汐涨落等自然界现象之"周期"，就是人类天籁之音的节拍。"与万物同其节奏"，强调音乐来自自然，与自然相统一。这就是中国古典音乐追求的"天人合一"美学思想。其中中国古琴最能体现这种天人合一的境界。古琴曲《春江花月夜》《高山流水》等都充盈着雄浑博大的天人合一的宇宙意识。《老子》推崇的"大音希声"、庄子所谓"无听之以耳，而听之以心"、白居易《琵琶行》的"此时无声胜有声"等，强调都是人的心官对音乐的体悟。这就是天人合一的音乐精神。

中国的棋艺中含有极深的天人合一的思想："夫棋之制也，有天地方圆之象，有阴阳动静之理，有星辰分布之序。"中国自古就有"天作棋盘星作子"的说法，所以说棋局就是天地宇宙，棋道就是天道、地道、人道。围棋最好地体现了这种天人合一之道。据说围棋产生于中国尧舜时期，棋盘是由纵横各 19 条线组成的，共有 361 个交叉点。棋盘的中心"天元"称为"太极"，也就是宇宙的缩影。围棋有黑白棋子，很像河图洛书的白洞、黑洞，这一黑一白就是中国文化精髓所在。黑子白子就是宇宙间的阴与阳，一黑一白在棋盘上的摆布，也就是宇宙阴和阳形成万物的过程，也就是生与死的对立统一。中国易道强调"穷则变，变则通，通则久"，"天地之大德曰生"。围棋是由黑与白组成的阴阳对立统一的世界，围棋的目标不是一子一招的得失，而是要知白守黑，掌握黑白与阴阳千变万化的规律，保持全盘的平衡。掌握棋道精神，就达到了对天道与人道的领悟，进而就能领悟人生、社会与历史的真谛。

中国的汉字，是圣贤根据天人合一思想所创，音、形、义三位一体，天、地、人三才相贯，鬼斧神工，夺天地之造化，独得浑然天成之妙。天地自化自成，乃天地自然语言。如，汉字"人"字，一撇一捺，相互支撑，就是中国"一阴一阳谓之道"的哲学思想体现。西汉哲人扬雄认为："书，心画也。"他认为从书法中可以辨别出"君子""小人"的"心声"。中国的书法在抽象的线条中蕴藏着宇宙自然的万物、万象、万态。书法来自于天地人之象，所以书法家追求的最高境界是天人合一的境界。

中国画的主要理论是气韵论和意境论。气韵，就是中国古代哲学中的"太极阴阳、抱元守一"；意境，就是"深沉寥廓的宇宙意识"。不少国画大师的画出神入化，就是天人合一哲学思想和文化美学应用得登峰造极的结果。如潘天寿的画，幽深静穆，画境至静、至深，但却有一种生命力在骚动，而不是死寂。这是大师对太极文化"自无极而为太极。太极动而生阳，动极而静"的哲学境界的把握。中国画理论用"气"字把宇宙万物与人的精神世界联系在一起，大则整个宇宙，小则一座山、一汪水、一个人，其间无不流荡着生气，充满着无限的生机与活力。画家就是通过"外师造化，中得心源"来塑造作品，并追求天人合一的境界的。

三、和谐之道

1. 自然之殇

佛经中描述的住劫（时间单位）初期，那时的地球如同天国、世外桃源一般。人的寿命为一千年。吃的是是不耕自取的各种香稻谷物，喝的是清冽甘泉。地球母亲用她未曾被污染和伤害过的年轻而饱含能量的身体，孜孜不倦地用自然界结满谷物的庄稼、硕果累累的果树、喷涌不息的甘泉、望不到边际的广袤森林等最好的生活资源来供养这个时期的人类。而那时的人类，也完全值得地球母亲这样的厚爱和款待。那时的人类，没有贪恋、没有执着，更没有瞋念与仇恨。他们从来没有想过要把哪块风水宝地占为己有，而是共同分享地球母亲给予的一切，恬淡而满足，和乐而无忧。

从佛经的描述中可以看出，人类本来没有贪念与虚荣心，过着与世无争的生活。而后，人类才生出了嫉妒和仇恨，开始抢掠占有地球上的资源。这时的人类，生活方式有了很大的改变。由于对地球资源产生的占有欲愈加旺盛，人的行为愈发疯狂，大地狼烟四起。与此同时，人的寿命也发生了巨大变化，缩短到了一百岁以下。人类对大自然的破坏是造成人类心智恶化、体质减弱的原因。自然遭受的危害，最终会在人类身上体现出来。

从原始社会的荒蛮之地到现代社会的文明之城，人类产生了无与伦比的创造力，从青山绿水到高楼大厦，大自然付出的是无法逆转的代价。人类用大自然成本换来科技物质享受的同时，身体素质和健康也遭受了一定程度的破坏。

古代小说《三国演义》《隋唐演义》《水浒传》中讲到的人物，往往是身高八尺、身材魁梧、臂力过人等等，现代人看来觉得不可思议，认为是文学作品中把人物形象夸张化了。其实不然，在科学还没有起步、工业污染还没有爆发之前，食物都是纯天然、无污染、无添加物的，也不存在无良商家售卖有毒食品。如今的人大鱼大肉，营养过剩，人的身体素质却每况愈下。

人类的贪婪与自私蔓延，对环境的肆意破坏，无节制地捕杀动物，导致一些珍稀物种濒临灭绝。在国家对濒临灭绝的动物进行立法保护时，仍有极少数人还在猎杀野生珍稀动物并售卖，供人消费野味。其实，很多野味营养价值不高，并且携带大量病菌，对人体的健康有着十分大的危害。人为的干预大大加快了物种消失的速度，物种的灭绝是生物基因库巨大的损失，直接影响人类的生产生活和自然界的生态平衡。

我们在古诗词中经常能够看到诗人们对自然美景的称赞："明月别枝惊鹊，清风半夜鸣蝉。稻花乡里说丰年，听取蛙声一片。……"可想而知，这里描述的夜空朗朗，明月投下如水般的微光，枝头遍是鸟儿筑巢，蝉鸣声起伏，俨然一副安然自得的自然美景。现在人类所居住的环境，高楼大厦鳞次栉比，其间穿插着小片的人工树木，人类居住在水泥钢筋的森林中……

现代物质文明给人们带来便利的同时，也带来了病痛和烦恼。随着电视、电脑和汽车的日益普及，人们更是长期缺乏运动，更多地引起了颈、腰椎等躯体的病痛。人有选择生活方式的权力，有支配自身的自由，但选择了不健康的生活方式和错误的发展道路，很难回归正常的生活轨迹，也将给世界带来难以挽回的危害。

建立人与自然和谐相处、协调发展的关系，实现人类与自然的共存共生，需要我们调整观念，解放思想，坚持可持续发展。

地球只有一个，人与自然都是宇宙的组成者，自然孕育了我们，我们

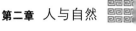

没有理由在自身得到长足发展后反过来破坏环境。自然是包容的、广大的，但它的忍耐也是有限度的，如何"安抚"被我们深深伤害了的自然，是我们这一代人及之后数代人都需要好好研究的课题。

2. 少欲知足，和谐之道

◎少欲，简朴，方得从容人生

人的欲望是无限的，而现实却难以满足人类的所有欲望。面对自然界可提供的有限资源，竞争、对抗和冲突频发。如果每个人都从自我出发，为了获得多于他人的利益而互相攻击，必会使世界危机四伏。如果能够将我们的欲望有所收敛，那么因欲望、占有而导致的冲突也就迎刃而解了。

其实，人类维生所需要的物质并不多，如果生活得简单、简朴些，就可以有更多的闲暇享受人生，而不必为欲望的满足操劳一生。属于生活必需品之外的奢侈品，固然为我们提供了方便和享受，但若是耗费一生为其服务，反而为其奴役。两千年前，古希腊哲学家苏格拉底就曾面对繁华的集市发出惊叹："这市场有多少我不需要的东西呵！"而今天，随着人类欲望的不断升级，整个社会都陷入了物欲横流的泥淖中。生产力的发展，不但没有使我们的生活变得更轻松，相反，工作节奏越来越快，尤其是经济发达地区，繁忙的工作几乎使人类的承受力达到极限，甚至没有时间静下心来想一想：我们究竟为什么如此奔忙？我们所付出的努力，也许仅仅换来了一些并不必要的东西。

所幸的是，已经有更多的人开始意识到盲目追求欲望所带来的弊病。在西方社会，人们也已开始摒弃豪华的生活方式，简朴生活正逐渐成为最新的时尚潮流。因为简朴生活无需太多的时间和劳动就可以获得，从而使人们从激烈的生存竞争中解放出来，呼吸到更新鲜的空气，体味到更从容的人生……

◎少欲，环保，方享清新世界

少欲知足还有保护自然的意义。人类为了满足自己的欲望，向自然盲目地索取，使得大量森林和耕地遭到破坏，水土流失，灾祸频发。所以，当今的有识之士都在为环境保护而积极呼吁，因为保护地球就是保护人类的生存处所，这是每个人应尽的责任和义务。

就我们最基本的衣食住行而言，过高的物质要求，也在不知不觉中破坏着地球环境。其中，人类的饮食方式所造成的污染也是不容忽视的。据有关资料统计，在美国，每生产一磅肉类，需要使用 2500 加仑的水，相当于一个家庭一个月的用水量；而肉食者所需的生活用水，是素食者的 12 倍之多。由饲养家禽而产生的排泄物及废水，对水资源的消耗和污染更是后患无穷。而我们对服装的需求，也不再是单纯地为了御寒，裘皮时装的流行，使大量动物因为美丽的皮毛而遭到残酷猎杀，直接威胁到各种珍稀野生动物的生存，严重影响了自然界的和谐和生态的平衡。

我们对居住环境的要求更是日益提高，即使在中国这样的发展中国家，房产的开发也同样毫无节制。尤其是近年，不仅城市在向农村扩张，就是在农村，住宅也在不断扩大，日复一日地侵占着可怜的耕地面积。而交通工具的普及，使汽车逐渐成为人们代步的首选，汽车在为我们提供生活便利的同时，也成了城市空气污染的罪魁，并由此带来世界范围内的能源危机。

破坏环境和掠夺资源是人类对未来的透支、掠夺，所以，少欲知足的生活对环保具有极为重要的意义。

◎少欲，知足，方得安详生活

少欲知足更是养生、修行和解脱必须遵循的生活准则。

欲望被无明滋养着，无休止地追逐新的境界，使我们的心被它左右而不得自在。欲望越多，由此而来的烦恼也越多。如果我们不能有效地克服贪欲，它就会成为我们修行道路上的巨大障碍。因为欲望会烧毁我们的理智，烧毁我们的道德，使人生失去正确的方向。

"戒为无上菩提本"，戒律所规定的正是简朴的生活原则。如果欲望减少，我们的执着就会相应减少。正是由于执着，使我们的内心失去了独立，迷失在对外境的攀援中，关心的都是生命以外的东西。只有认识到欲望带来的祸患，才不会有追名逐利带来的烦恼，内心才能趋于纯净和安详。

3. 杀生与素食

◎人类是肉食动物还是素食动物

现代心理学和医学研究表明，当人的心理发生重大改变，血液细胞会立刻随之发生变化。尤其发脾气的时候，血液甚至会变色，具有毒性。如果我们平日怨恨、忿怒（愤怒）不断，这就是心里的毒，是佛家所说贪、瞋、痴三毒之毒。

任何有生命的动物，当你要杀死它的时候，它都会有一种抗拒、仇恨的心理，濒死的时候，都很恐惧、忿怒，这样它血液里就会产生毒素，所以佛家讲戒杀生，不准吃肉，是因为肉中有毒的关系。

动物在被屠杀时，会产生恐惧和痛苦，这时其生理状况发生了极大的变化。由于是生与死的挣扎，所以产的毒素也会更多，会遍布其全身，使得整个尸体都被毒化。不杀生，不仅是为了保护宝贵的生命，从以杀生获得食物为目的的饮食观点来看，我们人类是否也属于肉食类动物呢？

从人的消化道的解剖结构看，食肉动物消化道短而直，其长度约为脊椎的 3 倍，因为肉食中脂肪、蛋白、胆固醇含量高，容易在消化道中腐败发酵，进而毒害身体，所以需要尽快排出体外；而草食动物消化道的长度约为脊椎的 12 倍，因其食物中含较多纤维，需要反复消化。人的消化道总长约 10 米，褶皱多，消化时间长，而肉类食物容易腐败，在肠内温度下，更易腐败发酵，因此肉食并非适合人类的食物；五谷、硬壳果、豆类、水果等才是适合人类的食物。

再以牙齿结构来看，人类的臼齿发达，适合磨碎食物，也就是说，适合吃五谷、豆类；老虎则门牙尖锐，适应吃肉的需要。人类的胃液也接近草食动物，而与肉食动物相差甚远。灵长类动物中与人类极其相近的大猩猩，在自然界中也是完全素食的。

◎肉食的"毒"

在自然界里，有一条长长的食物链：植物"吃"阳光、空气和水，动物吃植物，大动物或人吃小动物等。肉食动物被认为居于"食物链的顶端"。如今，环境污染日趋严重，大量的农田、牧场和水域被各种有害的物质所污染。这些污染物有农药、化肥、各种有机和无机的化合物，以及其他的工业污染等，动物对环境及食物中的污染物质有很强的"富集作用"，也就是说，动物通过食用大量的植物而使有害物质慢慢地积存于体内，致使体内有害物质的浓度比环境及食物中的更高。

肉食中的毒素还远不止于此。在肉食加工过程中，肉类食品被添加了各种抗氧化剂、发色剂、防腐剂、色素、品质改良剂和香料等添加剂，以"改善"肉的色质和品味，牲畜在饲养过程中也被施用了许多化学药物，以使之加速生长和繁殖。因此，过度食肉无异于毒害自己。

◎未来的饮食方式

素食是未来人类必须再次选择的饮食方式，不仅仅是为了保护我们的自然资源，更重要的是，要挽救世界上许多人宝贵的生命。科学家们估计，未来的食物需求将大量依赖于植物蛋白，目前国家开始投入大量资金用于研究如何从黄豆中提取美味的植物蛋白。

许多科学家认为，解决全球粮食危机的第一步，首先应该是以素食代替肉食。如果我们大家都吃素食，那么，我们一定能将饥饿逐出这个星球。那时，孩子们将能获得足够的营养，从出生到长大，他们将生活得健康、幸福，牲畜们也将像野生动物那样自由自在地生活在大自然中。

◎人与自然的规律

宇宙中，运动的精髓在于平衡，平衡是物质运动的重要形式，平衡是生命存在的根本条件，一切物质都存在着平衡。平衡，就是一种和谐的状态，宇宙之中一个最根本的原则就是和谐。地球之所以能够平稳运行，大自然之所以有春夏秋冬的季节更替，诸多人类之所以能够正常地生活在地球上，其实都是在默默地遵循着这一规律。无论谁打破了这种平衡，都会出现问题，即使没有马上出现，但也只是时间的问题。

人与自然有着相依共存的亲密关系。人是大自然的产物，其最好的生存方式便是顺应自然的规律，融入自然，与大自然和谐相处。

　　人类不杀生、吃素是最大的慈悲。

　　以我自己习武修禅的经验，当我有半年的时间不喝酒，饮食以素为主，在打坐时身体都会散发出香气；然而应酬频繁时，就没有了这种殊胜的感受。所以说，不杀生和素食是最大的慈悲。

　　五行是中华五千年文化的智慧之源。五行是生活，是万事万物演变的过程。五行五大元素：金、木、水、火、土。古时人类在生活、生产实践中，发现钻木可以取火，火可用水来灭，雨水可促进草木、庄稼的生长等自然规律，并逐渐发现木、火、土、金、水五种物质与人类的关系，认为宇宙中的一切事物是由木、火、土、金、水五种基本物质运动与变化所构成的。本篇阐述这五种物质的盛衰，是大自然产生各种变化及宇宙中万物循环不息的真谛。"五源能量"的智慧，引申到谋略经商，让人的能量回归传统，发扬光大。

第三章　五源能量

　　本为始，末为终，天地为人之本源。天清地浊，天动地静，降本流末，而生万物。人秉乾坤而交成性，受阴阳而威以成形，得五行化育。人本阴阳五行而生，人为万物之首，人得一乃为大，大得一乃为天，古人崇尚"天人合一"的清净光明。天清地宁，物享清明，人杰地灵，乾坤得易。易曰：乾，一也。《道德经》曰：天得一以清，地得一以宁，神得一以灵，谷得一以盈，万物得一以生，侯王得一以为天下贞。儒曰：唯精唯一。释曰：万法归一。道曰：抱元守一。故，一为本之始，五源为本之末。五源为万物之本，天地为人之本，夫人不可以无本，亦不可以无末。天地以太空为本，而生人畜万物。五源以"清、宁、灵、盈、生、贞"为智慧本源，得一而具能量，天地万物悉归本源。

一、五源能量论

　　《史记·天官书》说："天有五星，地有五行。"这是古人从观察到的自然现象中归纳出的五种本源能量。我们将其简单地概括为：清净的易能量、充盈的合能量、宁心的养能量、利贞的生能量和心灵的游能量。

五种本源能量是一种奇特的文化现象。五源的"五"不单指数量意义，还涵盖了其他更多的关联意蕴或象征蕴涵。在社会生活、民俗活动和文学艺术中历久常新。在中华传统文化中，"五"这个数字是最有代表性的神秘数字，它伴随着文明的发展流传了数千年，上自哲学的"五行"说，下至"五行八作"的行业划分和"五花八门"的阵式，可谓无所不在。

◎神秘数字"五"

五，最初是纵横交错之意的象形字。《周易·系辞》中记载："天数五，地数五。五位相得而各有合。天数二十有五，地数三十，凡天地之数五十有五。"古代的字典《说文·五部》中也说："五，五行也。从二。阴阳在天地间交午也。"此处所言的五行即金、木、水、火、土五种物质。

在中国传统文化中，五的重要性、神秘性自不待言。鉴于五在传统文化中的重要性，自古及今对数字"五"神秘性的起源研究数不胜数，前人讨论"五"起源的观点诸如：五材说、五方说、五星说、五时说、五数说、五祀说、五工说、五刑说、五气说、地理环境说、生命体验说等等。主流观点是五行起源于五材说，五行指"金、木、水、火、土"五种材质。

◎"五源"的源头

了解"五源"文化的源头，就要从古人对自然界的认识的根源说起。

古人以"天命"占主导，崇尚"天人合一"的境界。在这一认识世界的思维方式中，"天"就是一个有意志、难捉摸、决定着人类世界万事万物的活体神秘物。面对天，人类只能通过种种迹象来窥知天意，最终只能顺其意志而行。而在窥知天意的方式中，上古甚至更早的时期，最重要的就是占星术。

在以占星术窥知天意的实践中，以"文王受命"的典故最为典型。今本《竹书纪年》中记载，在殷王帝辛三十二年，"五星聚于房，有赤乌集于周社"。文王正是通过这次极为罕见的天象"五星聚"作为自己受命的标志，得到了其他诸侯的认可。

　　"五星聚合"就是上天对新王最重要的嘉奖和期许。而在上古那样一个以神权为主导意识形态的社会中，"五星"的神秘化，进而数字"五"的神秘化源头的力量就展示出来了。《尚书》是首先将神秘化"五源"的能量在政权建构中进行系统化的。

　　在《尚书》中，有关"五源"的术语很多，且具有很特殊的地位：五行、五典、五瑞、五礼、五玉、五器、五载、五刑、五品、五教、五服、五流、五宅、五辰、五惇、五章、五用、五采、五色、五声、五言、五千、五百、五长、五常、五邦、五事、五纪、五福、五年、五祀、五重、五虐、五辞、五罚、五过、五极……

　　西周时期的文献《洪范九畴》与"五源"相关的就有，五行：一曰水，二曰火，三曰木，四曰金，五曰土；五事：一曰貌，二曰言，三曰视，四曰听，五曰思；五纪：一曰岁，二曰月，三曰日，四曰星辰，五曰历数；五福：一曰寿，二曰富，三曰康宁，四曰攸好德，五曰考终命。

　　把社会中的人伦关系说成是"天下之达道"，使之恰好吻合"五源"的能量模式，这种做法是古人思维遗留下来的推论逻辑。在其作用之下，小宇宙（人）同大宇宙之间可以通过神秘的"五源"而实现完满的对应关系，即所谓"天人合一"。至于建立此种天人合一对应关联的经验观察方式，《周易·系辞（下）》称之为"近取诸身，远取诸物"。

　　当观察者本人将自己的身体也当作就近方便的观察对象时，也许最为直观的发现就是"五指"的存在。人体最容易自见的部位是灵活的手及手掌上的五根手指，人之所以成为万物之灵，就在于直立行走后解放了双手。如果承认劳动创造人，那么可以说劳动行为的99％都是由手完成的。所以，郭沫若说："数生于手。"

　　◎ "五"是一种完美的平衡

　　"五源"之所以受到如此偏爱，究其原因，数字"五"在中国人眼中展现的是宇宙时空的连续性和完整性，象征着事物的一种完美存在的状态。

　　古人除了将身体与器官归纳为五官、五脏、五体、五指、五趾以外，还喜欢用"五"来概括自然和社会现象，比如五味、五方、五谷、五牲、五岳……春秋时齐国将边邑地区称作五属，其管理军事的官员叫五属大夫。在长期的历史发展中，古人更归纳出诸如五湖、五岳、五岭、五溪、五洲等包含数字"五"的地理学名称。

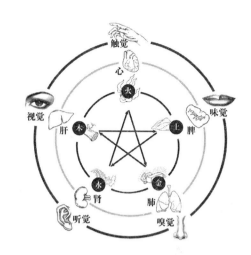

"五"和中国的传统文化艺术也可谓息息相关。中国的古典音乐中有五声，和现代西方音乐的七音阶不同，五声为：宫、商、角、徵、羽；中国古代讲究五色，对应着说就是黄、白、青、红、黑；将琴瑟、笙竽、鼓、钟、磬五种乐器称为五乐；将儒家传世的古代典籍《诗》《尚书》《礼》《易》《春秋》集合为五经。

在日常生活中，以"五"命名的就更多了。我们常常在各种图画上和古宅建筑的门框等地方看到，有很多画着或者雕刻着五只蝙蝠的画面，这取的便是"五福临门"之意。开春第五天迎五方财神，叫送"五穷"（智穷、学穷、命穷、交穷、路穷）。

俗谓丰收曰"五谷丰登"；谓色彩鲜艳繁多为"五光十色"；谓肥瘦分层相间的猪肉为"五花肉"；将金、银、铜、铁、锡称为"五金"；稻、稷、麦、豆、麻称为"五谷"；花椒、八角、桂皮、丁香花蕾、茴香子五种调味香料为"五香"；蛇、蝎、蜈蚣、壁虎、蟾蜍等五种动物为"五毒"；刀、剑、矛、戟、矢五种兵器为"五刃"；大蒜、韭菜、薤、葱、兴渠被佛教徒称为"五荤"。一些具有治病功效的药被命名为五药、五味子、五倍子、五加皮等。

孔子有言塑造"五美"人格：惠而不费、劳而不怨、欲而不贪、泰而不骄、威而不猛。后人也把治民之道概括为"五政"：兴农桑、审好恶、宣文教、立武备、明赏罚；把社会成员间的关系概括为"五伦"：父子有亲、君臣有义、夫妇有别、长幼有序、朋友有信。

◎ **大自然的五种能量**

在一个以"道法自然"为主导的思想和"数有神理"（具有神秘的力量）的思维中，古人已经将"五源"作为核心的思维方式，在文化、政治、社会、伦理中系统化、核心化、力量化了。

这也展示了"五源"具有自然和文化的能量。

古人日复一日，年复一年，不断地观察总结，发现了五种"气"的运动规律及五行能量与人类有着不可分割的关系。在中国西北，一年四季分明，昼夜温差大，到了夏季的中午气温可达 30 摄氏度，夜间气温 10 摄氏度，晚上睡觉还得盖棉被。夏天热，秋天凉，冬天冷，春天暖，靠太阳运动形成了一年四季十二月二十四节气。冬天水气行，冰封大地；春天木气行，春暖花开；夏天火气行，夏日炎炎；秋天金气行，万物肃杀。每季三个月，水气行十、十一、十二月，十二月土开始解，土气行丑；木气行一、二、三月，三月土开始松软，土气行辰；火气行四、五、六月，六月土开始燥，土气行未；金气行七、八、九月，九月土开始寒，土气行戌。所以形成了水、火、木、金、土五行之气。

其实，五行就是五气。古人以五行代表大自然的五种源能量。

◎ **五源能量的化生**

五行气场的能量不仅影响人类的生存，而且决定着人类生命的过程，是生命能量在五行上的表现。气可以在天成气，形成气候，风云变幻；在地成形，形成雨露，化水化物。

比如，树叶可产生氧气，地球植被的破坏会导致环境的恶化，使人类生存艰难，所以，当前各国政府都非常重视环境的保护。人离不开呼吸，没有了空气人就会死亡；人离不开水，水是生命之源，人体 70% 是由水组成的；火指人的身体温度，人的正常体温是 36.5 摄氏度，是地球围绕太阳运行一年 365 天缩小 10 倍的数，人身体没有了温度就意味着死亡；金指元素，是人体不可缺少的微量元素，比如铁元素是造血的，人如果缺铁就会贫血，而钙元素是造骨的，人身体缺钙，会得软骨病，无法行走；土生万物，无土则万物没有了生存的基本条件，土地生产粮食，人类不能没有粮食，人类离不开地球这个赖以生存的环境，这就是五行对人类的作用和影响。

从中国的土地分布看五源的痕迹，木气在东方，木主青色，中国的山东、上海，土壤是青色的；火气在南方，火主红色，中国的湖北、湖南，土壤是红色的；金气在西方，金主白色，中国的西藏、青海，土壤是白色的；水气在北方，水主黑色，中国的内蒙古、北京、东北，土壤是黑色的；土气在中央，土主黄色，中国的河南、陕西、山西，土壤是黄色的。这就是中国的五色土。

行，顾名思义，就是运行、运动，不断变化。人和万物一样，五行十二个阶段就是六十年，三元一百八十年。所以人类生命难以超越一百八十年的极限。五源能量的大小，也标志着人的生命能量的大小。

◎**五源的养生能量**

"天人合一"的思想，强调人在生命过程中要符合自然规律，不可违背自然规律。人秉天地之气而生，随天地之气而死，五行之气随身而化，五行之气随身而成。从性情方面来讲，木主仁慈，火主礼貌，土主信誉，金主义气，水主智慧。从命理方面来讲，木主肝脏，火主心脏，土主脾脏，金主肺脏，水主肾脏。春天出生的人，木旺克土，脾胃偏弱，为人仁慈而没有信誉；夏天出生的人，火旺克金，肺脏偏弱，为人有礼貌而不讲义气；三、六、九、十二月四季末出生的人，土旺克水，肾脏偏弱，为人有信誉而没有智慧；秋天出生的人，金旺克木，肝脏偏弱，为人讲义气而没有仁慈；冬天出生的人，水旺克火，心脏偏弱，为人有智慧而没有礼貌。

三国时期魏国的名士嵇康著有《嵇康集》，论及不少养生问题，其中《答难养生论》篇说："养生有五难：名利不灭，此一难也；喜怒不除，此二难也；声色不去，此三难也；滋味不绝，此四难也；神虑转发，此五难也。"分别指追逐名利、狂欢暴怒、贪恋声色、嗜食肥甘、情志不稳等行为。

所谓"养生五难"，就是在保持与增进身心健康的过程中，人们常会遇到五大难处或障碍，因而很难如愿以偿。"养生五难"是古代养生家很重视的一个观点。唐代著名医学家孙思邈在其巨著《备急千金要方》中曾引用嵇康的上述言论，并将"养生五难"定性为"养生之大旨"。

佛家也指明心性中有五毒：贪、瞋、痴、慢、疑。

从古人积累的养生经验和理论看，历代养生家都善于利用五种源能量的相生相克、相互依存和相互转化的关系，来对治养生中的身心问题。

自然界中五种源能量的属性：

五行	木	火	土	金	水
五方	东	南	中	西	北
五季	春	夏	长夏	秋	冬
五味	酸	苦	甘	辛	咸
五色	青	赤	黄	白	黑
五气	风	暑	湿	燥	寒
五化	生	长	化	收	藏
五脏	肝	心	脾	肺	肾
五腑	胆	小肠	胃	大肠	膀胱（三焦）
五体	筋	脉	肌肉	皮毛	骨
五官	目	舌	口	鼻	耳
五志	怒	喜	思	悲	恐

古人把五脏生命能量比喻为五个水杯的连通器，如果某个水杯（脏腑）的水位（能量）低了，那么通过连通器的管道，其他几个杯子（脏腑）里的水位（能量）也会降低，从而影响到整个身体。

道家认为，人的生殖之精是生命里的珍宝，过度损耗，就会伤害到五脏六腑的阴阳平衡。伤精则伤肾。在五脏中，肾是先天之本，肾气足则身体健康，肾气虚则身体虚弱。肾气起着精气输送、保养五脏的作用。保健肾气是养生的第一步，最核心的是炼精化气。炼精化气的方法非常多，比如六字气诀里的"吹"字诀即能补肾气；八段锦里的"两首攀足固肾腰"的方法可以固精气。肾属水，道家以"水"的源能量为养生源头，正是体现了"天一生水，水生万物"的力量。

很多方法都能达到这个目的，但最关键的还在于节欲、养气，所以老子崇尚的养生之道是"见素抱朴，少私寡欲"（让人们看到事物的原始状态，以保持人们朴素无华的天性；让人们减少利己的私心，以削弱人们对巧利的欲望）。

二、五源能量——智慧的本源及现实映象

五源不是单纯的学术理论，而是我国传统文化的核心。五源能量流动于中国悠久灿烂的历史长河中，贯穿于人类的社会发展、文化艺术中……也是对现代社会的文化生活、企业经营管理、家庭养生等深刻的现实映象。下面将从清净的易能量、充盈的合能量、宁心的养能量、利贞的生能量和心灵的游能量五个方面阐述五源能量的特性，阐释五源能量的本质。

（一）清净的易能量

清，即清覆于上，清净而明朗之意。清，给我们的是一种意念，一种情境，描绘的是天人合一、天地和谐的美丽景象。"清净的易能量"涵盖了易学的经商智慧，回归传统，保持人与自然的平衡，顺势而为，方得天时、地利、人和之时事先机。

1. 开启易学智慧，回归传统

◎易的金钥匙

易学，是古人千年总结的哲理和经验，它包罗万象，涉及范围极广，几乎涵盖所有的知识，可以说是一部百科全书。易学给了我们三把金钥匙：

第一把金钥匙是"阴阳"。世上任何事情阴阳平衡就达到了和谐，和谐就能发展进步。

第二把金钥匙是"五行"。万事万物都有五行的身影。

第三把金钥匙是"八卦"。由八卦延伸为"文王六十四卦"，它告诉我们宇宙的六十四个密码，大千世界都逃脱不了这个密码。

◎管理的阴阳

中华民族最古老的经典著作《易经》，是中国哲学思想的起源。无论是

老子的"道可道，非常道"之中的道，还是孔子的"吾道，一以贯之"中的"一"，都源自《易经》中最基本的思想：一阴一阳之谓道。

阴阳是一个东西还是两个东西？西方人会告诉你：两个东西；中国人会告你：一个东西，一个东西里面含有两个成分，一种叫作阴，一种称为阳，合起来就称为太极，太极分开来就叫阴阳。所以，如果讲一，就是太极；如果讲二，就是阳和阴。

《易经》给我们的"一内含二"的思维和西方"二构成一"的认识，使得东西方人的观念中有"生"和"分"的差异。透过管理的表象，直达本质核心。西方的管理工具以"力"为出发点，无理找有理，得理决不让步；中国的管理智慧则以"情"为出发点，强调动之以情、晓之以理。

西方文化的管理智慧重在"工具性"，而中国文化的管理智慧重在"使用智慧"。没有工具，有智慧也没用，"巧妇难为无米之炊"；有工具，没有使用工具的智慧也不行。

工具是有形的，为"刚"、为"强"、为"阳"；智慧是无形的，为"柔"、为"弱"、为"阴"。有效的管理应该是刚柔相济、硬软兼施。

前文中的"升阳存阴"法则和"太极管理"都是回归易学传统智慧。

◎企业的五源

道家认为，宇宙中的一切，包括人类社会的形成发展，都是"道"的衍化，服从于"道"的法则，遵循着相同的阴阳五行规律。时至今日，阴阳相生相克、互相转化的道家哲学思想仍不失为现代人的智慧源泉。按照道家"人法地，地法天，天法道，道法自然"的观点，宇宙和人都有"仁、义、礼、智、信"五德（后为儒家采纳，称之为五伦或五常）。如果人做到了五德齐备，不偏不倚，就是圣人了，儒家的"内圣而外王"即出于此。而所谓"领导者"，其实就是"王"，只是在大小不同的组织里为"王"而已。运用道家理论阐释领导者和领导力问题，在中国历代历史文献中是很普遍的（如《孙子兵法》等）。我们尝试用它来梳理和统筹西方的领导力研究。

就企业来说，任何一个企业管理系统，首先均有人、财、物三大因素。同时，还要有智——运营策略、创新能力等；信——良好的信誉、优质的服务等。于是，这"五行"间就可以出现企业组织五源系统互动（如图）这样的生克关系（圆弧线上的箭头表示相生，五角星上的箭头表示相克）。

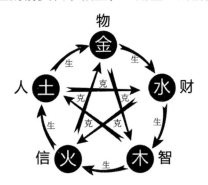

企业组织五源系统互动模型

信——信誉度、美誉度、服务的品质和标准等；

智——战略规划、运营策略、创新能力、关键性决策等；

人——人力资源开发、管理程度、顾客的期望满足程度等；

财——营业收入、利益分配方式、投资方向和力度等；

物——产能（产品和服务的供应能力），资产的管理、运营能力等。

关于这一企业组织五源系统互动模型，我们可以从"信"开始说起。当一个企业拥有良好的信誉，就会吸引更多的"人"，这里的"人"包括内、外顾客（组织成员就是"内"部顾客，也必须把他们看作是内部顾客；产品或服务的消费者就是"外"部顾客）。所以，"信"生"人"。有更多的顾客，就需要投入更多的基础设施，同时也能产出更多的产品和服务。所以，"人"生"物"。有了更好的生产能力和更好的产品和服务，就能获取更多的利润和营业收入。所以，"物"生"财"。有了更多的财力，就有了更好的智力投资的能力，企业管理能力会更强。所以，"财"生"智"。有了更好的管理策略，更强的创新能力，一般来说就能提供更好的产品和服务，企业的诚信度、美誉度因此就有可能更高。所以"智"生"信"。这就是一个不断增强的"相生"环路。

现在来看"相克"，即所谓"反复调节"的环路。当一个企业的美誉度、诚信度，即"信"特别好的时候，说明这个企业的管理能力与管理策略很好，显然将有利于吸引更多的顾客；且由于信誉度特别好的时候，人气旺，产品脱销，必然要有更多的人来生产更多的产品。这时，如果新招聘的员工缺乏必要的培训，企业的文化缺乏适时的整合，生产流程缺乏管理，反而会造成"物"的浪费，影响服务品质。这就是"信"克"物"。不少企业恰恰是在这种如日中天的时候逐渐消失的。

◎ **五源领导力**

我们可以按照道学的抽象宇宙运行原理，设计出一个在理想状态中的成功领导者特征模型，来分析不同领导力理论可能适应的情形。如图中的阴阳关系表示的是领导力的运行规则，其中黑色部分表示被动、保守的力量，白色部分表示主动、积极的力量。在黑白两种力量中，各有一个向对方方向发展的种子（"孤阴不生，独阳不长"，"阴极生阳，阳极生阴"）。阴阳图上的五个特定位置按照道家的五行，也就是五种特定能量所处的大体位置而定，分别表明领导者比较典型的五种状态，以及在不同状态中成功的领导者必须具备的特征。虽然在阴阳图上领导者的状态可以有无数种，但基本可以归纳为以下五种（如图）。

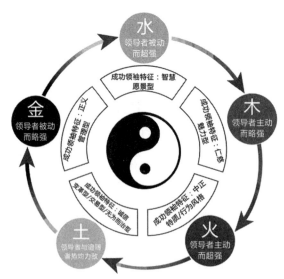

阴阳图中的领导力状态

注：1. 阴阳变化过程　○阴阳变化节点
　　2. 黑色表示阴、被动、静态、保守；白色表示阳、主动、动态、积极

木：代表仁慈领导力。领导者具有优势力量，但相对于追随者又不是特别显著，是一个略占优势的主动（阳性）力量（在"木"的位置上），这一特点常见于组织初创时期。

火：代表中正领导力。如果领导者是主动积极（阳性）的，而且力量（其权力、感召力、知识、能力等）占有绝对优势（在"火"的位置上），领导者往往会有较多具有个性的主动行为，影响相对被动的追随者（阴性），这种影响在组织发展中起决定性作用，组织内的决策与行为会深深打上领导者个人的烙印。这种情况较多出现在企业高速成长期。

土：代表诚信领导力。是领导者和追随者的力量比较平均的状态（在"土"的位置上）。在这一状态中，领导者和追随者之间的关系最为稳定，互动状态也最理想。

金：代表正义领导力。在组织的成熟阶段，官僚机制特别稳固，出现领导层相对保守的状况。但相对于追随者的力量，领导者还是要强大一些（处在"金"的位置上）。

水：代表智慧领导力。组织发展到了后期，组织机构处于僵化状态，领导层不思进取，追随者的意见无法上达，组织内部死气沉沉。此时，领导者是被动的（处于"水"的位置），力量又无比强大。

从易的视角来看，领导力也是人类社会的一种现象，存在于人类社会的各种组织中，建立在人与人的关系基础之上。因此，领导力自然也应该服从易的法则，遵循易的规律。既然宇宙万物是相互转化、相互依存、相互制衡的关系，那么，在领导力这一人文体系中，各主要因素也应该如此，虽然它们可能各具特点，但一定是在相互对立与相互依存中保持着动态变化的关系，即所谓"易（变化）者，天之道"。

◎工作的八个卦象

伏羲一画开天地，代表了宇宙万物的起源，又以八卦定乾坤，把宇宙中所有的物质归纳为八种基本的元素。随着现代科学的发展，我们逐渐发现，世间万物如此繁多，人类社会复杂多变，那么，伏羲在几千年前所画的八卦图，真的就能包含宇宙中的一切吗？

很多人不相信《易经》只用六十四卦就能统合万物，有那么容易吗？我们再看，六十四卦每卦有六爻，六乘六十四就三百八十四爻，所以六十四又变成三百八十四，而每一个爻跟其他任何一个爻都互动，换来换去，牵一发而动全身。这在《易经》里面随处可以看得到，一个卦相里面有六爻，随便哪个爻的改变，又变成另外一个卦相了。我们常常讲又变卦了、又变卦了，就表示卦相经常在变。

爻有变动的意思，也有仿效的意思，每一爻都可以变阴或变阳，可是一变阴或者变阳，它就变成不同的卦相了。六十四卦每卦六爻，六十四跟六十四互动，就有四千零九十六种变化。宇宙间一切都是动态的，随时在改变；人的命运也是动态的，随时在改变。

《易经》虽然看似内容很少，但它可以变很多；看似简单，但它可以变得极为复杂；看似只有一，但它可以变出千千万万来。它就是一，非常简单，可是它千变万化，同时万变没有离开这个"一"，也就是万变不离其宗。

《易经》的核心讲"三易"，即"简易"、"不易"、"变易"。而这三者也正是企业管理理论发展的基本方向，又是中国管理哲学的核心。

八卦，卦卦相生相克。无论是人生修炼还是企业管理，按照八卦的规律，好是相对的、暂时的；变是一定的。否定它，不是它错了，而是它不适应了，可以有好的来代替它，这体现的都是管理的智慧。

乾卦，象征天，刚健，目的性与计划性。有绝对进取之意，这就是"天行健，君子当自强不息"的伟大精神。

坎卦，象征水，海洋，纯洁的意义，处世和做人原则。老子说："江海能为百谷王。"其意指诚信、专心、行为高尚。

艮卦，象征山，表示能容纳各种事物之意，还指包容宽宏的对人态度。任何人皆有其局限性，都需要他人的帮助，只有通过他人的帮助，才可能获得更大的成功。

震卦，象征严冬过后春雷到来、万物更生。震卦的这种精神，就是不断地创新与变革，这种精神在企业中无疑是一条金科玉律。

巽卦，象征风，无孔不入。意思是说人们要按规律办事，要谦卑和顺，只有按规律办事才能行得通，才能持久。

离卦，象征火，要空心。太阳是火的精华，是火的代表。太阳不断地燃烧自己，把生命与光明给予宇宙万物。这是一种高贵的为公奉献精神。

坤卦，象征安静、放弃、退休和停顿。《易经》说"地势坤，君子以厚德载物"，即是说尽管大地是一个伟大的供应者、保障者，它是在无怨无悔和静悄悄的状态下进行的。企业经营也是如此，该进则进，该止则止。

兑卦，象征地上的湖泊等，表征外柔内刚，与人相处时不易发生摩擦，彼此愉快，也是劳逸结合的工作原则。

◎中国式战略思维

《易经》的思维主要有形象思维、辩证思维及全息思维三大特点，而其象数思维是《易经》的独创。象数思维通过形象思维来探索事物的本质、预见未来，从整体观察某一局部，继而通过整体联想发现新的思路，这与西方逻辑性思维模式大相径庭。但也正是这一点，使得中国人先天就更具有战略思维特征，不求细节，不依靠数据，就能抓住关键。日本的管理大师大前研一认为，是非理性的、富于直觉的战略思维缔造了日本企业的成功。上至国家、区域，下到具体的企业，都是如此。

中国人虽然是天生的战略家，但并不是说我们都拥有了良好的战略思维。恰恰相反，现在我们整个大环境缺的就是高瞻远瞩的战略思考。其一，我们的社会缺乏这种氛围与环境：一个成长中的市场本身机会就很多，所以我们的很多企业家都是机会主义者，机会性与浮躁侵蚀了我们骨子里的战略性思维，因此中国商界需要的是真正的战略意识的觉醒；其二，西方管理方法盛行，其数据性、逻辑性特点在一定程度上损耗了战略的原创性、独特性。这也是近年来传统文化引起关注的主要原因，内外部环境使然。《易经》形象思维的整体优势，正好可以对逻辑思维起到互补的作用。学习《易经》，可以帮助我们建立具有中国思维特色的发展战略，全局之大观将有助于引领我们走向成功的未来。

作者按

　　我经营企业的二十多年间，也是在利用天时、地利、人和的战略。初到神湾时，适逢改革开放，政府给予企业很多的优惠政策，我以相对较低的价格买下了一个当时较为荒芜的山头。这是抓住了"天时"。我又利用易学的知识，在神湾中心兴建了当地的地标楼盘"凝星名都"，这是把握了"地利"。

　　早年做家具时，中国劳动力成本较低，出口也做得顺风顺水，市场需求量相当大。我身边的许多老板朋友纷纷扩大再生产，买地建厂、扩大规模，但我没有选择跟风，而是把目光转向了房地产多元化经营，把国际市场的生意也逐渐转向了国内。这就是用时间换空间的思维。在现今的互联网＋时代，国内制造业的优势开始下降，出口也开始萎缩，我开始将目光聚焦大健康服务业，构建了原生联盟互联网平台，打造"人人参与，共同创造"、体验式移动互联系统。

---

2. 谋略经商

◎ "五事"与"七计"

　　企业经营管理和带兵打仗道理是一样的，因为在本质上两者都是一个组织和另一个组织的对抗，叫作"争"，"争"的目标都是"赢"。

　　兵者，国之大事，死生之地，存亡之道，不可不察也。《孙子兵法》强调"道、天、地、将、法"五事和重视敌我情势比较的七计。

　　商战，是企业的大事，既是生死搏斗的手段，又是存亡攸关的途径，不可不认真加以研究。

　　所以，商战之前要从"道、天、地、将、法"五个方面与竞争对手进行优势与劣势的分析比较，探求竞争胜负的可能性。

　　一是道，要使企业上下同心协力，为了企业的目标，大家要不畏艰险奋力拼搏，达到"人和"的境界。

　　二是天，选择和把握有利于经商的季节和时机，达到"天时"的境界。

　　三是地，选择和把握有利于商战的经商地域，达到先入为主、"一夫当关、万夫莫敌"的"地利"境地。

四是将，选拔具有经营谋略、勇于创新、严格要求等优秀品质的经营者，取信于员工和消费者。

五是法，企业架构合理，责权分明，管理有序，才能创造营运效益。

这五个方面的情报信息经营者都必须了解，只有如此在商战中才能取胜，否则就注定失败。

七计，即从七个方面进行分析研究和战略比较。企业要从七个方面与竞争对手比较优劣，以探求胜负的态势，看哪一方的经营者更受员工爱戴、能力更强，哪一方更占有天时地利的优势，号令能更好地得到贯彻实施，实力更加强盛，员工训练更加有素，赏罚更加严明。以此便可以判断胜负。

从管理的角度看，"五事"实际上就是一个战略管理模型，而且也是中国历史上关于用兵的第一个战略管理模型。

五事、七计因此就构成了竞争决策的基本模型，如下图所示：

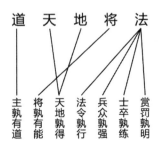

兵法的核心，在于在既有力量对比的基础上，通过战争指挥艺术的运用，在决定性的时节和决定性的地点，形成一种有利于我而不利于敌的战

场态势。《战争论》的作者克劳塞·维茨说："战略的首要原则是，必须在决定性地点把尽可能多的军队投入战斗。即使是不能取得绝对优势，也要巧妙地使用军队，以便在决定性的地点造成相对的优势。"

古代兴师作战前都要在庙堂举行会议来谋划大计，称为"庙算"。作战之前"庙算"能够胜利的，是因为胜利的条件多；作战之前"庙算"不能获胜的，是因为胜利的条件少。现代人则称之为计算，计算周密有时也能转败为胜。可见，孙武把对战争的谋划建立在朴素唯物论的基础之上。

◎集中与突破

"作战第一要素是钱，第二要素是钱，第三要素还是钱。"这是奥地利名将莫德古古里的名言。企业经营也必须以经济实力为前提。所以说，财务是企业的生命线。

一个企业从创业、营运、行销，以至扩大生产，都需要投入大量的人力、物力，必需要有相应的财力做保障。因此，加强财务管理，搞好开源节流，筹措和运用好资金，减少资金占用与现金需求，加速资金回笼，维持资金良性循环，争取较大的利润，企业才能在激烈的市场竞争中取胜和发展。

《孙子兵法·虚实篇》指出："我专为一，敌分为十，是以十攻其一也，则我众而敌寡；能以众击寡者，则吾之所与战者，约矣。"

公安部原部长王芳在其著作《王芳回忆录》（浙江人民出版社，2006年版）中说到毛泽东总结蒋介石的失败原因："在小说《封神演义》中，纣王为什么被周武王打败？纣王失败的主要原因是在军事上采取分兵把守、消极防御的办法。而周武王用的是集中优势兵力、各个击破的办法。所以纣王败了，周武王胜了。"又说，"看来蒋介石没有看过《封神演义》，要么看了没有真正看懂。蒋介石搞的就是分兵防守的办法，我们用的就是集中优势兵力的办法，所以他被我们打败了。"

我的企业经营战略是从生产型转变为资源实业资本运作。管理策略主要是集中资源，聚焦管理，懂得迂回。将生产中的利润转化到不可再生的土地资源上，开发房地产。如今，企业发展十分稳健，一些朋友开始劝我往北京这样的一线大城市发展。但是我没有这么做。我认为，做一件事情，就要专注，要集中资源把它做好。现在的神湾地产项目已经成为神湾镇的中心地标。

在企业经营中，集中优势资源攻克目标往往是取胜的捷径。一旦资金链出现问题，不光竞争对手要对你下手，供应商、经销商、合作伙伴，甚至包括各种媒体，都会倒戈而对。所以，如果不能全面了解战争之害，就根本不会懂得战争之利。而市场竞争，同样有巨大的风险，尤其资源消耗的风险是无法挽回的。这也提醒我们，首先战略扩张一定要跟资源匹配，战略计划一定要建立在资源的基础上，扩张的边界就是资源的边界，要学会停下来，要学会节制，要有所为有所不为。

◎上兵伐谋

在谋略经商中，如何运用智谋，以最小的代价获取最大的效益，这是竞争战略模式选择的核心问题。

在商场竞争中，能不与企业对手争战而独占市场为上策，即"不战而屈人之兵"。若与对手拼，行销费用大，即使击败对手而获胜，自身也必大伤元气。

近年来，行销中的"折扣战"，"杀"得天昏地暗，企业往往是销量上去了，但利润却下来了，有的甚至血本无归。所以，百战百胜还不能算是高明中的高明，不战而使对手降服才算是高明中最高明的。

孙武认为上策是"伐谋"，其次是"伐交"，再次是"伐兵"。怎样才能做到"不战而屈人之兵"呢？以谋略挫败竞争对手的企划案，令企业在无对手的情况下占据市场最为理想。经商谋略，是以谈判或权利方式让对方放手。其次是在市场上比高低。下策则为"攻城"，别人已在市场占有稳固的基础，你向他挑战或许可占一部分市场，但付出的代价将非常大，能否赚取利润还不得而知。

"知己知彼，百战不殆"，这是著名的战争指导准则，也是商战中获胜的法宝。明了竞争双方的情势，就为先胜奠定了重要的基础，使自身在商战中不会有危险。知己而不知彼，胜负把握各半。不知己又不知彼，在商场上打糊涂仗，那么每战都有危险。只有善于选择与运用竞争战略的人，才称得上是一位善于兵战与商战的人。

◎**经商谋略**

中国人经商的历史源远流长，商业文化博大精深，在漫长的商业活动中逐渐衍生出独具中国商人智慧的经营谋略。

春秋末年，越国有位名将叫范蠡，他助越灭吴，后弃官经商成为一代商圣。从军事家到实业家乃至天下首富，树业之辉煌，无人可比。他的经商谋略已成为世界华商的圣经。

范蠡著有《三谋》《三略》，其中《三略》，就是《货略》《价略》《市略》，讲的是聚财（经商）的原理。他归纳为 3 点：务完物，审贵贱，无息币。意思是说，货物的品质要完美，要注意价格变化规律，莫要使货币停止流动。

务完物，是《货略》的核心：以物相贸易，腐败而食之货勿留，无敢居贵。

审贵贱，是《价略》的核心，价格问题颇为复杂。范蠡主要强调价格原理，就是货物供求关系的有余与不足；他指出了价格变化中物极必反的规律，"贵出如粪土，贱取如珠玉"乃是范蠡经商的名言。

《市略》讲资本金营运策略。范蠡的"无息币"就是说货物、资金都要不停地循环、运转，如此"则币欲其行如流水"，币即泉，川流不息，乃至大汇。

商祖白圭认为，"时贱而买，虽贵已贱；时贵而卖，虽贱已贵"。强调商人要善于捕捉商机，把握时机，不失时机地买进卖出。

敏锐的观察力和准确的判断力是经商者财富永不干涸的源泉，也是经商者必备的能力之一。"见端知末，预测生财"，春秋时期的越王勾践，为雪亡国之耻，卧薪尝胆，励精图治，当得知吴国大旱，遂大量收购吴国粮食。第二年，吴国粮食奇缺，民不聊生，饥民食不果腹，怨声载道，越国趁机起兵灭了吴国。这里越王勾践做的是一桩大买卖，他谋求的不是金银财宝，而是一个国家和称雄天下的霸业。

先秦大商、理论家计然认为："贵上极则反贱，贱下极则反贵"，主张"薄利多销，无敢居贵"。司马迁也说，"贪买三元，廉买五元"，就是说贪图重利的商人只能获利30％，而薄利多销的商人却可获利50％。

◎ **多钱善贾，诚信为本**

"兵者，诡道也"，战争要求"以正合，以奇胜"。在谋略经商中，经营者有强烈的致富欲望和获利动机。中国商人从来不掩饰他们经商求利的目的，"天下熙熙，皆为利来；天下攘攘，皆为利往"。中国商人在赚钱求利的商业动机中一直坚持义利并重，要求"利"必须来得正当，手段必须合理，要符合"义"的规范，靠正当的手段发财。

《韩非子·五蠹》中说："长袖善舞，多钱善贾。"这里强调了一个"善"字。春秋战国时期，商人一般都不愿雇用头脑灵活的人做事，有一位齐国商人刀闲，唯独他专门使用这种人，并给以丰厚的报酬和充分的信任，放手大胆地让他们去干，这些雇工干得十分卖力，也非常出色。

明代时苏州有个叫孙春阳的杂货店，其店分为南北货房、海货房、腌腊房、酱货房、蜡烛房，"售者由柜上取下一票，自往各房发货，而管总者掌其纲。一日一小结，一年一大结。自明代至清乾隆年间二百多年，子孙尚食其利，无他姓顶代者"，像苏州这个店铺林立之地，孙春阳的杂货房生意竟然能兴盛二百多年，其成功之奥秘当得益于用人以诚、店规之严。

清道光年间的黔商胡荣命在江西经商五十余年，由于他以诚待人、童叟无欺而名声大噪。晚年罢业回乡，有人要求"以重金赁其肆名"，他一口回绝，并说："彼果诚实，何藉吾名也！"可见，"诚信为本"是中国人经商的传统美德。

总结传统谋略，回归传统智慧，得人心者得诚信，以人为本，天人合一。以正合，集优势，夺先机，得奇胜。

1989 年，我开始做家具出口生意。跟外国人做生意，讲求的就是诚信第一，质量第一。出口结算都是先发货再收款，如果货物有任何的质量问题，那么面临的是退货、收不到货款的风险。所以在当时，我们把质量和诚信作为企业的第一准绳，按时交货，保证质量，这是企业的生命线。经商多年，我始终把"诚信"放在第一位。曾经的一个客户，后来不做生意了，他把自己所有的客户资源全部无偿转交给我，说，这么多年的合作，你们的诚信和质量是让我最放心的，所以我放心地把我所有的客户交给你们……

3. 天时、地利、人和——时代战略

《孙子兵法》："一曰道，二曰天，三曰地，四曰将，五曰法。"得道者，与民同心，可得民济；得天时者，可得天佑，风调雨顺；得地利者，可利用上佳地形破敌；得良将者，有如得百万大军；得法者，可得纪律，军法严明！

战略就是获取生存空间的规划与方法，充分把握天时、地利、人和之际遇，让自己在比较好的环境中实现战略的目标。

改革开放前期，劳动力便宜，中国制造业基本都是劳动密集型企业，很红火。而后的近些年，各行各业的人工成本都在上升，所以我们的眼光不能只放在眼前，而是要投放到五年、十年后，甚至更长远。随着中国人口的老龄化进程加快，十年后，老年人将成为市场最大的消费主力。正是看到这一点，我们开始布局大健康服务业。

互联网是趋势，随着未来家庭人口的增长，创业也成为大多数年轻人的就业趋势。我们采取的是与传统商业模式差异化发展的战略，构建线上线下一体化移动电商平台，将消费者转变为经营者、经纪人，实现轻资产运作，抢占时代先机，这就是我们的时代战略。

◎顺势而为

知天时，顺天时，就是我们的"时代战略"，是"道"。道是谋略哲学，

可以引发新的思路和方向并促使自己深入思考，只会被模仿，不会被超越。

从古至今，有哪个仁人志士不为成功与失败而困扰？有哪个权力者不为成功与失败而绞尽脑汁？当年秦始皇统一中国，"六王毕，四海一"，谋势使然；近代蒋介石"攘外先安内"制造内战，失去民心，失势使然；刘关张桃园结义，雄居西蜀，合力造势使然；水泊梁山一百零八好汉招安受降，遭毒害几乎全部惨死，背道灭势使然；红军爬雪山过草地，谓正义星火可成燎原，聚势使然！美国硅谷会聚千万高科技人才，为人类社会带来本质性的变化，可谓核裂之势也！

势是什么？

《孙子兵法·势篇》讲："故善战人之势，如转圆石于千仞之山者，势也。"孙子说，势就像可以漂起石头的激流，就像拉满了的弓弩一触即发，就像圆石从千仞高山上滚下，有一种不可抵挡的力量。

三国时期的吕布是个非常勇猛的大将，但却大事不成，为什么？就是因为他不知道什么是势，只知逞匹夫之勇，却不能应天下大势。这个势，实际上也就是方向。刘备的五虎上将从什么时候开始屡战屡胜的？是从诸葛亮开始指挥的时候。为什么？因为这五个人虽然有勇，但他们不能察觉战场之势，当然就不能很好地利用战场上的时机。他们不懂得方向，只有诸葛亮这个懂得正确方向的人才能给他们创造成功的时机。为什么五虎上将偏偏要跟着软弱的刘备？那是因为刘备可以造天下归心之大势。

审时度势，上兵伐谋！孙子说：过去善于作战的人都是先使自己不可战胜，等待敌人可以被战胜的时机。这样的战斗方法就像是挖开千丈高的悬崖上积水的堤坝，势不可当，为形，为势，就是天时、时机、趋势！

作为企业，能提供一种被社会认可的愿景，就是有道。否则，企业的发展就会没有动力，这就是"令民与上同意也"。一位企业家说："如果你能够顺势而为的话，15%的努力可以达到85%的效果；但是如果你逆势而上，85%的付出只能收获15%的回报。"中国还有句俚语叫"台风来的时候猪都会飞"。为什么猪能飞起来？靠的就是大势。当前中国的企业家，很突出的特点就是非常善于把握机遇。

◎**趋势行业**

互联网正在一天天改变着我们的生活方式和商业模式，这是我们可以预见的未来趋势。互联网科技就是人类社会快速进步的催化剂。

未来随着 IOT(即物联网，其目的是让所有的物品都与网络连接在一起，方便识别和管理) 时代和互联网 + 这两种趋势的流行，大部分企业都会被迫或者主动转向互联网企业。企业的商业模式会从单纯的一次性买卖，变成实时与互联网相连，变成互联网服务。未来能赚钱的，肯定是和用户有着长期联系的公司。比如过去做电视的，用户把电视买回家后跟企业就没有关系了；而现在的互联网智能电视被客户买回家之后，服务才刚刚开始。

科技的进步推动了人类社会的进步，而推动科技进步的是人类科技技术背后的梦想！

我们正在经历一个推倒重来的时代过程。今天的优势，会被明天的趋势所取代。

国内著名的成功学大师陈安之说："趋势就像一匹马，如果在马后面追，你永远都追不上。你只有骑上马，才能和马一样的快，这就叫马上成功！"

什么是趋势行业？现在没有或很少，但未来一定会发展成为很多很普遍的行业。

趋势行业的特点是什么？其特点表现为：容量大，市场潜在需求量大；趋势好，越来越多的人在接受该产品；竞争少，当前来说竞争程度还不高，处于行业的初期阶段。

同时，趋势行业意味着较高的行业利润空间，这也是我们选择趋势行业的重要原因。

在未来，环保产业是趋势，市场公平竞争是趋势，系统产业化是趋势，环境污染下降是趋势，互联网经济是趋势。

◎**地利的战略**

《孙膑兵法·月战》："天时、地利、人和，三者不得，虽胜有殃。"天时、地利、人和，泛指自然气候条件、地理环境和人心的向背。做任何事情都要把握好天时、地利、人和，也就是选择合适的时间、合适的地点、合适的人才能把事情做好。

"知地取胜，择地生财"，指有谋略的将帅往往会占据有利的地形，最终取得战争的胜利。春秋战国时期的大谋略家范蠡更是深谙此道，他以战略家的眼光，认为陶地为"天下之中，诸侯四通"，是理想的货物贸易之地。遂选陶地经营，果然，十九年间他三致千金，成为世贾，"陶朱公"的美称也由此而饮誉古今。

《史记·货殖列传》中所载，秦国灭赵国以后，实行了移民政策。当时许多人贿赂官吏，不愿搬迁，要求留在原地，唯独富商卓氏要求迁往较远的"纹山之下"，他看中那里土地肥沃、物产丰富、民风淳厚，居民热衷于买卖，商业易于发展。几年后，卓氏成了远近闻名的世富，这种"不唯任时，且唯择地"的观念已为后世商人所接受。

江苏扬州，地处南北要冲，交通发达，水运便利，货往频繁。其地膏沃，有茶、盐、丝、帛之利，众多商人纷至沓来，一时商贾云集，秦商、晋商在这里定居经营，有名的徽商就是从这里开始起步而称雄江湖的。

毛泽东在 1938 年所写《论持久战》，就深刻地剖析了当时的形势，提出了以时间换空间、待时而动的高超谋略，也体现了天时的重要性。当时国民党中只有少数人同意毛的持久战。蒋介石在抗战期间，是准备与日本打持久战的。四川在当时于天时、地利、人力、物力方面都非常适合作为民族复兴的根据地。1935—1936 年，蒋两次入川，亲自督导，力谋建设。上海撤守，国民党政府立即宣布迁都重庆，重庆成了中国战时的首都，西南成了抗战大后方。这些都体现出地利的重要性。

甚至在现代，美国在全球建有三大地缘战略：欧洲战略、中东战略、亚太战略，也是从地利方面考量的一种战略布局。

◎**环境的可持续发展**

现今和平发展的年代，对于"地利"的战略实现应更偏向于"生态居住、城市环境"和"可持续发展战略"。

生态城市是一种理想的人居环境，其社会、经济、自然得到协调发展，物质、能量、信息得到高效利用，生态进入良性循环，是一种高效、和谐的人类生存环境。

可持续发展的战略就是要促进人类与自然之间的和谐，有效、有节制地利用不可再生资源，维持可再生资源的良性循环，保护人类唯一的生存环境——生物圈。

我们需要这样的原生态环境：秀美丰峻的山脉、气势磅礴的江水，触手可得的鸟语花香……

我们希望营造这样的自然之境："山林深远，固是佳境。……背山临水，气候高爽，土地良沃，泉水清美。……地势好，亦居者安。"

"闲庭信步知春寒，偷得浮生半日闲。暂别俗世尘与土，悠然采兰露沾衫。"就是我们在这个时代实现"地利"战略的理想。

◎ 共创价值的"人和"战略

天、地、人三者的关系问题古往今来都是人们所关注的，三者到底谁最重要也就成了人们议论的话题。荀子曾经从农业生产的角度论述过天时、地利、人和的问题，孟子则主要是从军事方面来分析论述天时、地利、人和之间关系的，而且观点鲜明："天时不如地利，地利不如人和。"

孟子认为，三者之中"人和"是最重要的、起决定作用的因素，"地利"次之，"天时"又次之。这是与他重视人的主观能动性的一贯思想分不开的，正是从强调"人和"的重要性出发，他得出了"得道者多助，失道者寡助"的结论。

所谓"人心齐，泰山移"，谁说"人和"不是最最重要的财富呢？

◎ 时代先机

"和"者，"合"也。从企业经商的角度来说，最成功的公司不再是独自发明新产品和新服务的公司，它们和用户一起创造，以一种能给每位用户提供独特体验的方式来创造。其中重要的结论是，没有任何公司拥有或可能拥有足够的资源向每位用户提供独一无二的体验，所以公司必须组织一个不断转变的供应商和合作伙伴网络来做这件事。

企业不能再视顾客、用户为产品与服务的被动接受者，而应该邀请他们一起定义并创造更多价值。共同创造是一项全新的思维与行动，超越传统品质管理、企业再造、精细化生产，是提高企业永续成长能力、生产力与利润划时代的经营策略。

构建资源互补战略联盟、产业价值链整合、建立商业生态系统是这个时代的创新商业模式。企业的"共创价值"就是时代的"人和"战略，是以人的服务结合天时、地利、人和共创的时代先机。

（二）充盈的合能量

"合"者"和"也。在古代"和"字已经包含了"合"。"和"是和谐、和平、祥和；"合"指结合、融合、合作。在承认"不同"事物之间矛盾、差异的前提下，把彼此不同的事物统一于一个相互依存的合体中，并在不同事物和合的过程中，吸取各个事物的优长并克其短缺，使之达到最佳组合，由此促进新事物的产生，推动事物的发展。所谓"合"则充盈。

之后无论是佛家、道家、儒家的融合交流，还是历史上的多次民族大融合，都体现着"合"的价值。"合"代表着融合、合作、资源整合，并通过"合"的理念结合"价值共创"来开拓现代企业的发展之路。

1. 资源整合，共创价值

在互联网思维的影响下，传统的商业模式被服务型商业模式所取代，企业由单纯的产品制造者变为综合服务的提供商，消费者由产品用户升级为企业重要的价值共创者。价值共创的核心思想便是消费者和企业共同创造价值，它是一种"以客户为中心"的企业战略，是一种致力于改善企业与客户之间传统关系的新型管理理念。

其实，"共创价值"并非一个新概念，20世纪初，美国著名管理学家普拉哈拉德(C. K. Prahalad)和拉马斯瓦米(Venkat Ramaswamy)就预言，企业未来的竞争将依赖于一种新的价值创造方法：以个体为中心，由消费者与企业共创价值。今天，这一概念已经成为潮流，秉承这一理念的公司得到了快速发展，例如：小米的理念共创、亚马逊的共同推荐模式等。

◎价值共创——实现价值最大化的途径

在全球信息化时代，企业由过去传统的"供应商——企业——客户"的供应链链条逐步演变成一个复杂的企业生态系统，包括供应商、企业、客户、政府、相关方乃至整个社会。为此，企业从单纯地追求利润最大化，逐步转变成追求共同价值的最大化。

然而要实现价值最大化，就必须进行价值共创，即要整个生态系统的相关方共同来创造价值。在企业的生态化发展中，企业的相关方与企业本身是一体的。既然是一体的，就必须均衡发展，追求价值的最大化。一个企业要成功，必须每个环节都非常优秀，若其中一个环节出现问题，就会走向失败。

在员工层面实现价值共创。在企业成立之初，公司领导人就应该意识到，企业小的时候是他个人的，他一人说了算；企业发展壮大之后，就是大家的了。这必须得益于企业领导人的心胸和远见，带领整个企业的员工实现价值共创。正是因为有这种机制，企业才能在瞬息万变的传统行业转型成功。

在整个供应链层面（供应商——企业——客户）实现价值共创。首先，在产品设计阶段，进行整个供应链的整合研发，供应商、企业和客户共同参与研发，使得研发成功率大为提升；而且，要重视客户反馈，使客户变成自己企业的情报提供者、免费的市场调研者。

在整个企业生态系统实现价值共创。随着企业的快速发展以及企业家对价值共创理念更深层次的挖掘，企业家认为，要让企业变成一个生态系统，其中的每个环节都能实现价值共创，并最终走向价值共享。为此企业需在价值共创理论的支持下对其商业模式进行重构。

在整个社会层面实现价值共创。随着企业的快速发展和企业家财富的积

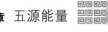

聚，企业领导人开始放眼于在整个社会层面进行价值共创。为此，企业家必须与高校、社团、社区等与企业有关联的所有方面进行合作，才能为企业带来朝气、活力和最新资讯。

◎资源整合——企业转型升级的必经之路

企业要实现价值共创，需要从以下几个方面进行资源整合：

企业家层面的资源整合。企业家的梦想、心胸和境界，决定了价值共创的深度与广度。第一个决定性因素就是主持这个企业经营的企业家是否具备足够的素质、知识和能力。也就是说，企业家（经理）的思维、知识和能力决定了企业成长的极限。

资本层面的资源整合。企业通过资本层面的运作（如融资、收购、兼并、重组等），实现资本层面的价值共创。企业的组建与诞生需要有资本的投入，企业的持续成长需要有持续的资本供给。一个企业从诞生到分阶段地一步步成长，再到最后成为大型的蓝筹公司，必定是一个"融资——投资——再融资——再投资"的规模不断放大的资本循环过程，同时也是一个伴随着大量收购、兼并、重组、合资、战略结盟等活动的资本扩张过程。

产业层面的资源整合。从整个产业链上下游实现价值共创，例如中粮的全产业链模式，使得产业链各个环节均成为价值共创体，从而分享整个产业链共创所带来的安全、高效和价值共享。

资源层面的资源整合。"资源"范围：大到经营环境意义上的气候、政策、原材料供应、人口结构特征、劳动力供应条件等，小到企业研、产、销各个环节所必须具备的要素，如核心技术、研发人才、生产装备、分销网络、营销队伍等。在整个资源层面实现价值共创，企业与各类资源融为一体，企业变成整个社会的有机组成体，这样企业就能从整个社会吸取养分，从而在整个社会层面实现价值共创。

管理层面的资源整合。在企业内部实现价值共创，必须充分调动企业内部每个员工的积极性，使企业内部的每个人实现价值最大化，最终才能实现企业价值最大化，同时，也要实现员工利益最大化。成功的企业都有一个共同的特点，就是与员工共同创造、共同分享。例如，华为集团总裁任正非仅仅占有不到 2% 的股份，员工持股达到 90% 以上。正是这种分享机制，才实现了企业员工的价值共创。

价值共创是未来企业转型升级的必由之路。企业跨界融合，就是从低阶段价值共创向高阶段价值共创迈进。如果一个企业从员工层面、企业层面、企业生态系统层面乃至整个社会层面实现资源整合，跨越一个层级，进而迈向更高的一个层级，企业成功的几率就更大，走得就更远。

中国很多行业中，存在着一批因整合产业链各个环节的资源而获得成功的企业，比如成功将互联网和传统酒店、机票资源整合到一起的携程，将国内城市写字楼楼宇视频资源整合在一起的分众传媒，将全国 80% 票房资源的影院广告整合到一起的央视三维。

目前互联网里最热的词汇，就是"互联网 +"。"互联网 +"是什么？

就是"互联网 +"传统行业，比如互联网 + 银行、基金 = 互联网金融，互联网 + 零售 = 电子商务，互联网 + 制造业 = 工业 4.0。

单纯把氢气和氧气混在一起，它们是两种气体。但是一旦它们产生了化学反应，就能变成水，这就是本质的变化。"互联网 +"也是这样，不是传统行业和互联网的简单结合，而是利用互联网对传统行业进行再造，产生新的商业模式。

世界行销大师杰·亚伯拉罕说："假如只留下一个策略用来经营下半生，那就是资源整合！"

2. 人人参与、经家创富、源生联盟

◎互联网时代

在互联网的新常态时期，社会逐渐进入了 e 时代，并且随着 e 化的应用范围不断发展、深化，又迎来了微销和移动互联网时代，与我们日常生活密切相关的市场和交易都 e 化了，网络市场交易不断壮大，e 市场逐渐开始颠覆传统市场交易。

传统的商务活动是"推销员满街跑，采购员遍地是"，依靠人力资源进

行产品的推销与采购。消费者在商场中精疲力竭地寻找自己所需要的商品。现在，消费者只需要动动手，足不出户便可以进入网上商场浏览、采购各种产品，而且还能得到在线服务，商家与客户可以在网上进行沟通联系。

电商时代的到来，使传统产业走势向下滑落明显。自1990年电子商务诞生，至今这一新兴行业已经快速发展到了成熟稳定期，但是纵观发展过程，其中有不少令传统厂商望而却步的地方。淘宝、京东等巨头大肆占领市场，中小企业无从发力，只能烧钱买流量。此外，电商平台同类产品经常陷入价格拉锯战，产品质量得不到保证，正品陷入与仿冒品的斗争中。传统产业的滑落，导致失业率大大增加，再加上整个社会老龄化明显，家庭负担升级。

家庭是社会的细胞，是人类发展的基础，因此，国家的发展、社会的进步归根到底是要依靠家庭组织的力量。"家之不宁，国难得安。"由此，历史上许多政治家、思想家提出"国之本在家，欲治其国，须先齐家"的观点，并赋予家庭人口生产、物质生产、教育三重职能，使中国传统的家庭具有特殊的意义。

用人之道，以生命价值为核心。人力资源是能够推动整个经济和社会发展的重要因素，正所谓"人多力量大"，或者是俗语"三个臭皮匠顶个诸葛亮"，都说明了人力资源为我们的生产活动提供了劳动力和智力，是一切资源中最宝贵的资源。古人多以家族群居，家族内的成员互爱互助，团结一致，拥有共同的家族利益。中国历来就是人情世故的社会，强调的是要想做事先学做人。建立良好的人际关系，对生活和工作都有很大的影响。

◎让消费者成为其中的一分子

通过自身的条件和本源能量结合，将你的身体调理到健康的状态，使生活中充满阳光和艺术。建立人与人之间、家庭与家庭之间的沟通，形成共建的原生创富系统，这是一个家庭生生不息的幸福源泉。通过亿心源Pad系统，个人与个人之间、团体与团体之间可以设置长期捆绑目标和与创富福利挂钩的长期便利服务，为自己的消费创造价值。源生创富系统与时俱进，顺应时代发展趋势，适合不同人群在体验中消费，在消费的同时还能创造价值，获得收益。体验移动互联网结合的差异化营销，实现无国界、无宗教、零距离、有活性的创富新趋势。

以人为本、人人参与是共创价值的新源点。如何捆绑利益关系，人人分享价值和建立新的源生积分创富凝聚力。五方联盟，共同创造，家家创富，建立顾客与消费的共同点，为小商家建立服务体系，为消费者提供互动平台。Pad 提供《源生活》电子书，供用户学习、体验，以达到零风险、低成本实现人人创业的目的。通过会员消费、经纪人互动，建立消费者经纪人，共同创造平台；通过五方联盟分销，提升经纪人与商家联盟消费升值，利用资本平台使利润最大化，创造升值空间。

有一种力量正在推动世界经济秩序发生着变革，这种力量就是消费者与消费者之间的互动，以及消费者群体与企业之间的互动，他们都有举足轻重的作用。

当价值共创深化到价值分享层面时，原来泾渭分明的消费者和企业之间的边界就模糊起来。消费者贡献的灵感创意不仅为企业提供了新的生产可能，而且消费者也可从中收获参与的乐趣与经济回报。

◎ "合"与"和"

开放的企业社区是发展的大趋势，是全新的商业模式。企业把消费者变成经销商，成为企业会员，享受消费打折、返现的同时，还可以拥有市场开发权，可以开发商家和新会员。

零资本创业、微资本创富，现在各行各业的顾客流动性很大，市场竞争日益激烈，顾客忠诚度越来越低，怎样才能让消费者成为企业的终身消费者？如今企业借助互联网科技，打造线上线下一体化垂直电商服务平台，通过 O2O、B2C-POP 等运营模式，构建全民参与、共同发展的创业环境。一套会员系统，将企业与消费者直接联系起来，终身享受消费返利，而消费者的持续消费也形成了共同创造的市场价值。

价值共享是价值共创发展到某个阶段的必然产物，打破了消费者与企业的绝对界限，使得消费者成为企业的资源库和竞争力来源。

"网络节点"取代企业的边界。在传统的公司理论中，公司的法律边界决定了它的资源范围，消费者是被排除在外的。当价值共创开始进入价值分享层面时，消费者和企业的关系经历了一场史无前例的变革。过去你是你、我是我，现在则是你中有我，我中有你，你我不分，边界日益模糊，只剩下企业、供应商、合作伙伴和消费者这些网络节点，公司能获取的资源不再由公司的法律边界决定，而是由整个网络节点来决定。这样，整个网络产生的利润也就自然而然地散布到每个节点，而非过去那样在企业自身的边界之内流动。

各行业间随着市场的发展，竞争日益恶劣。如今，各行业间的市场销售遇到了前所未有的困难：竞争对手越来越多，竞争压力越来越大；服务项目越来越多，赢利越来越少；营销推广费用越来越多，推广难度越来越大；对顾客的服务态度越来越好，但顾客的流失率越来越高；产品和品牌越来越多，但适合的品牌越来越少；经营成本越来越高，服务项目的价格却没有提高。

利用自己的优势，与其他行业结盟，或是利用自己潜在的优势与别的关联行业结盟发展，与之结为战略伙伴关系，以达到资源共享、优势互补、共同受益的目的，其核心就在于"共享"两字。

"合"者，"和"也。与各商业主体联盟合作，进行产业融合，让各商业主体之间实现资源共享、信息共享；各结盟企业之间的业务紧密相关，相互支援，就可以创建一个支持共赢的成功体系。

联盟是一种与"资本运作"类似的"资源运作"模式。目的是将自己的资源当作"资本"，用自己的"资源"置换自己想要的"异业资源"，而不是用资本即钱的力量去收购"异业资源"。深挖各商业主体资源的潜在价值，让各结盟主体自我资源的利用达到最大化。

如果联盟的双方或多方均从"资源运作"的视角来寻求异业之间的联姻，那么双方合作的契机必然是基于各方战略背后的深层需求。可以以较低的成本，进行资源互换、交易、合作，组成强大的市场覆盖网络，来提升企业在同业内的竞争力，降低市场运作成本。

（三）利贞的生能量

贞，意指安定。古为诸侯将相得天道而做了天下的首领，居民安定。放在今天来讲，"利贞"即是指优秀的团队管理，优秀的领导力。

1. 五源核心修炼

管理是一门艺术，管理靠的是人格魅力、灵感与创新，不同的文化背景展现出不同的管理艺术，具有灵活性。

管理本身是没有规律可循的，管理的主体是人，管理主体中最重要也是人。组织是人们为实现一定的目标互相协作结合而成的集体，是社会的细胞，也是企业的基本单元。

组织是由诸多要素按照一定方式相互联系起来的系统，目的是为了安排分散的人或事物，使之具有一定系统性或整体性。

生命系统有其完整性、整体性特征。组织也是一样，要了解组织中管理问题的症结，建立一个能量型组织，必须先了解产生这些问题的系统整体。

能量型组织涉及个人和组织心智模式的转变，它深入到管理哲学的方法论层次，强调以企业全员学习与创新精神为目标，在共同愿景下进行长期而终身的团队学习。通过创新商业模式、市场资本杠杆和创新的利润分配制度，实现能量再生，改善心智，超越自我，共创光明。

企业活动和人类的其他活动一样，也是一种系统，也都受到细微且息息相关的行动所牵连，彼此影响着，因此必须进行系统思考修习，这也是建立学习型组织最重要的五源核心修习。

系统思考，需要有"学习型团队建设"、"共同创造愿景"、"改善习惯心智"、"资本杠杆力量"与"自我超越"五项修习来发挥其潜力。没有系统思考，就无法探究其他各项修习之间如何互动。系统思考强化其他每一项修习，并不断地提醒我们，融合整体能得到大于各部分加总的效力。

◎能量学习团队建设

团队的集体智慧总是高于个人智慧，团队拥有整体配合的行动能力。当团队真正在学习的时候，不仅团队整体产生出色的成效，个别成员成长的速度也比采用其他的学习方式时更快。

能量学习团队建设的修习就是一个团体的所有成员，摊出心中的假设，进入真正一起思考的能力，让想法自由交流，以发现较个人更深入的见解，以有创造性的方式察觉别人的智慧，并使其浮现，学习的速率大增。在能量型组织中，学习的基本单位是团队而不是个人，这显得非常重要。

能量型组织倡导终身学习，我们可于其中逐渐在心灵上潜移默化，而活出生命的意义，这才是其真正可贵之处。我们找到真正重要的事情做，才能再度拥有丰沛的生命力。

有一种力量我们或可称之为"求真的力量"——在组织中不断相互以检验彼此最根本的假设，来追究问题的真相，进而产生一股巨大的力量，使团体在心智上由"普通灯泡散漫的光"转化为"镭射光"——一种强人而持久的凝聚力，以及心灵上的高度默契。

在多年的生产管理实践和学习中，我认识到能量型组织修习的重要性，它也是一门管理的艺术。

1987年创业初期，我带领15个新手工人，接了一批订单，是"清明上河图"漆画屏风，客户要求一个星期标准化出货。要达到按时按量交货，从手绘图到完成生产，全线工人必须依靠标准化组织流程、生产流程学习培训（管理者兼师傅）。正是通过这种教练型组织的修习，团队圆满完成了任务。

这是在学习国外的先进管理经验后，我融合《心经》的管理智慧，结合自身企业实践，总结出来的心得。

领导者要用心去带领、引导每个海水分子都做好浪花。而一个团队中能力强的分子，一定要有恻隐之心，能力强不一定就水平高，还要怀报感恩之心，才能达到水平的高境界。

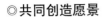

◎ **共同创造愿景**

能量型组织中各个成员发自内心的共同目标组成共同创造愿景，在一个团队内整合共同愿景，并有衷心渴望实现的目标的内在动力，将自己与全体共有的目标、价值观与使命组织联系在一起，主动而真诚地奉献和投入。组织设法以共同的愿景把大家凝聚在一起，作为个人要善于将领导的理念融入自己心中，在组织中为实现共同的愿望而努力。通过努力学习，产生追求卓越的想法，并将其转化为能够鼓舞组织的共同愿景，激发自己追求更高目标的热情，并在组织中获得鼓舞，使组织拥有一种能够凝聚并坚持实现共同愿望的能量。

实现企业的共享价值观：创造决定一切，行动决定未来。

◎ **习惯心智模式**

习惯心智模式是根深蒂固于心中的，它影响我们如何了解这个世界，如何采取行动，如何通过许多假设对事物做出价值评价，以及如何探查事物沉积在自我心灵深处的印象等，通常我们不易察觉。

心理学巨匠詹姆士说："播下一个行动，收获一种习惯；播下一种习惯，收获一种性格：播下一种性格，收获一种命运。"

持之以恒地把思考和行动结合在一起，并变成习惯，我们就离成功不远了。

习惯的力量有多大？心理学家观察发现：一个人一天的行为中，大约只有5％是属于非习惯性的，而剩下的95％的行为都是习惯性的。即便是打破常规的创新，最终也可以演变成为习惯性的创新。

行为心理学的研究结果还发现：三周以上的重复会形成习惯，三个月以上的重复会形成稳定的习惯。即同一个动作，重复三周就会变成习惯性动作，形成稳定的习惯。

习惯对我们有着非常大的影响，因为它是一贯的，在不知不觉中，长年累月地影响着我们的行为，影响着我们的效率，左右着我们的成败。

古希腊思想家亚里士多德说："人的行为总是一再重复。因此，卓越不是单一的举动，而是习惯。"

习惯心智模式影响自我表现出来的行为，我们通常会在刹那间决定什么可以做或不可以做，这就是心智模式在发挥着作用。改变习惯心智模式需要我们把自己工作和团队当作学习的对象，将心比心，换位思考，反思内视如转向自己的镜子，这是心智模式修习的起步。我们学习发掘内心世界的潜在能力，使这些能力浮现在表面，并严加审视。它还包括进行一种有学习效果的、兼顾质疑与表达的交谈能力——有效地表达自己的想法，并以开放的心接纳他人的想法，站在他人的立场，为他人着想。

◎资本杠杆力量

小而专注的行动，如果用对了地方，能够产生重大、持久的改变。这个原理叫作"杠杆作用"。

在互联网和资本市场时代，利用无限增长（人人创富）和再生功能（重复消费），实现人人参与，共同创富；建立内部激励和内部创业机制，实现股权与资本市场挂钩；运用战略设计利润，实现资本运营、股权投资、轻资产市场运作管理，使股权资产、重资产和无形资产增值，市场资本运营上市。这就是"资本杠杆"的力量。

◎自我超越

深刻了解自我的真正愿望是修习"自我超越"，客观地观察现实，对客观现实正确地判断，通过能量学习进行团队建设，不断学习激发自我实现内心深处最想实现的愿望的能力，加强内心的沟通，承诺与祈福得到宇宙力量的无限加持，使能量场与心智、心识转化，超越意识，让梦想成真。同时，全心投入工作、实现创造和超越。此项修习兼容并蓄了东方和西方的精神传统，修习时需要培养耐心、集中精力，对学习如同对待自己的生命一般全身心地投入能量型学习组织，并以此作为能量型组织修习的精神基础。

自我超越的成功法则内容包括：不间断的学习、有效的沟通、表达到位的语言、隐忍的心态、快捷的行动力、敢于突破目标、用心管理、笑颜面客、升华心灵、合作共赢、以和为贵等等。

实现共赢的修习就要做到"空"、忘我、包容、舍得；宁可易中取，不向曲中求；纳天地正气，知足常乐，助人为乐，自得其乐，潇洒人生；感召社会，净化灵魂，升华人格，天人合一。

系统思考精华的基础是中国古圣先贤智慧的结晶，能量学习团队建设的修习，对于本、末、先、后和轻、重、缓、急的掌握运用，与儒、释、道三家思想非常相近。

整体互动思考方式及修习方法，为我们的未来指出了一条新路。它让我们看到个人及组织中潜藏着几种巨大的能量来源——它们是最根本、最持久但却通常是最不明显的。能量型组织的修习以生命一体性的观点来了解万事万物运行的法则，并从奇妙的宇宙万有本源中体悟出极高明、精微而深广的古老智慧结晶。

◎**五源管理力**

阴阳五行理论是中国传统文化的精华。人有五元：元性、元神、元气、元情、元精。五元分别有五行的属性。人做事也有五个环节：目标、策划、实施、沟通、总结。企业文化有五个方面：仁、义、礼、智、信。

简单讲，仁就是要有慈悲心，义就是要有德行，礼就是要循规蹈矩，智就是要用智慧指导生活和管理，信就是要有信誉、言行一致。对应企业组织的五个组成部分：目标管理、采购与物流、库存管理，质量与企业策划管理，生产与工程管理，销售与产品开发管理、人力资源与财务管理，他们都有着相互关联的可以类比的五行关系。

五行	五元	五脏	五方	五常	做事	企业组织
木	元性	肝	东	仁	目标	采购与物流、目标管理、库存管理
火	元神	心	南	礼	策划	质量与企划管理
土	元气	脾	中	信	实施	生产与工程管理
金	元情	肺	西	义	沟通	销售与研发管理
水	元精	肾	北	智	总结	人力资源与财务管理

人们做事及企业管理一定要有一种系统观，我们的祖先为我们创立了最先进的系统管理模式，那就是要使五行相生，协调发展，整体进步。五行的相克，是一种天然的约束理论。阳的方面就是光明的方面、正确的方面，是不相克的，光光相照，互不相碍。只有有问题的方面、也就是阴的方面才发生相克。我们要在管理过程中，预防相克、相逆；发现相克、相逆，从根源上发现问题，及时纠正。五行理论运用得好，就能预防、解决企业的疾病，使企业健康、有序地向前发展。

◎企业的五源系统

企业管理的五大板块都要抓，但是也要根据五行属性的特点、部门的特点有所侧重。

在企业中，研发和销售，五行属金，类似人体的肺系统，"吐故纳新"。产品是企业的生存基础，通过产品把企业的销售和研发紧密地联系起来。对市场而言，一表一里，一阴一阳，相互依存。销售的是已开发的产品，研发是推陈出新，属金的源能量。五常之德为义。销售与研发肩负企业的整体利益，"义"是这个部门工作的指导。

人力资源管理和财务管理，五行为水，就像人的肾，肾为人的先天之本，人力资源管理和财务管理为企业的先天之本，属水的源能量。五常之德为智。人力资本管理的新时代即将来临，提高每位员工的生产率和整体工作团队的创新精神将持续创造更多价值。

企业中采购的板块五行属木，类似人的肝脏，属木的源能量，五常之德为仁，仁爱责任。采购的工作重点是选择供方并培育供方，使企业的产品及服务在质量、价格、服务等方面更具竞争力。物流管理就是以最小的库存成本与运输成本，准时的供应效率满足组织的需要。如零库存管理、多频次送货、合并物流等。我们选择、培育供方就像人的肝脏的工作原理一样，要留下适合企业的供方，滤出不适合的因素，人的肝具有储藏血液和调节血量的功能。"肝藏血，心行之，人动则血运于诸经，人静则血归于肝脏。"我们的物流、库存管理也是一样，根据生产计划、采购计划的指令，把物资输送到指定部门。这个部门的工作一定要有高度的责任感。

质量管理与企划管理，五行属火，像人的心脏，属火的源能量。心脏是人的动力之源。质量管理与企划管理是企业的心脏，动力是否充沛就看企业的质量管理与企划管理水平。五常之德曰礼。礼为规划、规范。上北下南，南方属火。企业的质量管理与企划管理反映的是企业的最基本情况，企业存在的问题必然反映在质量管理和企划管理当中。

生产与工程管理，五行属土，像人的脾脏系统，属土的源能量。人体的脾脏主运化水谷，企业的"脾脏系统"也是主运化，两者相通。我们采购的成品或半成品及原材料经过加工与制造或装配形成自己的产品，输送到销售部门变换为商品。五常之德曰信，信为信实，诚信务实，细化工作，扎实执行。从泰勒的科学管理到精益生产、5S 管理都是在细字上下功夫。抓好细化流程以及执行力的建设是企业管理的工作重点。

◎设计利润，信义取胜

只要改善基本工作流程，便能够消除重复动作，把好产品质量关，就能减少顾客抱怨，降低售后维修成本，提高顾客忠诚度。

创新设计流程是产生利润的根本，利润是设计出来的，这就是商业模式的精髓，需要能量型学习组织的修习。

能量来自于市场经济，在于市场的前瞻性设计，在企业的生产环节调整建立合作性的组织，发挥团队的精神和机器的功能。二十五年来，我的企业经过五次较大的调整转型，集体制生产所需要的精英员工和技术骨干没有流失，这有赖于企业的用"心"管理，和能量型学习组织的建立。

决策、设计利润、学习型团队、适合市场的产品是能量型组织的本源。

以领导者的慈悲心和德行带领员工确立目标，循规蹈矩，打造执行力；以智慧设计企业利润和共享价值观，使利润最大化，提高企业的无形资产价值，最终以信义取胜。

2. 领导者的智慧

◎高举旗帜，宣扬领袖，服务灵魂

一个公司，必须旗帜、领袖、灵魂三者皆具；公司要运转得好，必须高举旗帜，宣扬领袖，服务灵魂。

旗帜最重要，旗帜是事业能否成功的前提。公司的旗帜就是公司的目标、理想，目标、理想不同，结果南辕北辙。《水浒传》一百零八条好汉为什么最后被招安，以失败而告终？因为这一百零八人都在为个人恩仇、情绪而争斗，不是为同一种理想、精神去战斗。

毛泽东领导的革命为什么能够成功？因为中国共产党有坚定的共产主义信念，始终高举共产主义旗帜，是在为人民大众谋幸福而战斗。

领袖离不开灵魂，但灵魂必须有领袖。《三国演义》中的诸葛亮，众望所归，他本可称王，为什么他不这么做，而是一心一意辅佐刘备？皆因他明白自己不是汉室正宗。在蜀国，诸葛亮是灵魂，但他不是旗帜；刘备父子是汉室血统，是一面旗帜。诸葛亮必须有了这面旗帜才能做这个灵魂，所以诸葛亮宁愿到死做相父也不废阿斗做皇帝。对于企业来说，老板是领袖，执行者再强，也是灵魂。

《西游记》中，孙悟空是灵魂人物，凭他一个筋斗云就能到达西天，取到经书，为什么还要师徒四人跋山涉水、排除千难万险去取回真经呢？因为个人英雄主义行不通，作者告诉我们一个道理：要为真经，即要为目标、理想去奋斗，这就是我们所说的树旗帜的问题。

◎企业中的君、臣、吏

治大国如烹小鲜，治企业如治大国。要管理好企业，要懂得企业里的君臣吏之道。

企业中的君要怎么做？在一个组织里，君要讲的是仁（爱）、慈（悲）、气（度），因为他要将各条线上的人和事同归于企业的理想和目标，服务于企业的坚定信念。

企业中的臣要怎么做？在一个组织里，臣要讲的是忠（诚）、智（谋）、

勉（志），他要感召自己线上的每位员工把工作做出成效，服务于上级的理想和目标。

企业中的吏要怎么做？在一个组织里，吏要讲的是敬（畏）、勤（奋）、专（业），他要把工作做出绩效，服务于所处的部门。

在企业里，君、臣、吏的关系是面、线、点的关系，君是面，统筹线（臣）、点（吏）的工作。

具体来说，某个岗位上的员工是吏，专做某点上的工作，他把这个点上的事做好就不简单了。

部门负责人是该部门线上的臣，他要将部门每个点即每个人、每件事进行统筹，将各个点串起来，综合考虑处理，把部门线上的工作做好。对于其他部门的人和事，只需友好沟通、友好相处即可，万不可越位，即使官大一级，越过其他线进行干涉、指责、指挥都是错误的。

董事长、总经理是整个企业的君，掌控的是企业的全面，他要把全企业的事务里里外外谋划好，把各部门、各线的工作串在一起统筹、整合好，把线的工作抓好。作为企业的君，就是要用思想行为去感召大家，把思想理念、工作作风、处事方式影响和落实到每个人、每件事上，把组织目标变成单元目标，实现企业所需的结果。

◎领导者的创造性

富有创造性的领导者的显著特点是激情溢于言表，感染他人，不论身在何处，不管晴天阴霾，都一贯保持高昂斗志，将复杂、简单的事情都做得有声有色，即使在金鱼缸里游泳也能造出乘风破浪的气势。

由于其强烈的感染力，创造者的另一个才能就是，可以不断地创造出新的创造者。

我在创业初期，资金短缺，设备简陋。在这样的条件下，我们每个月完成八个货柜的工艺品家具，质量管理和成本控制就显得尤为重要。

加班加点是常有的事，几十个工人每天赶货到凌晨，早晨甚至要人拉着才能起床。为了采购原材料，工人采用年薪制，平日靠财务借款维持日用。

至今我的公司还有很多员工是跟随了我三十多年的骨干，这都有赖于企业的人性化管理和员工的忠诚度。

企业管理必须要用"心"，用"心"管理就是管理的艺术。

落实到具体的企业管理上，该类领导者的最大优势和最关键问题是以管人为主并制定下属可以执行的游戏规则，并以此来规范下面的人如何管理，如何严格按规章流程去行事。

如果一个领导整天纠缠于技术性执行事务，其结果是：一、累死自己并让下属习惯成为不思想、不创造的听话虫，每天只顾揣摩领导的心思；二、因为领导基本没太多时间沉浸于具体事务中，难免不能全面了解具体情况，从而造成处理具体事务时出现偏差。即便领导是该具体技术执行领域的行家里手，也不宜直接决定具体执行之事，而更应该站在指导者的位置上提出参考意见，最后仍应该由具体执行者决定。

◎领导者决定企业命运

一个企业最重要的是最高领导者，企业最高领导者对战略的决策和资本的运作，带领员工进行五源核心修习，就能改变企业的命运。

企业系统是由老板、员工一起组成，靠架构、流程、规章制度来推动企业整体运转的一部机器。有了合理的架构、科学的流程、严谨的规章制度，企业就可以减少严重依赖个人（包括老板、员工）的主观行为，使企业的运转走向客观、平等、透明、高效的科学轨道。

所以，企业管理的哲学是：最高领导者不强且系统不强，死；最高领导者强但系统不强，等死；最高领导者不强但系统强，活；最高领导者强且系统强，让别人死。

一个组织里不能凭情感、良心去维系人与人之间的关系，而应由制度、流程来指挥运转、限制权力、防止私利，更重要的是，还要有严格执行的力度，自律、自助、克己等都是非常难以做到的事。

一件事情，如果仅出于信任而推动，一旦其在实际工作中依赖自我约束而运行，首先是领导者可能会忘却自身责任，将自己都难以做到的事情推给下属，结果是当麻烦和问题出现时，领导者会强调是下属辜负了自己的期望而推诿责任，而本质原因是领导者忘记了自己导师、教练的应有角色，其不但要求得到结果，还要愿意承担繁琐的指导、监察工作。之所以造成不好的结果，领导者水平是关键，懒惰是原因。

高水准领导者的特征是既能制定标准又能依形势修正标准。简言之，在矛盾、问题出现时，不会纠缠问题的本身，而是以最快的速度和勇气去丰富、改良原来的制度、流程。如果不能很好地通过制度、流程去压制贪婪权力和私利欲望，并采取强势行为保证工作高效率地运作，这个组织的领导者的地位就会面对残酷现实的挑战，甚至被滚滚向前的形势所淘汰。

感悟到领导者自己要精神强大，要有真才实学，内心要有大爱，言语要柔软，行为要端正阳光，行动要生动有力量，既要有口号也要有真功夫，这就是所谓的领导者使命。

所谓伟大的人，其最高境界就是成为别人的精神领袖，也就是成为他人效仿的榜样。同理，企业中的领导之于员工，不是靠管理和帮助，而是靠影响。他们不是看领导怎么说，而是看他怎么做，当领导说的和做的一致时，这就是影响的力量。

◎长袖善舞，艺术管理

我涉足酒店管理长达十多年，每天要面对不同的客人。神湾镇地处较为偏远，人口少，为了让客人愿意来，我要求在酒店服务管理方面做到诚心服务，制度活性，客户数据化管理、艺术管理。酒店自己设计、装修，甚至冷气出风口安装的细节都细心，诚心与顾客互动。说到酒店服务，人与人之间的互动尤为重要，是依靠活性的管理，必须给客户高尚尊贵的感受，才会有较高的回头率。我们应用能量再生的重要性，最终将酒店打造成为周边最好的酒店与会所，成为神湾的中心点。

在管理企业、治理公司方面，怎样才能做到长袖善舞？如果下属做错了事，应该怎样去批评教育？

高明的管理者一定不会轻易地批评别人，而是努力做到"批"之有理、

"评"之有物；聪明的被批评者一定不会简单地对待批评，而是会细心体会批评者的用意所在、弦外之音，从中找到努力的方向。

我们决定做一件事情，是讲求速度，还是讲求完美？

当我们确定去做一件事情并迈出第一步时，要避免的是过于追求完美的心态，这种心态很容易把执行者按在原地静止不动，因为不马上行动就不会暴露矛盾，也不容易看到解决的方法。完美其实是一种自己心中的虚幻的绊脚石，害人不浅。所以我们说，事业执行中，速度第一，完美第二。

要知道，员工的高度与管理者的高度是不同的，员工自认为很好的建议未必适合企业的需要。更重要的是员工要明白：应该给上级提建议而不是意见。

管理者都喜欢有用的建议，如果提建议遭到抵触，这种情况更多的是因为提建议的人没明白，提出建议不是提出问题，建议要能够解决问题。管理者最关心的是你怎样解决问题、有什么解决方案，而不是简单地发现问题。

道是谋略，能够引发新的思路和方向并促使自己深入思考，只会被模仿，不会被超越。术是学术、方法、技巧，你能学会别人也能学会。道是智慧，术是聪明。

有个故事："兄弟俩到森林里狩猎，看到一大片枯萎的树木，哥哥很高兴。弟弟不得其解：'你又不是来砍柴的，高兴什么？'哥哥说：'树死了，阳光可以照射下来，嫩草很快就长出来了。'说完折返飞奔而去。弟弟说：'你去哪？'哥哥说：'我回去带些肥料来，让草长得更快，山羊兔子一定会很快到来'……"

这个故事说明，人与人最大的区别不是视力上的差距，而是视野上的差距。视力可以看到一样的东西，视野却可以看到同一东西背后的世界。

我们怎样从生活的最细微处去发现、去感悟呢？

关键在于我们有没有美好的心灵，有没有智慧的眼睛，是不是用心从这些细节里面获得真正需要的知识和感悟，从而透过现象看本质。

每个人的经历不同，禀赋各异，但遇事如果反观内心去思考、去明白，日积月累，即使默默无闻的情节，也能使人触目生情，在瞬间感受到生命历程中的欢欣与磅礴。用艺术点亮生命，用情感温暖人心，探讨人生真谛，感悟艺术精神。

3. 专注力与坚持力

◎ "一鸣惊人"的秘密

专注是对事业精益求精的追求，专注是精神意念，是道；方法是技能行为，通过行动来展示，是术。道为先，后再生术。术，通过实践印证，经传承和积淀，提炼而升华为道。

成功的绝对本质是付出和分享，这才是人生奋斗的动力源和保持激情的核心信念。而付出必须要专注和坚持，才能最终达到成功的境界。它所需要的是对未来的理想目标心无旁骛，以坚定的进取信念，投入所有的时间和激情，发挥所有的才干，从而创造出所追求的人生价值。如果比对手或同行更加专注于当前的事项，你就能脱颖而出，"一鸣惊人"，这也意味着胜利和成功。因此，真正成就事业的制胜法宝还是认真和专注。持续地坚持积累，专注投入，才能赢得成就。

很多人都坚持了，但仍然没有成功，这是什么问题呢？

他们虽然坚持却不懂得专注，看起来整天忙不停，但实际上事务比较杂乱，占去了很多宝贵时间，虽然说起来是努力了，但实际上没有效能，虎头蛇尾最终是没有高度的。人生做事，局限于研究方法技巧（术）的是将，把握方向并专注于唯一（道）的是帅，故而有了帅才和将才之分。

◎ 老虎的捕猎方式

有人认为事业要埋头苦干。但是光苦干，却不得结果，这样的苦干有什么意义呢？得不到回报，之前的付出岂不是很亏？

老虎作为兽中之王，其捕猎方式对我们的人生规划很有启发意义。通过细心观察和研究，人们发现，老虎捕猎，唯专心专一。我们看到老虎在捕羊时，死盯一只羊猛追到底，心无旁骛。其实老虎追猎某只羊时，其他羊会一动不动，甚至抬起头来看着老虎。它们不是迟钝或者麻木，而是在引诱老虎放弃和改变目标：看，我比你在追的这只羊更肥美、更容易追到。等老虎改变目标时，之前的体力、时间便付诸东流，重新以打了折扣的体力去追猎另一只羊，老虎失败的可能性就大大增加了。有经验的老虎绝对是博弈的高手，它们不会被羊群的诱惑策略所迷惑，它们知道机会只有一次，不能浪费时间和体力，必须用专注和耐心去实现锁定的目标。所以，老虎能成为兽中之王。

成功者之所以成功并不在于他们花费了多少时间、精力，做了多少事，而在于他是否有一件"专注"的事，这件专注的事，可能就是他的人生目标，所有的一切都为这个结果服务，因此他们会静下心神，心无旁骛，一心一意地专注于自己的工作，执着于自己的道路，无怨无悔于奋斗征程。

一个企业的长久稳定发展，必须有赖于企业和领导者的专注与坚持。

我经营家具行业三十余年，看到了行业的成长性和市场容量，判断家具行业的利润必定会平稳增长。从风格到产品，虽然经过五次转型，却始终没有脱离主营业务。

宝艺心源之旅五源养生项目，在全国东、西、南、北、中规划五大养生度假基地，有的已经投入到规划、设计等环节中，并创建亿心源品牌，发展大健康产业和电子商务，虽然期间也走过不少弯路，但我始终坚守企业的战略目标，努力成为人人参与、共同创富的移动终端渠道商。这是我对专注力、坚持力的实践心得。

4. 执行力与成本控制力

执行力、成本控制力与绩效激励是领导者的管理艺术，也是企业真正的核心竞争力。

伟大的想法除非能转化为具体的行动步骤，否则毫无意义可言。贯彻战略意图，完成预定目标的操作能力就叫执行力，也就是行动力。

执行力包含完成任务的意愿、完成任务的能力、完成任务的程度。对个人而言，执行力就是办事能力；对团队而言，执行力就是战斗力；对企业而言，执行力就是经营能力。

执行力有三个核心：人员、战略和运营。人员，就是用正确的人做合适的事；战略，就是做正确的事；运营，就是把事做正确。三者相辅相成，缺一不可。

◎苦劳不等于功劳

在企业里，总有一些人喜欢说："我没有功劳，也有苦劳。"这句话对不对？从市场角度来看是不对的。企业是靠结果生存的，一个是财务目的，一个是非财务目的。首先是财务目的，然后才可能有非财务目的。就像一个人，可以谈光辉前途，可以谈远大理想，可以谈个人价值，但有一个重要的前提，必须先生存下来。

所谓执行力，就是要关注结果。

市场不相信眼泪，不相信苦劳，只相信功劳。因为没有功劳，这个苦劳是没有意义的。

做事情，有"做了"与"做好"之分，两者虽仅一字之差，却有本质区别。

影片《亮剑》中，李云龙和他的士兵在接受命令时，都会在敬一个标准军礼的同时坚定地说："保证完成任务！"表明他们坚决执行命令的态度和出色完成任务的信念。"保证完成任务"，可以说是执行到位的第一要点，对上级交办的任务，在信念上能不折不扣地全部做好。

牵牛要牵牛鼻子，执行就要抓"到位"。每做一件事，都要有结果，都要看它是否达到预定的目标，不能满足于"做了"，而是要追求"做好"。

怎样才能产生你想要的结果呢？很简单，PDCA 循环。

Plan——计划。没有针对目标周密地计划，想要有好结果只能是妄想。

Do——行动。一个人的命运不会因为你计划了多少而改变，只会因为你做到了多少而改变。

Check——检查。员工不会做你想要的，只会做你检查的。没有过程监控，你只会等爬到了梯子的顶端，才发现它靠错了墙。

Act——处理。做好了，奖励并保持；没做好，处罚并改进。

执行力，就这么简单。

◎ "积蓄"的秘密

曾经我问一个老者，如果我有一堆沙，我应该怎么留住它。老者说：沙放在地面上，可能会被风吹走，也可能会被别人带走。要想留住它，最好的办法就是挖一个坑，再把它放进去。这个故事说明了一个道理，"积蓄"不能任由无妄之风把它吹走。这也是"积蓄"的秘密。

古云"人吃七分饱"，说的就是福薄如纸、厚德载物的道理。

企业发展初期，我的资金不富裕。至今我还记得有批货是一位工人垫款200元，买一罐进口油漆，才完成了生产。企业的全年账本我记得一清二楚，都心中有数。一个鱼缸（不含胚胎费），几年前售价200元，20元人工成本；几年后，售价105元，但还可以继续生产，还有利润。这说明了成本控制的重要性，成本控制力就是竞争力。

◎ 成本意识

成本控制其实就是一门怎样花钱的艺术。关于成本控制的方法与内容、成本管理的理论与实践等不在这里讨论。从回归人性的管理本源出发，成本控制力的核心是人的成本意识。

成本意识指的是节约成本与控制成本，也就是说在工作过程中大家要考虑工作效能，努力将成本降到最低水平，设法使工作结果所需要的费用成本、时间成本等都最小化。成本意识包括：效率成本意识、失误成本意识、资产成本意识、费用成本意识和采购成本意识。

成本意识是考虑钱的问题，但不是首先考虑钱，而是应首先考虑花钱的事是否正确？是否会产生时间交通成本？是否会带来信任成本？是否会给下一个工作环节带来麻烦？……如果为了省钱而把事情搞复杂、把人搞晕，则要花更大的精力、更多的时间金钱补救。领导的精力和时间是第一位成本。

聪明人考虑问题和钱的顺序是：第一是做方向正确的事；第二是用正确的方式方法做事；第三是花少的钱做事。

如果思考和行动不按上述顺序来做事，甚至颠倒顺序来进行，其后果必定是，勤奋努力认真犯错误。

◎**成本控制力修炼**

从企业管理的角度来讲，成本控制力就是控制成本的能力和方法，可以从以下几方面来着手。

从激励约束机制方面着手控制成本。企业成本控制不能建立在人人自觉的美好愿望之上，应当建立成本控制制度，建立与之相关的激励与约束机制，靠制度，用激励与约束的方式来调动员工控制成本的主观能动性，将节约成本与控制者的切身利益联系起来，利用奖惩的办法将企业被动成本控制转换为全员的主动成本控制。

还可以从可控制费用着手控制成本，从关键点着手控制成本，从创新方面着手控制成本等。

（四）宁心的养能量

《道德经》中说："地得一以宁。""宁"指安静安详。过去心不可得，现在心不可得，未来心不可得。不执着过去，不期盼未来，保持内在的觉醒，不惧万法的显现。而宁的养能量开启的便是禅的智慧，以达到幸福的源点。

1. 艺术禅生活

生活是一种艺术，掌握这门艺术是人生能否幸福的关键。我们生活在这个地球上，要处理好人与自然、人与人、人与社会，还有人与自心的关系，才有可能成就幸福的物质生活、精神生活、灵性生活。然而，不是所有的人都具备这样卓越的能力，它已经不是世间的小聪明能够解决的问题，它需要的是禅的智慧。因为禅的智慧超越一切。

禅的智慧告诉我们，虽然追求幸福是人类文明的出发点，但是要培养感召幸福的心态；要能够随处做主——在生活中觉醒；要转境先转心——随遇而安；要由以人类为中心、掘取大自然的文明，转型为人与大自然和谐共存的生态文明；要能够天人合一；要有以智慧成就幸福的高度；要转外部动机为内部动机；要以慈悲成就幸福的深度……只有这样才能够越来越靠近我们向往的幸福生活。

懂得禅的生活艺术的人是心灵自由的、是觉醒在当下的、是不为境界所左右的，是敬畏自然、尊重他人、心无挂碍、慈悲一切的。

◎幸福和快乐的源泉

什么是幸福？怎样才能够获得幸福？相信每个人的回答都不相同。有些人以事业有成、家财万贯为幸福；有些人以学识渊博为幸福；有些人以两情相悦、琴瑟和鸣为幸福；有些人以身居要职为幸福；有些人以健康长寿为幸福……

其实，从禅来看，世间所谓的幸福，因为追求的人内心充满无明，往往会变成烦恼的发源地、烦恼的根源。有些人以事业有成为幸福，而不知其实这正是争斗的开始；有些人以生儿育女为幸福，却不知道这正是牵挂的开始。并且执着越深，伤害越大。对于感情特别执着的人，失恋就是伤害他的钢刀；对事业特别执着的人，失败就是他的灭顶之灾。

为什么我们追求的是幸福快乐，而得到的往往是烦恼、痛苦呢？为什么幸福变得像天边的星星一样，遥不可及？

两千多年以来，曾经滋润过无数优秀心灵的禅的智慧，带给我们以启迪。我们为什么会感到快乐？在于我们有一颗能够创造快乐的心。快乐是一种内心的感觉，真正使我们快乐、使我们感到幸福的是我们的心，而不是外境。如果我们没有能够创造快乐的心，再好的物质条件也无法使我们快乐。同样，我们为什么会生烦恼呢？也在于我们有制造烦恼的心。同样的清风明月，在心情好的时候，会觉得怡然陶醉；心情不好的时候，又会使我们感到寂寞萧瑟……

◎知人者智，自知者明

可见，培养感召幸福的心态是获得幸福的根本方法，而培养感召幸福的心态应该从认识自己开始。

禅宗祖师开示我们："直下承担。"直下承担就是认识自己。在我们的生命之中，身体是由地、水、火、风四大元素组成的，所以身体不是我们自己的。而思维也不是我们自己的，它只是过去心累积的种种知识和观念的运作。那么，除了物质的身体和精神的思维之外，"我"是什么呢？

两千六百年前，释迦牟尼佛在菩提树下夜睹明星，豁然大悟成佛道的时候，就曾经说过："奇哉！奇哉！大地众生皆具如来智慧德相，但以妄想执着不能证得。"可见，在我们内心除了妄想执着之外，还有清净的如来智慧德相，这个正是我们真正的自己。禅宗要明心见性，也就是见这个存在的本源、见我们的自性。

认识自己，才能够有真正的自信，能够真正地与自己存在的本源连接。一个在生死苦海之中不得自在的凡夫，一旦能够见自本性，就能够成为笑傲生死、活力无穷的强者。

西方的哲人也认识到了这一点，爱默生就在他的《论自信》一书中说："羡慕是一种无知，模仿是一种自杀，无论好坏，人必须做自己。"一位著名教育家也说："当一个人希望成为与他本身不同的另外一个人时，没有人会比他更痛苦。"所以，科学成就一切，佛法肯定一切。我们首先要有自信心，而这种自信不同于世间所说的自信，它是指我们能够跟我们存在的本源连接以后的这种真正的自信，真正顶天立地的自信。

◎ "随处做主"的世间禅

追求幸福是人类一切文明的出发点，而好好过日子是人类文明的立足点，使一切众生都能够成就永恒的幸福是文明的归宿。

脱离了生活，一切文明都不过是塑料花，虽然鲜艳，但是没有生命的活力，没有香气，如果不能够帮助普罗大众改善生活方式、提升生命品质，那么，再精深、再玄妙的理论也都不过是文化的化石，没有生命力！

可见，除了好好地过日子之外，并没有另外的修行之道。所以禅宗提倡说：搬柴、挑水、穿衣、吃饭都是禅。

我初到澳门时，陈海筹师父说我学非所用，对此我一直记在心中。我经常静思打坐，思考如何把我所学的传统文化运用到工作、生活、经商、管理中去。

禅是活的，它需要与工作、生活相结合。大隐隐于市，在工作之余我不忘习武练功，就是为了不断磨炼自己的意志。"随处做主"，与自然结合，领悟宇宙规律，从而实践生活禅。在工作之余，做到不忘精气神，保持心灵的清净觉照。

因此六祖惠能大师就说："佛法在世间，不离世间觉。离世觅菩提，恰如求兔角。""不离世间觉"就是在生活之中觉醒，在一切境界里面、在一切观念里面、在一切情绪里面都能够做主。

"随处做主"是临济宗的临济义玄禅师禅法的精髓。在一切境界里面自己能够做主，在一切情绪的波动里面，在一切繁杂、变动的森罗万象里面，在一切的观念里面，我们都能够做主。不论成败得失都不会影响其主体性，任何时候都不会被自己头脑所制造出来的假象的世界所控制，而能够开发出这种穿透烦恼痛苦的智慧力。这就是临济义玄禅师禅法的精髓——随处做主。

我们在生活中遇到任何的困难，我们人生遇到任何的挫折和障碍，我们都不会看作是干扰，而会看作是照亮内心盲点、增长智慧的邀请书，使我们能够更完整、更真实地体验生活。凡夫的思维总会把自己的对立面看作是矛盾，而禅的智慧则不会视其为矛盾，而将其看作是一个互补，让我们更真实、更完整地体验生活。

◎觉照人生的智慧禅

修行者每天只是活在当下，保持觉照，欣赏一切，就能够每一天都快乐无忧，欢喜自在。这样我们就容易明白《金刚经》中佛陀的开示："过去心不可得，现在心不可得，未来心不可得。"

懂得禅的智慧的人、懂得禅的生活艺术的人会知道：不执着过去，不期盼未来，保持内在的觉醒，不惧万法的显现。

看起来这四句话很简单，其实它就是大圆满法的精粹。不执着过去就没有后悔，不期盼未来就没有恐惧，随时随地一直保持内在的觉醒，就是和我们的真心本体相应，不惧万法的显现，一切境界无论怎么显现，其实就是我们心的流露而已。所以，每一天都过得法喜充满，每一天都能够无悔、无惧、无忧，法喜充满地过好每一天，使每一个"今天"都是"金天"，像黄金一样，每一时每一刻都是人生之中像黄金一样宝贵的时刻。

真正懂得禅的生活艺术的人，就能够以智慧照亮自己，以慈悲关爱众生。其实，每个人的生活无非就是物质生活、精神生活和灵性生活。怎样得到生活的幸福呢？处理好人与大自然的关系，就能成就幸福的物质生活；处理好人与人的关系，能够有智慧、有慈悲，而成就幸福的精神生活；更进一步，就是用禅的智慧来觉照人与自心的关系，就能成就永恒幸福的灵性生活。

2. 趣味人生

趣味离不开快乐，然而趣味也未必只有快乐。茫茫人生，有艰难险阻，便是人生之趣味。只有经历过艰难险阻、拼搏和奋斗，才能深切体验到人生百味。

◎石佛和石阶

山上庙里有尊雕刻精美的佛像，前来拜佛的人络绎不绝。铺在山路上的石阶开始抱怨："大家同是石头，凭什么我被人蹬来踩去，你却被人供在殿堂？"佛像笑了笑："当年，您只挨六刀，做了一方石阶，而我经历了千刀万凿之后，才有了现在的形状！"

这个故事给我留下非常深刻的印象——人，确实需要磨炼才能成才。不一样的付出，当然收获不一样的结果；不一样的立场，也决定不一样的人生。

一个人如果心中有理想和信念，有追求理想、目标的孜孜不倦的精神，有为信念而不惜牺牲眼前利益的奋斗，其所释放出来的能量将等同于一万个只相信利益的人。这一个人就好似石佛，比那一万个只相信眼前利益的石阶更能收得真正的成就。石阶把自身利益看成是其命根子，生怕失去自身利益，这是他们衡量付出的唯一尺码，其所释放出的能量就是利益本身。因此，石阶样的人永远不懂得自己之所以一事无成，是因为自己狭隘的思想和行为所致，因为怕被磨砺、怕改变、怕承担，所以得不到成长和升华，只能做原地匍匐的石阶……

"自古雄才多磨难，从来纨绔少伟男"，"宝剑锋从磨砺出，梅花香自苦寒来"。一个人要想成为石佛样的人，必须吃得苦中之苦。要有可努力的目标，而且要根据目标需要不断接受雕琢，修正行为。不努力、不付出，石阶永远不可能变成石佛！

人生中每一次困境都是一次洗礼与淘汰的过程，所以随着年龄增长，我们会看到身边的人会逐渐分层，那些被磨炼、愿意改变自己的人，越可能成为石佛。随着肯被雕琢的人数越来越少，剩下的人的人品也必然越来越精，只有那些能够经受历练的人才有修炼成石佛的机会。

可见，生存发展得很好的人既不是强壮的人也不是很聪明的人，而是对其所处的环境能做出主动的接受并采取快速反应的人。

不管是石阶还是佛，最初都不是最圆润或最有分量的石块。所以，石阶怨天尤人是没有用的，成为石阶皆因自己面对"千刀万剐"时缺乏勇气，或者对所处环境不能清醒认识，不积极改变自己，不适应形势。

当进入一个新的环境时，大家的先天因素都一样，都是石块，它只决定了我们大致的路途，后天的心境与态度将改变我们这一路的精彩程度。

当我们都是石块的时候，永远不要低看别人而高估自己，应该清醒地摆正自己的位置，同时，不要总是患得患失，而应努力跟住正确的方向、思想，努力修正自己、磨炼自己。

当我们羡慕那些成功者的优越时，请不要忘记，他们都是经过了千锤百炼的艰辛后才获得成功的。

前面这个寓言故事还形象地说明了一个问题：要想当人人尊敬的石佛，

就必须经受得住敲打和考验。一个人如果立志深远，他达到的目标就高；如果只局限于一个小目标，那么最终的结果就只能是如此。

过去、现在、未来，因果是相通的，今天不肯修正自己，想少受一些磨砺，那么未来就只能多遭受一些挫折。现在做出什么选择，有什么心态，将决定未来成为石阶还是石佛……

成就事业需要面对很多的困难，大多数人如同石阶一般平凡，的确是因为不够坚强，不能勇敢地面对各种挑战，退缩了，放弃了。只有如同石佛一样，历经千刀万剐、千辛万苦的修行，忍受种种痛苦才能有大的作为。

◎天塑人

和世上的万事万物一样，人类社会发展至今，能够繁衍生息百万年的一大决定性条件，就是学会了适应坏境——适者生存。

人类的祖先是古猿人，其形态在当时来说大体应该是一致的，然而如今世界上分化出了许多人种，较为典型的是三大主要人种，如白种人（又称欧罗巴人）、黄种人（又称蒙古利亚人）、黑种人（又称尼格罗人）。区别最为明显的黑色和白色更是意外地引起了广泛而持久的种族歧视。

为什么同样是人类，祖先也相同，在形态方面却会有这么巨大的差异呢？这当然是因为环境的作用，不一样的环境塑造出了不同的人种。

尼格罗人大多生活在非洲大陆等阳光照射强烈的地方，为了保护自身，他们进化出了不同程度的黑色肤色。众所周知，黑色可以吸收其他所有颜色的光，黑色的肤色也可以使人免受太多紫外线的损害，因此黑色适合他们，使他们能够适应环境。而类似不同情况的差异也反映在其他人种身上，久而久之，这种差异越来越明显。这就是不同人种形成的原因。

人生活在世上，简单说就是一个不断适应环境的过程，这环境包括自然环境和人文环境，概括起来就是外界环境。任何事情，只有顺应其自身发展的规律去做，才可能成功，否则就会南辕北辙。同时，不可能所有事情的发展都顺遂你的意愿，这时，人就要学会去为了适应外界而塑造自己。

达尔文的进化学说表明：那些形态不够契合环境的生物，在残酷的竞争中必然走向灭亡；而本身带有某种优秀品质的生物则更有可能脱颖而出，获得进化的机遇。这都是环境的作用。

人是社会性生物，要在社会上生活，就要有游刃其间的能力。社会给了我们一个背景环境，然后选择了"优胜劣汰"这种方式作为筛选的规则，适合社会发展的人才能成功。这时，社会就是我们的"天"，是从宏观上把控全局的"手"，我们为了将来的成功，而去提高自己、改变自己，这就是"天塑人"。

◎人塑人

与同龄人相比，我幼时没有上幼儿园，到上学年龄时被问及几岁，十次有八次经常说不准，回来就被父亲教育一顿，如今记忆犹新。人就算先天聪明，但还需努力，也要靠后天的改造。父母从小培养我刻苦耐劳的精神，记得最深的是父亲说的一句话："人的肉可以让别人吃掉，但是骨头不能给，骨气不能够丢失。"

孔子曾说："君子不器。"这句话的意思是说，人不应该将自己固定为某种类型，不要将自己工具化。

归根结底，人要有能被塑造的特性，才能得到成功的机会。一味地不适应社会，这样的人是没有前途的。

其实，从诞生开始，我们每个人都在持续地被别人塑造着。

幼儿时期，父母是我们的第一任老师，他们教导我们如何做人，如何为礼，以及哪些做得，哪些做不得；长大些，我们上学了，学校的老师教导我们科学知识，同时强化做人的一些准则和道理；再成熟些，我们踏入社会，作为别人的下属或上司、伴侣或长辈，社会的某些条例又会于无形中塑造我们，使我们逐渐偏离最初的自我，成为更完美的一个社会人。

我们被他人塑造着，同时也要学习自我塑造。

习礼、习术，这些都是提升自我的手段。我们通常说那些举止失范、言辞无理的人"没有家教"，这就是没有得到很好塑造的人所表现出来的样子。须知，所谓"别人家的孩子"，也是通过刻苦的调教得来的。

《易经》中有"神无方而易无体"之说，是指神缘意志无法用一定的形态来拘束。物不可以终通，故受之以否，否极泰来。万事万物无不处在变化更替之中，事物变化到最高程度的时候，自我否定的因素就会出来，将自我否定的功效淋漓尽致地发挥之后，更卓越的阶段随之开始。

人是活的，有随机应变的本能。拿针刺你一下，你会懂得往回缩；在哪里跌倒过，下次你就会知道要绕开那里走。外界的环境改变时，你会不会根据实际情况去做出相应调整呢？

人的未来掌握在自己的手里，对这句话我们应该有更深层次的理解。愿意去塑造自己、改变自己的心理是任何人都给不了的，想要得到更好的未来，你必须要有一颗接纳被塑造的心，心决定你的行动，当你的心是可塑造的时候，你的整个人就会是一块很好的材料，这块材料可以做出成功的产品！这就是"人塑人"。

◎人塑天

老子曰："有物混成，先天地生，寂兮寥兮。独立不改，周行而不殆，可以为天下母，吾不知其名，字之曰'道'。"

世界最开始是怎样的谁也不知道，但能变化到如今这样现代文明高速发展、科技创造日新月异的场景，归根结底是人的存在做出了贡献。

远古时期，原始人烧毁树林开辟农田，挖平山峰填满洼地，一步步地改变着原始世界；后来又建立原始社会制度，完善社会体系；近代，开发自然资源、发展科技产品……这些都是人塑造"天"的体现。当然，这里的天是指外界条件。

从什么也不是、只见一团混沌的"道"，到完整繁荣的整个地球，是智慧的人类一步一步用心塑造的结果，而塑造的对象正是偌大的世界！

是什么使人类拥有这么强大的力量？因为一颗心，一颗可塑之心。这颗心既可被外在塑造，当成熟以后也可以塑造外在。人类之所以具备无限的潜能，根本也在这颗心上。

电影《太极张三丰》里，当处在强敌夹攻的危险境地时，张无忌的师傅教导他，要忘了一切才能学会武林绝学太极拳，打败敌人，以致张无忌把自己的名字都忘了，然后真的习得神功，大败强敌。

这样的情节虽然夸张，却昭示了一个隐藏的道理：人，只有忘记所有东西，才可能学得所有东西！

忘掉所有，是放，毫无保留地释放；得到所有，是收，大智若愚地收取。拥有一颗收放自如的可塑心，它包含的力量是难以想象的！

就像一张的白纸，因为什么也没有，所以反倒充满无限希望，只要执起一支画笔，就能在上面画出任何东西！

自然界最弱的物质是水，因为它极柔、状似无形，但同时，它最强大的、无可比拟之处也在这里，正因为没有固定的形态，它可以变成任意的样子，它可以化作溪流穿孔入隙，也可以聚集成洪流冲毁大堤，甚至还可以跃然天空再淋漓落下。这该是何等的自由和不可战胜！

一颗强大的可塑心，可以塑造人的身体，也可以塑造人的灵魂，顺其自然地发展是它的本源理念。当你真正能切身领悟到这样一颗可塑心的时候，距离实现梦想或许就不远了！

3. 齐家的智慧

◎欲治国，先齐家

《礼记·大学》中说："古之欲明明德于天下者，先治其国；欲治其国者，先齐其家；欲齐其家者，先修其身……心正而后身修，身修而后家齐，家齐而后国治，国治而后天下平。""其家不可教，而能教人者，无之。"治国必先完善自我，管理好自己的家庭。连自己家庭都管理不好的人，何以能教化别人？可见，在中国古代，非常重视家庭管理，并把它作为治国安邦的基础和前提。

家庭是社会的细胞，是人类发展的基础，国家的发展、社会的进步归根到底是要依靠每一个家庭组织的力量。"家之不宁，国难得安。"历史上许多政治家、思想家提出国之本在家，欲治其国，须先齐家的观点，并赋予家庭人口生产、物质生产、教育三重职能，使中国传统的家庭更具有特殊的意义。

◎"以人为本"的伦理道德观

家庭是由血缘关系组成的，这就决定了家庭成员之间有着荣辱与共、息息相关的密切关系。古代"一人得道，鸡犬升天"，"一人获罪，株连九族"，即是家庭关系纽带的生动写照。正是由于家庭某一成员的发展对其他成员、对整个家族都会产生巨大影响，为了家庭和家族的命运，家庭管理便受到古人的特别关注与重视，将教育子女视为父母的天职，将孝顺父母作为子女的道德规范。《千字文》《三字经》《弟子规》等优秀的历史著作，是几千年来影响中国家庭教育的思想精髓；"以孝治天下"的治国理念，"老吾老以及人之老"等尊老敬老的传统美德也是源远流长，深入人心。

中国古代的家庭多以家族群居，家庭多以农业为主，男耕女织，分工清晰；实行家长制，强调长幼尊卑，对老人尊崇"孝"道，对子女多以光耀门楣、孝悌、崇俭、诚信、为善等方面进行教育；古代家庭常有家训家规之说，家教严明。"三纲五伦"是古代封建社会家庭管理的基础和核心。"三纲"即是"君为臣纲，父为子纲，夫为妻纲"，要求为臣、为子、为妻的必须绝对服从于君、父、夫，同时也要求君、父、夫为臣、子、妻做出表率。"五伦"是指"父子有亲，君臣有义，夫妇有别，长幼有序，朋友有信"，形成了"以人为本"的伦理道德观。

在家庭管理中，最为重要的两部分即是"育儿"及"颐养"，这两大问题一直以来都是家庭管理的核心，尤其是"育儿"，更是家庭为之奋斗的根本。

◎育儿的五行力

古代对子女的教育讲究的是先学习"伦理道德"，再学习"知识"，重视的是"人格"方面的养成。而随着社会的发展，现时"自我、叛逆、独立、个性"的思维对青少年一代影响很大；加上中国目前的应试教育，让很多家长重视孩子的"技术性"（即知识）学习，以应付激烈的社会竞争，而忽略了对孩子"做人"即"人格塑造"方面的教育。这也导致了社会上很多

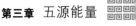

孩子遭受挫折后的抗压能力下降，目无遵长，社会道德缺失。

我们是否需要反思一下，这是为什么？

应该说这是现代教育的严重缺失，是家庭教育对道德观的轻视！国学大师南怀瑾先生曾感叹道："一个国家，一个民族，重在文化的传承……最可怕的是，一个国家自己的根本文化亡掉了，就会沦为万劫不复，永远不会翻身。"文化之于人，正如建房之于根基，无文化之国家、无文化之民族、无文化之人群，便如无根基之房屋，欲求成长发展而永无可能。

孟子曾提出"仁、义、礼、智"，后董仲舒将其扩展为"仁、义、礼、智、信"，称"五常"。

这"五常"贯穿于中华民族伦理的发展过程中，成为中国价值体系中的最核心因素，也是我们现代社会应该继承和学习的。

近代大儒梁漱溟先生以为，传统教育系以人格的养成为贯彻始终的精神，以真实的生活为道理的指归，以孔子为代表的儒家文化决非哲学和知识的学问，而是存心立世的基本态度，是实实在在的生活的学问。这种学问可以滋养孕育出温柔敦厚、至大至刚的人格；乐天知命、坦荡无忧的性情；忠恕存心、择善而行的品德；宅心仁厚、悲天悯人的情怀；知本知末、通权达变的学问；豫立不劳、无为而为的智慧。而这一切都是我们最可宝贵的思想源泉、人生指南，启迪我们如何安身、如何立命的不易准则。我们呼吁：回归本源，回归对中国传统教育的重视，回归对中国传统文化的传承，为中国文化的绵延不绝，为子孙后代的福祉倾力而为。

◎ **家庭管理的"三道教育"**

现代家庭管理学中，我国崇尚的是"三道教育"，即为生之道、为人之道、为学之道。"三道"较为全面地概括了家庭管理中的养生、教育、发展等方面的内容。

"为生之道"以生命健康为核心，由生理卫生（身）、营养保健（康）、安全防护（安）、运动能力（体）等四方面组成。家人身体和心理的健康，是家庭幸福的重要保障。因此良好的饮食习惯、生活起居习惯的养成有助于家庭成员的健康成长；同时，日常注重疾病的防范，加强户外有意义的体育运动有助于增强家人体质；对于家人的心理表现注意观察，加强家人之间的感情沟通，疏导不快，构建和谐愉悦的家庭环境。

"为人之道"以生命价值为核心，由人格人生（志）、心理卫生（心）、道德礼仪（灵）、人际交往（交）等四方面组成。家庭文化是一个家庭生生不息的源泉。在家庭经营中，可以制订一些家庭目标规划、家族传统和家法家规，建立家庭文化内涵，提升家庭文化价值观。在"人性美德、性格塑造、兴趣挖掘"等方面达成一致的目标和理念，并与社会接轨。

"为学之道"以生命智慧为核心，由学习策略（学）、思维能力（思）、科学素养（理）、人文修养（文）等四方面组成。在家庭管理中，包括子女教育，颐养健康、财政管理都需要经营，需要智慧。经营过程中必须遵循事物发展的规律。如望子成龙，望女成凤，是每一个家长的愿望，但是对子女的教育要按其身心发展"量身定做"，切勿拔苗助长。仅凭借良好的愿望和热情是不够的，很可能效果会与主观愿望相反。所谓"欲速则不达"，指的就是要尊重自然规律。

家庭成员中的孩子、成人、老人，由于年龄、身体以及思想文化的不同，在颐养方面也要寻求"适合"，而不能"一竿子"操作。幸福生活的另一个重要保障便是家庭的财政管理。通过智慧理财，如职业计划、消费和储蓄计划、保险计划、投资计划、退休计划等智慧财务管理，提高家庭生活的幸福指数。

家庭是社会之基，是每一个成员的安身立命之所，是每一个人的幸福源点。所谓：一舟一家庭，修缘修菩提，持真持明镜，且行且珍惜。

◎五源智力开发

五行、八卦、九宫是古人观察自然界的象数模型，也是世界上最早的数学与游戏的成就。中国古老的智力游戏和古典益智玩具，如九连环、七巧板、华容道、鲁班锁等就是把数学和游戏结合起来开发出的玩具，对思维智力发展具有独特的功能。西方将它们称为"中国的难题"。

游戏能够激发孩子潜在的创造力和竞争力，科学研究表明童年充分玩耍的孩子脑容量比不爱玩耍的孩子脑容量至少大 30%。但是中国的孩子不会玩耍，在一次美国高校精英夏令营的选拔中，一个中国的全优生因为自述"从来不玩"而被无情淘汰。这一代表性事件让中国的家长开始思索自己的教育方式，"游戏教育"越来越被中国家长重视。

游戏培养了规则意识，激发了个体参与、团队协作的精神，成为社交的助推器、创造力的孵化器。

所以，游戏不再是浪费时间、玩物丧志的代名词，而是我们主动选择且乐在其中的生活。

億心源五行、八卦、九宫智力游戏，是根据传统文化象数原理，利用五源元素的生克制化开发的益智类养生游戏。

4. 五源养生治未病

"不治已病治未病"是古人防病养生的谋略，早在《黄帝内经》中就提出"上医治未病"。养生，最早见于《庄子·内篇》，所谓"生"，生命、生存、生长之意；所谓"养"，保养、调养、补养、护养之意。养生的内涵，一是如何延长生命的时限，二是如何提高生活的质量。

◎性命双修

长沙马王堆汉墓出土的汉代《养生图》中已经出现了吐纳、导引等养生方法。唐代名医孙思邈的《千金方》中也讲了很多养生理论。老子和孔子代表了两种养生思想：老子是"清静无为"，"保养精气、顺乎自然、气功修炼"，老庄是养生学的开创者；以孔子为代表的儒家养生思想是"天行健，君子以自强不息"。这两种思想形成了一个静动结合的思维方式，贯穿在中医养生学发展过程中。"仁者寿""智者寿""欲而不贪"，是儒家在养生道德理念上的重要思想。

《黄帝内经》说："上古之人，其知道者，法于阴阳，和于术数，食饮有节，起居有常，不妄作劳，故能形与神俱，而尽终其天年，度百岁乃去。"主要指要掌握自然规律，根据天地阴阳法则调和各种方式，有节制、有规律地安排饮食和起居，其中一个重要的观点是"形与神俱"，也就是一个人要做到形神统一、形神结合。有形的运动而无神的调和，不算完整的养生。

陶弘景在《养性延命录》中主张调神养形、"小炷留灯"。他把人的生命看作一盏灯，生命的源泉是油。灯里的油是有限的，如果把灯点得很亮，油很快就用完了。如果"小炷留灯"，则能燃烧很长时间。这是一种低代谢的思想。我们经常说要拼命、拼搏，事实上会影响你生命内一些积极的、良好的因素。因此，我们应该回归养生的本源，少欲知足，让生命之火"小炷留灯"，燃烧得更长久。

源自传统中医养生的五源养生讲究四时阴阳，春生、夏长、秋收、冬藏，这是自然界的规律。人应该顺应大自然的规律，比如，春天的时候，要有一种生发之气，披发缓形，夜卧早起。冬天不能太张扬、太发散，万物处于秘藏。养生要因时、因地、因人而异。

五源养生包括形神共养、协调阴阳、顺应自然、饮食调养、谨慎起居、和调脏腑、通畅经络、节欲保精、益气调息、动静适宜等一系列养生原则，而协调平衡是其核心思想。当一个人的身体达到平衡点的时候，是最健康的，是"治未病"。

◎养生的核心能量

五源养生，最重要的是养心，"一生淡泊养心机"，这是一个很高的精神境界。仁心仁德、养心立德是一个人健康的内在要素，通过自我修养而又能达到养生、治病、防病的目的。我们要相信：世界上天道自然的力量是最大的。就像爱因斯坦所揭示的那样，整个世界、整个宇宙当中，当超越了时间和空间的时候，它就是一种完整的能量形态，是互相流动的。

人的生命在这样一个大的能量场当中，只有虚下心来，去掉我们的浮躁，纯净下来，才能很好地完成与外界各种能量的共鸣，同步谐振，清除掉体内的垃圾，获得更高的能量。

魏晋时的养生内丹术著作《心印经》指出"上药三品，神与炁精"，说明精、炁、神是人身的三品"上药"。在古人天人相应的全息论观点看来，我们的人体是小宇宙，我们要用宇宙的能量来滋养和保护我们的肉体，达到延年益寿。如果能量只来源于外部，很容易精疲力尽，因此关键是要聚集内部的能量。一旦把能量聚到一起，智慧自然就会生起，容易得丹（修炼的成果），如同自然界生火、下雨、开花、结果一样。

"心印"者，即以心印道，以道印心，印无所印，心无所心。

《心印经》全称《高尚玉皇心印妙经》，传说是玉皇大帝传下来的教义，对后世有较大影响。明朝陆西星称誉其为："是经乃上帝之心印，诸经之鼻祖，玉京之尊典，有志斯道者，当信受而奉行之。"

其实，这里的"玉皇"是古人借上帝之名而作，并非指天庭的"玉皇大帝"。真正的"玉皇大帝"是自己内在的能量，是真实生命的机能，如果潜在的"玉皇属性"展现出来，就是养生的内在核心力量。

◎饮食养生

古代医学家素有"药食同源"的说法，是说药物与食物是同时起源的，将中药的"四性""五味"理论运用到食物之中，倡导"药补不如食补"。中医饮食是早于医药的，历代养生家经过长期的生活实践，逐渐了解了哪些食物有益，可以进食；哪些有害，不宜进食。"药食同源"养生观认为：许多食物既是食物也是药物，食物和药物一样能够防治疾病，通过讲究饮食，使某些疾病得到调治，而逐渐形成了药膳食疗养生的方法。

药，从艸（草）乐。乐，《说文》解释为五声八音总名，加艸头，为治疾病之艸总名。繁体字为"藥"，即"乐字上加草"（繁体"樂"加艹即为藥）。"音"就是樂，为什么古人提倡经典诵读，因为它就是"藥"。人类在最开始的时候，是用自己的声音给自己进行保健、养生、治疗的。后来，人们丢失了音即樂这个宝贝以后，才又加了一个"艹"，变成到外界去寻找草药来治疗自己的疾病。如果把"藥"的"艹"去掉，就成了"樂（乐）"，我们保持心情的愉悦，就能够达到很好的自我保健作用。人生病了自然不快乐，只有吃"草"才快乐。这里的草为青草、蔬菜等。饮食养生关键要有合理的膳食结构。"五谷为养，五果为助，五畜为益，五菜为充"。这是祖先从数千年的生存经验中总结出来的知识，并把这些知识融会在汉字的创造中。

◎运动养生

运动养生，即所谓"流水不腐，户枢不蠹"。"生命在于运动"，运动是养生的重要命题，"动形健身，静神养心"。中华民族的运动养生特色是：以中医的阴阳、脏腑、气血、经络等理论为基础，以养精、练气、调神为运动的基本特点。传统的运动养生，经过历代养生家的不断总结补充，逐渐形成了运动肢体、自我按摩以练形，呼吸吐纳、调整鼻息以练气，宁静思想、排除杂念以练意的养生方法。如汉代华佗的五禽戏，是根据五种动物的动作形态而创造；八段锦"双手托天理三焦，左右开弓似射雕，调理脾胃单举手，五劳七伤往后瞧，摇头摆尾去心火，背后七颠百病消，攒拳怒目增气力，两手攀足固肾腰"，这个功法，即使在办公室也可以做。

5. 音乐的源能量

◎音乐疗疾

在我国古代，真正的中医大师治病不用针灸和中药，而是用音乐：一曲终了，病退人安。《黄帝内经》的成书标志着中医的诞生。其在两千多年前就提出了"五音疗疾"的理论。《左传》认为：音乐像药物一样有五味，正确地享受音乐可以使人百病不生、健康长寿。在古代，宫廷配备乐队和歌者，不仅是为了娱乐，还有一项重要作用是用音乐舒神静性、颐养身心。中国古代的音乐只有五音：角、徵、宫、商、羽。这五个音阶分别被古人赋予了五行的属性：木（角）、火（徵）、土（宫）、金（商）、水（羽）。中医学是各学科的交汇学科，中医心理学认为音乐可以感染、调理情绪，进而影响身体。在聆听中让曲调与情志、脏腑之气产生共鸣，达到鼓动血脉、通畅精神和心脉的作用。"当音乐振动与人体内的生理振动（心率、心律、呼吸、血压、脉搏等）相吻合时，就会产生生理共振、共鸣"，这就是"中医音乐疗法"的现代医学理论基础。
"百病生于气，止于音也"，这里的气不单是指情绪，更是指五脏的脏
气和六腑、奇恒之腑之气。根据每个人自身的身体结构不同、脏腑之
气的差异，配合不同的音乐，就可以防病、养身。运用五行原理，五
音的相生、相克、相互制约关系，五音搭配组合来影响调和身体。
"用乐如用药"，在繁体字中，乐、药、疗三字同源，音乐与药物、治疗具有
天然的联系。音乐可以舒体悦心，流通气血，宣导经络，与药物治疗一样，
对人体有治疗的能力。

音乐也有归经、升降浮沉、寒热温凉，具有中草药的各种特性。
而且音乐需要炮制，同样的乐曲，可以使用不同的配器、节奏、力
度、和声等等，彼此配伍，如同中药处方中有君臣佐使的区别一样。
用音乐治疗，也有正治、反治。让情绪兴奋的人听平和忧伤的乐曲，是最
反治常用的方法。还可以使乐曲与情绪同步，帮听者宣泄过多的不良情绪。
例如，以如泣如诉的乐曲带走悲伤；以快节奏的音乐发泄过度兴奋的情绪。

◎**五脏怎样听音乐**

肝：五脏中的将军。

肝比较喜欢爽朗、豁达的音乐。我们如果长期被一些烦恼的事情所困
扰，肝就会使我们体内本该流动的气处于停滞状态，时间久了，就会逐渐
消耗肝的能量，使人体产生种种不适。

属肝的音阶：角音，相当于简谱中的"3"（咪）。角调式乐曲有"木"
之特性，可入肝。最佳欣赏时间为 19：00—23：00，这是一天中阴气最重
的时间，可以克制旺盛的肝气，以免过多的肝气演变成火，另外可以利用
这个时间旺盛的阴气来滋养肝，使之平衡、正常。

心：五脏中的君主。

心脏掌控着人的精神和血液的循环，然而，现实的生活和工作压力、不
断减少的睡眠、很少运动的身体，无一不在伤害我们的心脏，所以很容易
引起心脏系统的不适。

属心的音阶：徵音，相当于简谱中的"5"（嗦）。徵调式乐曲有"火"之特性，可入心。最佳欣赏时间为 21：00—23：00，古人最讲究睡子午觉，所以一定要在子时之前就让心气平和下来。

脾：五脏中的后勤部长。

脾是我们身体里重要的能量来源，身体活动所需要的能量，几乎都来自脾胃，食物经过消化吸收，转化成能量供应给各个脏器。暴饮暴食、五味过重、思虑过度等都会让我们的脾胃承担过重的负担。

属脾的音阶：宫音，相当于简谱中的"1"（哆）。宫调式乐曲能够很好地刺激我们的脾胃，在乐曲的刺激下，有节奏地进行对食物的消化、吸收。最佳欣赏时间为进餐时，及餐后一小时内。

肺：五脏中的宰相。

肺在身体里是管理呼吸的器官，全身的血液里携带的氧气都要通过肺对外进行气体交换，然后再输送到全身各处。也正因为肺和外界接触频繁，所以污染的空气、各种灰尘、致病细菌会在人身体抵抗力稍低的一刹那，伤害其肺。

属肺的音阶：商音，相当于简谱中的"2"（唻）。商调式乐曲具有"金"之特性，可入肺。最佳欣赏时间为 15：00—19：00，太阳在这个时间段开始西下，归于西方金气最重的地方，体内的肺气在这个时段是比较旺盛的，随着曲子的旋律，一呼一吸之间，里应外合，事半功倍。

肾：五脏中的储藏之官。

肾在五脏中，被认为是人体的储蓄机构，我们身体里所有其他脏器产生的能量，在满足日常消耗后，都会把多余的能量转存到肾脏中，未来身体里的其他器官缺少足够的能量时，通常会从肾脏中抽调。长此以往，肾脏的能量总是处于一种匮乏状态。

属肾的音阶：羽音，相当于简谱中的"6"（啦）。羽调式乐曲具有"水"之特性，可入肾。最佳欣赏时间为 7：00—11：00，这是一天里气温持续走高的一个阶段，人和大自然是相互影响的，在这个时间段太阳逐渐升高，体内的肾气受外界的感召也蠢蠢欲动，此时可以用属于水性质的羽音的曲子来促使肾中精气隆盛。

"知音"这个词就是知道音律五行，和而同之。用音乐疗病，确实是一和很高的境界。音乐家聂耳、冼星海、贝多芬等都是音乐治病的高手。进入音律调和的宇宙艺术殿堂，才会发现更多的秘密，秘密竟然是连在一起的。一切艺术都是治病的良药，诗词歌赋、语言文字都充满治病的能量——正能量，人们在有意无意地积蓄和发挥这种正能量，让身心随时随地都得到调治。

億心源敢于创新，率先将音乐完美地融入实木家具和创意产品中。音乐是一种灵魂，它给人灵感，助人修身养性；音乐也是门艺术，它催人奋进，达到意境合人。

五觉养生音乐，以源文化理念为核心，把天地之音、梵音、五音和大自然结合，形成养生保健音乐、生命之乐。音乐密码提炼，破天机，大道无形，大音希声……如地心在转动，宇宙在交欢，五岳四海同欢乐，剑气箫声，海豚、白鲸在欢呼雀跃，翱翔大海如万鲸会聚一堂，与自然合而为一。

十三律动音乐，用生命之源——水做文章，水和云雾阳光，生命之要素，律动态，如宇宙银河、太极，圆的转动；用水的浪漫，和孩童般的任性，望君来相融，潮起云雾中，律动劲爆隆。

（五）心源的游能量

佛曰：心为万法之源。本源即心源。心源之旅即心灵之旅，是心灵的源能量。人只有到了自然之中，才会感受到与它的和谐，进而找到真正的自我。心源之旅，是一处可以放松身心、静养度假的山林自由之旅；心源之旅，可以远离尘嚣，返璞归真，进入静修国度。

1. 心源山水文化之旅

◎山水之美

天人合一，人类就是在山山水水中孕育出来的，自始就与山水相依存。自然山水，是人类的安身立命之所，构成生态环境的基础，为人们提供了生活资源，而且沉积着深厚的文化。中国山水文化作为自然与人文交融的结晶，足以构成一部形象化的实物百科全书，从不同的领域和不同的侧面记载着中华民族创造人类文明的智慧。

《尚书·盘庚》中就有记载："古我先王适于山。"远古时期，我们的先人以山中为活动场所。人们由于对自然的敬畏，相信山川有播风雨的神力，从而开始了最初的山川祭祀。所谓"五岳"、"四渎"，就是在这种文化背景下形成的。

五岳，在中国的众山中享有特殊的地位。五岳，地处神州大地的东南西北中，从一定意义上说，五岳可视为中华传统文化的一个缩影。

"天下名山僧占多。"佛教传入中国后，逐渐与山水结下不解之缘。山林幽深，云雾缭绕，寺庙大多坐落在这样的地方，更显出佛的尊严和神秘，同时也适合佛教徒修心养性。佛因山而显赫，山以佛而著名。从东汉明帝永平年间起，五台山就开始兴建佛寺，成为我国最早的佛教名山。此后，峨眉山、九华山、普陀山相继崛起，形成举世闻名的四大佛教名山。此外，佛教各宗派的祖庭也多建在山青水秀的地方。

道教名山，是中国特有的古代文化现象。道教宣扬修道成仙，追求超凡脱俗的仙境。神仙信仰起源于神话传说，古代神话有昆仑和蓬莱两大系统，都和山水联系着。道教认为，除了升天的神仙，还有一些"地仙"，居住于十洲三岛、洞天福地。十洲三岛在四海之中，三岛就是蓬莱、方丈、瀛洲；洞天福地则在陆地之内，包括十大洞天、三十六小洞天、七十二福地。自古以来，一些洞天福地成了人间的佳境，道侣期荫仙风栖息于此，游人仰慕名胜寻迹而至。

山水美是一种精神价值，是人与自然之间所建立起来的亲善而又和谐的关系的特殊体现。《周易》的一个基本观点就是天与人是相通的，认为山川等自然现象的"象"昭示着人事，人们可以从中得到启示。儒家和道家的创始人把对山水的崇拜升华为一种审美境界。《庄子》中说："天地有大美而不言。"人们对山水的审美需求，渗透在中华山水文化的各个方面。庐山、黄山、雁荡山、武夷山、长江三峡、桂林山水、杭州西湖等等，逐渐成为著名的风景区。黄宾虹《山水画语录》中说道："中华大地，无山不

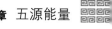

美，无水不秀。"

◎山水文化

历史上的山林文化，是中国山水文化形成过程中的又一动因。山林文化也可称为隐逸文化、闲情文化，是相对庙堂文化、载道文化而言的。一般说来，儒家文化属于庙堂文化，道家文化属于山林文化。一些读书人，或仕途失意，或不满时政，既要坚持"志于道"，又希求自由和解脱，于是山水之间就成了最好的去处，往往隐居林泉，寄情山水，读书著述，随性所致。同时，做隐士有时也是一种入仕之路，一旦名气大了，可以平步青云，所以有"终南捷径"之说。

大大小小不同的江河，往往也有自己的特色，从而孕育出各自的文化。黄河被誉为中华民族的摇篮，她自青藏高原奔流直下，沿途刘家峡、三门峡有雄险的奇观。万里长江自古到今，多少才华出众的人物都留下了他们的遗迹！苏东坡在《念奴娇·赤壁怀古》中写道："大江东去，浪淘尽，千古风流人物。"钱塘江口的涌潮，自古以来被称为天下奇观。打帮河上的黄果树瀑布，蔚为雄奇壮观，历来为游人所激赏。

湖泊文化，也是中国山水文化的重要形态。我国的名湖风姿万千，大都有丰富的文物古迹，伴随着美丽动人的神话传说，兼具自然景观和人文景观的双重美。从黑龙江的五大连池到广东的七星湖，从杭州的西湖到大理的洱海……都有令人流连忘返的魅力。

海滨文化，记录了中华民族走向海外的历史，留下了抗击外来侵略的遗迹，如今又是对外开放的象征。胶东半岛的蓬莱，以"海市蜃楼"驰名中外。蓬莱仙岛，自古就寄托着炎黄子孙向往大海的理想。丹崖山巅蓬莱阁，面海凌空，气势雄伟，是神话传说中"八仙过海"之处。厦门南部的鼓浪屿，素有"海上花园"之称，四季如春，环境幽雅。旅顺口，周围峰峦环绕，口外礁岛棋布，自然风光绮丽，而又是海上门户。

以山水为表现对象的文化现象，是人们从审美需求出发，以对山水的审美体验为基础而创造出来的，是人们审美创造的结晶。山水文化之旅，包括山水园林、山水诗文、山水绘画等。

园林文化，在中国园林史上，有皇家苑囿和私家园林两大类。汉代的皇家苑囿，开始模仿自然山水，反映人们对自然山水的欣赏。自汉代以后，私家园林逐渐发展起来。从此彼此参照，相互渗透，至明清发展到高峰。除北京外，苏州、无锡、扬州、杭州等城市，都是当时园林荟萃之地。园林主要由假山、水塘、花木、建筑组合而成，是一种综合艺术品，讲究诗情画意，追求意境的创造。

山水诗文，自魏晋南北朝兴起后，到了唐代进入成熟期，取得了辉煌的成就。张若虚的《春江花月夜》，以月照春江情景交融的意境而使无数读者为之倾倒，开启了七言山水诗的先河。李白"一生好入名山游"，许多名山胜水都有他留下的诗篇，令人为山川的神奇秀丽而惊叹，为山水诗创作开拓了广阔天地。杜甫对山水也倾注了无限深情，他写的《望岳》《登岳阳楼》等堪称千古绝唱。孟浩然和王维被誉为唐代山水诗派的双璧，高适和岑参则以描绘塞外风光著名。经历代诗人的吟赏，山水诗在中国文学史上蔚为大观，汗牛充栋的山水诗，从各个方面发掘和展现了中国山水之美。与山水诗并驾齐驱、描摹山水的游记也渐渐发展起来。一类重在抒情和议论，将山水视为表情达意的手段，如以山水游记抒写人生感怀的柳宗元；一类重在考察和写实，探索山水的"真"，把对大自然的热爱体现在忠实地描述山川地貌上，如《徐霞客游记》和郦道元的《水经注》。

以山水为表现对象的山水绘画是又一重要的审美创造领域。中国是山水画出现最早的国家，魏晋南北朝时期，顾恺之、宗炳、王微等都从事山水画创作。到了唐代，山水画更走向繁荣，出现了青绿山水、水墨山水等多种流派。历代山水画的大师们，既重视"外师造化"，又强调"中得心源"，主张采山川之灵，向大自然探求画理和画法，留下了灿烂的、富有民族特色的山水画遗产。近代以来，吴昌硕、黄宾虹、张大千、刘海粟等，又把山水画推向了新高峰，使之具有新的时代特色。中国山水画，是绚丽的山水孕育出来的，而又使山水得到审美表现。

山水文化以人化的山水的面貌出现，呈现出不同形态的美，它是美丽的景观和辉煌的文化的结晶，与哲学、宗教、美学、文学、建筑、雕塑、绘画、书法、音乐以及科学技术等都有密切关系，使多种文化现象融为一体。

2. 回归本源，自然健康

国人之所以独爱山水，孔子在《论语》中有一段关于山水的重要论述："知（智）者乐水，仁者乐山。知者动，仁者静。知者乐，仁者寿。"仁者、知者从山水之乐的一静一动之中与古代先贤圣人崇敬山川的本性相适应，自然会既乐且寿了。

可见，早在几千年之前，我国的哲人就将自己的观点、志向寓于山水。当代作家刘再复也有"登山则情满于山，观海则意溢于海"的名句，将自己的情怀寓于山水。"登山励心志，观水宽胸襟"，古代一先贤也愿意寄情山水而避世。

《世说新语》记载，东晋简文帝说："会心处不必在远。翳然林水，便自有濠、濮间想也。觉鸟兽禽鱼，自来亲人。"这句话说出了中国传统山水文化的两个关键词：会心、亲人。

◎山水养生

山水文化强调的是回归自然，而且这个自然不是天然的自然环境，而是经过选择、经营、有利于生命的自然环境。有利于生命，必须有一个良好的生态，良好生态的基础是土地和水。和平原相比，山的生态系统是立体的，更加完整，更是有利于生命的自然环境，所以"山"和"水"就成了自然环境的代指。其中，"水"是不可或缺的，往往是布局的中心。传统认为这是因为"山得水而活"，从生命意义上说，这是生态系统得水而活。因为水是生命之源，人类到了没有水的环境，潜意识立刻就会忐忑、发慌，所以水能给人定心。

虽然是山水，是自然环境，但这个自然环境如果只是有利于生命还不够，还必须有利于人的生命，才能成为山水文化中的"山水"。原始森林虽然生态很好，但山高林密，虎狼出没，人置身其中，时刻会觉得朝不保夕，没安全感，因为它不符合人性。

中国古人对山水文化的尊崇其实就是本能的养生，通过旅游汲取大自然东西南北中的山水灵气，调摄保养自身生命，使生命生生不息。五方五气可以增强人体对外界环境的适应能力和抗病能力，通过调摄保养，使自身体内阴阳平衡，身心处于最佳状态，从而延缓衰老。

旅游不分时令，只要愿意，任何时候都可以，一般以春秋两季为最佳旅游期。可近游，也可远游。一年四季之中，处处有景，处处可游。登清幽之山，可令人们情绪安宁；临万渊之水，可令人心旷神怡。春天踏青，可顺应生发之机，移情易性，调理肝木；夏天玩水，则使心火顿消，暑热畅解；秋天登高，可令呼吸顺畅，增强心肺功能；冬天踏雪寻梅，也不失别有一番风情。所以，人只有身处自然之中，才能感受到与它的和谐，进而找到真正的自我。

◎旅游的风俗

出行旅游，即意味着暂时离开自己的家宅，离开自己的安全归宿地，自然会有一种安全失落感，因此，古人在旅行方面有一些禁忌，就可以理解了。

中国人素来有慎出行的习惯，孔子《论语·里仁》云："父母在，不远游，游必有方。"意思是不要因出远门耽误了侍奉父母，其中也包含着出远门会有一定危险性的意思。假如真要出远门，也要有一定的去处，旅途平安，以让家人放心。常言说："儿行千里母担忧。"

《中国民间禁忌》说，古时出门不但要忌方向，而且还忌时间，出行时必须择选吉日吉时。山东、河北一带，俗忌正月初五出行，初五为破五，恐有不吉。在民间还有"七不出门，八不回家"的俗谚。

民间还有一种"杨公忌"，立春、立夏、立秋、立冬前一日为四绝，春分、夏至、秋分、冬至前一日为四离，正月十三、二月十一、三月初九、四月初七、五月初五、六月初三、七月初一、七月二十九、八月二十七、九月二十五、十月二十三、十一月二十、十二月十九这些都是禁忌出门离家的日子。

三伏天也最好不要旅行，尤其以末伏最为禁忌，因这段时间属夏天的火，会克秋天的金气。梅雨期间也不宜去江南旅行，这一时期阴雨绵绵，人容易生病。

出门上路，最好有人结伴而行，俗话说："一人不上路，二人不看井。"这是担心一个人出远门遇上难处无人照应。如今交通、通讯条件大大改善，一个人出门也并没有什么不好。

出远门时还要做一些准备工作，对当地的风土人情、气象等要有一个大致了解，常言道："在家千日好，出门一时难。"饱带干粮，暖带衣。有慢性病的人，还要带一些药品。

◎旅游的源心态

中国人对山水的看法与西方人有所不同。中国人游山玩水，是持着欣赏的态度，而西方人则是抱着征服的"壮志"。

过去中国人谈游山，鲜见有人说自己"征服"了某座冰封雪冻的高山并引以为傲。中国人游山是欣赏它的深邃幽缈、高不可攀、深不可测的含蓄之美，所以说是"寻幽探胜"。"寻"与"探"，都意味着一种小心翼翼的赞叹激赏之情，即使不得不越过穷山恶水，也不以自己此举是一种"征服"。唐代诗人常用山林来造境，以表达他们的禅思和对大自然的喜爱，因此，他们笔下的山是"石泉漱漱若风雨，桂花松子常满地"的生机，是"只在此山中，云深不知处"的幽谧，是"落叶满空山，何处寻行迹"的隐逸，是在入世的生活中，奋斗浮沉之余，给自己的心灵寻访一个自由逍遥、无人干扰的空间，使人间桎梏得到解脱。所以，中国人游山是纯然精神上的快乐与解脱，绝无一丝欲"征服"而后快的敌意。

中国诗人都爱山，"五岳寻仙不辞远"，而他们的态度是谦和的，心情是轻松的，出发点是爱与诚服的，他们不认为山有去"征服"的必要。

而且中国人对水的态度，也与西方人有所不同。中国人仿佛都是天生的道家，而道家哲学的具体象征就是"水"。从老子的"上善若水，水善利万物而不争"，到"江海所以能为百谷王者，以其善下之"，到庄子的《秋水》篇借河伯与海神若来比喻见识的小与大，再到《渔父》篇借江上渔父来象征一种不屑世俗仪节的超然……都是用"水"来拓展人浩阔博大的思想境界，进而映照出个人的渺小。

因此，中国人游山玩水的"玩"，是"玩味"的"玩"，而不是介入其中的玩。文人乘月泛舟，静态多于动态，用心灵多于体力。最高境界的"玩水"，是像苏东坡《赤壁赋》中的静观，由观赏"澄江似练""月出于东山之上，徘徊于斗牛之间"而想象到自己可以"羽化而登仙"，最后体悟到"逝者如斯，而未尝往也；盈虚者如彼，而卒莫消长也。盖将自其变者而观之，则天地曾不能以一瞬；自其不变者而观之，则物与我皆无尽也……"的哲思。以这种境界来面对自然，则不会演变成杀伐黩武或破坏自然生态的可怕结局。

中国人是天生的哲学家，我们几乎可以从日常一切活动之中提炼出令人感动的意义。即使游玩，也不强调表象的体力运动。历来文人与武士都不鼓励匹夫之勇，他们饮酒是为了赋诗，游山是为了寻真，玩水是为了旷怀，郊游是为了陶冶性灵。旅行家徐霞客或许比较特殊，他是为了探寻地理山形而不是纯欣赏，但也未闻他以"征服某山"自我夸耀，他只是向大地求知而已。

用"征服"的心态专寻穷山恶水去冒险，和中国式的游山玩水，在趣味和格调上截然不同，前者是对抗，后者是爱惜。

◎回归本源

自然是世界的本源，天地生万物，万物成自然，人类是自然的一部分。

人类诞生在自然中，生活在自然中，人类的一切都是效法自然，自由然而符合自然法则。

人类越是符合自然法则，就越自由。可是，自以为是万物之灵的人类却常常凌驾于自然之上，越来越远离自然，违背自然法则，人也变得越来越不自然、不自由。

道法自然，回归本源，在回归中丰富完善，更加接近本源自然。

本源的能量，五方四季能量养生是人与自然和谐共生的规律，在大自然中得到本源能量的补充和后天的调节，了解五方四季的能量才是人的最高心灵补药。

　　丰富多彩的大自然，山山水水、动物植物数不胜数。神秘的本源造就了我们赖以生存的世界。与此同时，本源消失在万物之中，化身为万物的最根本的本质，表现为万物最普遍的规律，最后表现在事物的关系中，呈现在我们面前。

　　寻找本源就应该寻找一种普遍存在于万物之中最简单的规律，世间万物，每一个都隐藏着消失的本源，每一个都表现着本源。

　　佛曰：心为万法之源。本源即心源。心源之旅是心灵之旅，是心灵的源能量。

　　心源之旅，一处可以放松身心、静养度假的山林自由之地。

　　心源之旅，一处可以远离尘嚣、返璞归真的静修国度。

> 畅天地毓秀，
> 波光潋滟碧西江。
> 霞彩满天飞，
> 温露水润滑。
> 仿若三月春，
> 正当花开时，
> 光明透出满人天。
> 内照乾坤神湾行，
> 外赛蓬莱仙如来。
> 盘龙戏珠龙出海，
> 静修归真远离尘。
> 回归本源心闲逸，
> 海纳百川源自然。
> 百花争艳汇心智，
> 净化心灵享心源。

下　篇

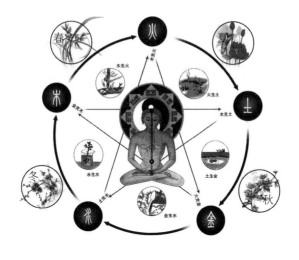

方位能量为养命之源，没有财运，你将寸步难行。本篇讲述易学的方法，通过能量和方位的调理，在合理财位做特殊的布置，可以增加能量，改善财运。做企业做生意，旺财的措施不可少。

第四章　环境的能量

　　环境是健康的先决条件，每个人的健康状况在很大程度上依赖于他所处的环境。

　　环境，包括地舆环境、气候环境、社会环境和个人居住的小环境。环境中的诸多因素每时每刻都在作用于人的机体。人体凭借机体内的调度和调控机制，与各种环境因素保持着相对平衡，当有害的环境长时间作用于人体，就会损害人体健康，诱发疾病。

　　环境因素自古以来就受到人们关注，如《黄帝内经》里就有清晰的记载："一州之气，生化寿夭不相同，其故何也？岐伯曰：高低之理，地形使然，崇高则阴气治之，污下则阳气治之。阳胜者先天，阴胜者后天，此地舆之常，生化之道也……高者其气寿，下者其气夭，地之小大异也，小者小异，大者大异。"也就是说：寓居在空气新鲜、气候寒冷的高山地区的人多长寿；寓居在空气浑浊、气候酷热的低洼地区的人则多短寿。

　　有些人觉得很奇怪——为什么有些事情，比如物体的方位、起因、结果……有些风水师能说得这么准呢？有道是："门前走一走，福祸知八九。"甚至有些大师可以通过调整环境风水，趋吉避害，改善运道。

　　人的际遇和健康总会受到环境或深或浅的制约。好的环境不仅可以带给人们健康长寿、平安幸福，还可以滋养生命，让人们的天赋得以更好发挥！就像把一粒种子分别种在沙漠和沃土中会有截然不同的结果一样，一鱼、一蟹，养在不同水域会长出不同味道。"橘生淮南则为橘，生于淮北则为枳，叶徒相似，其实味不同，所以然者何？水土异也。"（《晏子春秋·杂下之十》）自然是人类最好的医生，最大的财富！为什么疲劳乏力的"亚健康"人士，每每到深山里住几天，就感觉浑身轻松，精神饱满，气色好多了？因为深山里的空气和水的质量比城市里的好，阳气充足，能补充人体之阳，磁场和微生物环境二十四小时为我们提供服务和滋养。

好环境（风水）养生，恶环境（风水）伤人，好环境中的自然磁场能量，空气中的负氧离子、微生物功不可没。

万物皆是信息能量体，风水环境是自然造化的一种能量，生命是自然环境中受精神控制的能量，这一切皆在"道法自然"之内，亦在养生之道中。

人体的阴阳必须与外界环境的阴阳频率一致，否则，如果居住环境的阴阳频率颠倒了，就会影响到人体，人体的气血就会紊乱，而致身体虚弱、百病丛生。比如，冬暖夏凉就是阴阳，中国处在北半球，房屋建造的朝向一般是坐北向南，以达到冬暖夏凉的目的。再比如，阴宅修在西方，阳宅修在东方，这又是一个阴阳。住宅背后有靠山，门前有流水，山水也是一对阴阳，可以藏风聚气，在这样的环境里居住，就可以尽享天地生气。而在一个住宅内部，也应有一对阴阳，古语云："一物一太极。"

人与自然本为一体，山川大地也是有生命、有经脉的。养生理论中"经络学"的很多名称是从风水中得来的，如门、府、池、井、泽、海、田、关、谷、台、根、洞、梁……

"福地福人居"，一处福地（好的环境）普通人住进去可以改善心情、化解不良习性；福人居住则更是相得益彰。若是让无福之人（身心灵不净，能量较低的人）居住，人体内外环境气场不和谐、不顺遂甚至违逆，很快就会走人。因为，外在环境最终也要与人内在的气场相互平衡、协调一致。

风水环境要调理的只是身体之外的一切外环境，而养生的最终目的是调理人身体的内部环境。只有内外达到平衡、和谐，才能造就出福地、福人。环境具有对人产生影响的能量，所以说，适合才是最好的风水环境。

环境风水学说不能简单地斥为封建迷信，它是中华传统文化的特色，也是传统养生文化的精华。

时空方位·本源能量与健康

中国古代的风水学把人分为九种类型，配对出生年份称之为宅命。顾名思义，即人在居屋里的九种状况，也就是人的本源能量，正常状况下，它能协调人体的健康。主要载具是睡床、烹煮食物的火灶。通过合适的床位摆放方向、火灶安置方向来调理人的体质平衡，达到祛病延年的养生目的。

床，是人一生中差不多有五分之一的时间在上面休养作息的载具，是养生调理的重要场所。休养作息得好，睡眠质量好，人的精力就充沛旺盛，身体就健康。反之，在床上睡眠状况不好，人的精神肯定不会好，白天工作、学习会很受影响。长期睡眠作息不好，体质状况、健康状况都会受影响，导致人的体质、身体机能不平衡，就会产生疾病。虽说生病的原因是多方面的，但睡眠方式不与自己的宅命相配，也会引起疾病，恐怕好多人闻所未闻。至于火灶位、灶向，就更少有人重视了。古人认为，火灶是饮食健康之源，甚至与教养子女、畜养六畜有关联。只有灶向配合本人的本源能量，烹饪出的食物才更美味、更健康养生。即使同样的食材，灶向与本源能量配合程度不同，烹饪出的食物甚至会有味道的差异，会有营养吸收不同的效果，因而会对养生健康有很大的影响。

受西方观念影响，许多人一直都认为顺地球北、南磁场线方向睡眠是最佳方式。古代风水宅命理论有更细致的睡眠养生分类，并非单一的南北睡眠方向，而是八种宅命八种睡眠方向，即有八种本源能量。某年出生属该年能量，就有其特定的睡眠方式，或顺地球磁场，或逆、或斜顺、斜逆地球磁场，各不相同。只有相同能量的人，才会有相同的睡眠方式。能使人体先天五行得到后天的协调平衡，睡眠状态最佳，就会有强健的体质，充沛旺盛的精力，就可以延年益寿。本源能量讲究的是藏风聚气，其理念即是按各宅命的不同，顺应不同的睡眠方向，将各能量需要的气场，聚到人的身上。那么，人体先天五行就可以在特定的气场里得到淬炼，经常保持平衡协调的强健体质。当先天五行出现不协调，呈现出亚健康状态，或是发现疾病征兆，或劳作后有劳损五行的状况，都可以在这种特定的气场淬炼下恢复到身心平衡状态。

本源能量源于风水学中九宫八卦学说。九宫八卦即是东、东南、南、西南、西、西北、北、东北八个方位，即八宫，加上中间一宫共九宫。按八卦序列排位，中宫没有位，将其寄纳在东北卦宫，这种分列即称八能量宫。又根据各宫五行属性不同，将东、南、东南、北称为"东四能量"。将西、西北、东北、西南称为"西四能量"。东宫、东南宫五行属性为木，南宫属火，北宫属水。西宫、西北宫属金，东北宫、西南宫和中宫都属土。

将能量分为东四能量、西四能量两大类的观点认为，属东四能量的人，应在以中厅为中心的东、东南、南、北方向房间安床最好。属西四能量的人，应在以中厅为中心的西、西北、东北、西南方向房间安床最好。但现实中已经很少有"国"字型的四合院了。有半个四合院的别墅居住已经很不错了，更别说强求东四、西四了。至于商品房，更少有人去追求、了解是否符合能量要求了。权宜办法，尽量挑选阳气充足的房间安床，也是能达到养生调理的首选。古代，风水学是一门玄学，玄学的特点是只看结果，不问过程，都是古代先贤几千年的经验总结，许多内容目前尚没有什么科学依据能够解释清楚。即如西医治疗疾病办法，会先取病理样本，通过实验找到病灶方才施治。但传统中医却是通过望、闻、问、切来了解病人身体五行环境是否平衡来施治，看不到病灶与病菌，但是却有很好疗效。

（一）八种本源能量的床向、灶向养生调理

1. 东四能量

（1）北方能量

①头朝西北脚向东南方睡，灶坐西北向东南方（煤气灶点火开关为火门为灶向，下同）烹调饮食。这是北方能量人的最佳养生调理方式，也是斜顺地球磁场的睡眠方式。这种方式能最大程度上将对北方能量人最有利的气场聚到自己的床上，从而使其后天的身体五行得到调理平衡，保持身心健康、精力旺盛充沛的状态。即使是先天五行不平和、不协调的亚健康的北方能量人，在这种气场的养护调理下，也能达到平衡中和的健康水平，

这样对工作、学习、家庭、祛病延年都有莫大的益处。对北方能量人来说，这种养生调理方式，对正在求学或在职场上拼搏的青中年，有事半功倍之效。

②头朝北脚向南方睡，灶坐北向南方烹调饮食。这是北方能量人很好的养生调理方式，也是顺地球磁场的睡眠方式。这种方式能将对北方能量人最有利的气场聚集到床上，对后天的身体五行都有很好的平衡调理作用，使身体保持健康状态。即使是北方能量人先天五行不平衡、处于亚健康状态，也会在这种气场的调理下，恢复到平衡中和的状态，使身心精力保持旺盛充沛。这样对工作、学习、事业、家庭、祛病延年都有很大的帮助。这种调理方式，作用较为温和，但对中青年的北方能量人还是有明显效果的。

③头朝西脚向东方睡，灶坐西向东方烹调饮食。这是北方能量人较好的养生调理方式，是横切地球磁场的睡眠方式。这种方式能聚集北方能量人需要的温和气场到床上。这种气场能调理北方能量人后天身体的五行，协调身体五行达到平衡中和，保持祛病延年的健康状态。对于先天五行不协调的亚健康状态、对因年老五行功能衰退和患有慢性病症者，都有很明显的调理效果。这种养生调理方式适合老年北方能量人和患有慢性病症的北方能量人，可以使其体质恢复到平衡中和状态，从而达到祛病延年的目的。

④头朝南脚向北方睡，灶坐南向北方烹调饮食。这是北方能量人需要慎重选择的养生调理方式，是逆地球磁场的睡眠方式。这种方式对北方能量人来说，聚集到床上的气场并不能够对其后天五行有调理提升作用，但也没有任何伤害。北方能量人如果先天五行不平衡、不协调，还是不能避免疾病的发生。如果没有条件而不得不采取此种方式安床睡眠的北方能量人，可以将火灶以坐西北向东南或坐北向南来烹调饮食，这是一种不错的补救办法。这样也有祛疾延年的效果，使北方能量人得到健康的体魄，先天五行得以平衡中和。

⑤头朝东北脚向西南方睡，灶坐东北向西南方烹调饮食。这是对北方能量人有害的一种养生调理方式，是斜顺地球磁场的睡眠方式。这种方式会将对脾脏及胃功能有害的气场聚到床上，长此以往会对脾胃分解脂肪、糖、

消化食物的功能有很大影响，会有脾胃湿积、虚胖症状，甚至会有高血脂、高血糖及糖尿病等综合症状。若北方能量人是先天五行土旺的健康体质，但出现以上症状，即是这种睡眠方式引起的，可调整适合床向灶向，再配合相应的药物调理，会很快恢复到正常平衡中和的健康水平。

⑥头朝东脚向西方睡，灶坐东向西方烹调饮食。这是对北方能量人有害的一种养生调理方式，是横切地球磁场的睡眠方式。这种方式会将对北方能量人心血管功能有害的气场聚到床上，长期采用这种方式，北方能量人会出现易恼怒、易疲劳、多梦、伤口不易愈合等症状。若北方能量人先天五行火旺，仍有上述症状者，就是这种睡眠方式引起的。只要调整好合适床向灶向，再配合相应的药物调理，会很快恢复正常平衡中和的体质。

⑦头朝东南脚向西北方睡，灶坐东南向西北方烹调饮食。这是对北方能量人有害的养生调理方式，是斜逆地球磁场的睡眠方式。这种方式会将对北方能量人肝、胆功能有害的气场聚到床上。长期采用这种方式，北方能量人容易睡眠不安、心惊、性情暴躁、筋骨痛、右腹脘闷胀，妇女则易出现月经不调，小儿易出现夜啼、急慢惊风等症状。若北方能量人是先天五行木旺的健康体质，仍有上述症状，就是此种方式引起的。只要调整适合的床向灶向，再配合相应的药物调理，会很快恢复正常平衡中和的体质。

⑧头朝西南脚向东北方睡，灶坐西南向东北方烹调饮食。这是对北方能量人有害的方式，是斜逆地球磁场的睡眠方式。这种方式会将对北方能量人肝、胆功能有害的气场引到床上，长期采用这种方式，会出现睡眠不安、心惊多梦、心性烦躁、筋骨关节痛、腹脘闷胀、妇女则会出现经血不调，小儿易出现急慢惊风、疳积等症状。若北方能量人是先天五行木旺的健康体质，有上述症状出现，可以调整适合的床向灶向，再配合相应的药物调理，会很快恢复到正常平衡中和体质。

⑨夫妻二人，如果妻子属北方能量，而丈夫属西四能量，应以妻子床向为主，而灶向以对丈夫西四能量有利为主，这是一种互补的补救模式，这样可以确保夫妻双方身体健康以及家庭和谐。

（2）东方能量

①头朝北脚向南方睡，灶坐北向南方烹调饮食。这是东方能量人最佳的养生调理方式，也是顺地球磁场的睡眠方式。这种方式会将对东方能量人最有利的气场聚到床上，从而使东方能量人的先天五行在后天得到调理平衡中和，保持睡眠质量的最佳状态，使东方能量人的身心精力保持旺盛充沛，对学习、事业、家庭和子女教育都有很大的帮助。即使先天五行有不协调、不平衡的问题，在这后天气场淬炼下，体质也会恢复达到平衡中和、祛病延年的养生调理目的。这种养生调理模式对在职场、商场、学海中拼搏的中青年东方能量人有着事半功倍的效果。

②头朝西北脚向东南方睡，灶坐西北向东南方烹调饮食。这是东方能量人很好的养生调理方式，是斜顺地球磁场的睡眠方式。这种方式能将对东方能量人有利的气场聚到床上，可以使东方能量人先天的五行在后天这种气场中得到淬炼，使身体五行经常保持平衡中和状态，身心精力保持旺盛充沛。这对学习、事业、家庭和子女教育，都有很大的帮助。先天五行不协调的东方能量人，通过这种后天气场的淬炼，体质可以调理提升到平衡中和的状态，这种养生调理模式也适合中青年的东方能量人。

③头朝南脚向北方睡，灶坐南向北方烹调饮食。这是东方能量人很好的养生调理方式，是逆地球磁场的睡眠方式。这种模式可以将比较温和的气场聚到东方能量人的床上，使东方能量人的先天五行在这种气场中得到后天的淬炼，使东方能量人睡眠质量提升，从而保持旺盛充沛的精力，对学习、事业、家庭以及子女教育有很大帮助。即使东方能量人存在先天五行不协调、不平衡，在这种气场的淬炼下也有助于提升到中和平衡的健康状态。只是对东方能量人来说效果较慢，但对老年及有慢性症状的东方能量人，效果比较明显。

④头朝西脚向东方睡，灶坐西向东方烹调饮食。这是东方能量人本命向的睡眠模式，东方能量人宜谨慎采用，这是横切地球磁场的睡眠方式。这种模式对东方能量人来说，不能将有利的气场聚到床上，但这种气场对体质也没有伤害。先天五行平衡中和的东方能量人，长期处在这种气场中而

没有得到淬炼，恐怕对体质会有不好的影响。如先天五行不协调、不平衡，疾患是不能避免的。如果条件不具备不得不安这种床向，最好将灶向改为坐北向南，或为坐西北向东南的模式，这也是一种补救的有效模式，先天五行也可以得到相应的协调平衡中和。

⑤头朝东脚向西方睡，灶坐东向西方烹调饮食。这是东方能量人不能采用的方式，是横切地球磁场的睡眠方式，容易将对东方能量人心、肺功能有伤害的气场聚到床上。长期采用这种模式的东方能量人，会引发吐血、咳嗽、胸腹膈痛的症状；女性则易内分泌失调、不思饮食、消瘦，严重者可能会诱发各种妇科病等。如东方能量人先天五行金旺、火旺，有上述症状者，即是采用这种模式引起的，可调整好最佳的床向灶向，再配合相应的药物调理，身体会很快恢复到平衡中和的正常状态。

⑥头朝西南脚向东北方睡，灶坐西南向东北方烹调饮食。这是东方能量人不应采用的方式，是斜逆地球磁场的睡眠方式，会将对东方能量人心、脾、胃功能有害的气场聚到床上。长期采用这种模式的东方能量人，会出现疟痢、杨梅疮、对口疮等症状，小儿有疳积、消化不良、瘦瘦等症状。若东方能量人先天五行火旺土旺仍有上述症状，则是采用这种模式引起的。调整好有利的床向灶向，再配合相应的药物调理，身体会恢复到平衡中和的健康状态。

⑦头朝东南脚向西北方睡，灶坐东南向西北方烹调饮食。这是东方能量人不应采用的模式，是斜逆地球磁场的睡眠方式，会将对东方能量人心、肺功能有伤害的气场聚到床上，长期采用这种模式的东方能量人，会有久咳不止、吐血、胸闷的症状，妇女会出现经血不调等症状。如果东方能量人先天五行金旺火旺，发现有上述症状，那就是采用这种模式引起的。调整正确的床向灶向，再配合相应的药物调理，会恢复平衡中和的健康体质。

⑧头朝东北脚向西南方睡，灶坐东北向西南方烹调饮食。这是东方能量人不应采用的方式，是斜顺地球磁场的睡眠方式，容易将对东方能量人胃肠、心脏功能有害的气场聚到床上。长期采用这种方式的东方能量人，会出现疟痢、便血、痔漏的症状，妇女则会出现经血不调的症状。若东方能

量人先天五行金旺火旺，有上述症状，则是采用此种模式引起的。可以将床向灶向调整到有利方向，配合相应的药物调理，会恢复平衡中和的健康体质。

⑨夫妻双方如妻子属东方能量，丈夫属西四能量，则床向以妻子东方能量向为主，而灶向则以丈夫西四能量向相互补。这样可以最大程度地保证夫妻双方健康，维持家庭和谐。

（3）东南能量

①头朝南脚向北方睡，灶坐南向北方烹调饮食。这是东南能量人最佳的养生调理方式，是逆地球磁场的睡眠方式。这种方式会将对东南能量人最有益的气场聚到床上，使东南能量人的先天五行在后天这种气场下得到淬炼，身体的五行得到平衡中和，睡眠质量得到提升，身心精力保持充沛状态，对学习、事业、家庭和谐和子女教育，都有很大的帮助。即使东南能量人出现先天五行不协调、不平衡的亚健康问题，在这种气场的长期淬炼下，也会得到协调平衡，进而得以祛病延年、健康长寿。这种模式，对在学海、职场、商场打拼的东南能量中青年人最为适宜，会有事半功倍的效果。

②头朝西脚向东方睡，灶坐西向东方烹调饮食。这是东南能量人最好的养生调理方式，是切割地球磁场的睡眠方式。这种模式会将对东南能量人有益的气场聚到床上，使其先天五行在后天这种气场中得到淬炼，使身体五行得到协调、平衡、中和，睡眠质量得到提高，身心精力能保持旺盛充沛，对学习、事业、家庭和谐和子女教育有很大的帮助。东南能量人如有先天五行欠协调平衡的亚健康问题，长期在这种气场中淬炼，也能达到协调平衡，最终祛病延年、健康长寿。这种模式，对在学海、职场、商场中拼搏的青少年、中壮年的东南能量人很适合。

③头朝北脚向南方睡，灶坐北向南方烹调饮食。这是东南能量人很好的养生调理模式，是顺地球磁场的睡眠方式。这种模式能将对东南能量人有益的气场聚到床上，可以使其先天五行在这种后天气场中得到淬炼。东南能量人的身体五行能保持协调、平行、中和，睡眠质量得到提高，身心精

力保持旺盛充沛。但这种模式相对来说作用效果较慢，对于先天五行不协调、不平衡的亚健康东南能量人、有慢性病和年老的东南能量人，效果较为明显。

④头朝西北脚向东南方睡，灶坐西北向东南方烹调饮食。这是东南能量人需要谨慎采用的模式，这是斜顺地球磁场的睡眠方式。这种模式不能把对东南能量人有益的气场聚到床上，但聚起来的气场对东南能量人的先天五行也没有伤害，如果其先天五行有不平衡、不中和的亚健康问题，还是会有疾病发生。以养生调理的角度，最好不要采用这种方式睡眠。确实因条件制约采用这种床向的，最好把灶向调整为坐南向北或坐西向东的方式来补救，这样先天五行也有一定的平衡中和，也可以达到祛病延年的效果。

⑤头朝西南脚向东北方睡，灶坐西南向东北方烹调饮食。这是对东南能量人有害的模式，是斜逆地球磁场的睡眠方式。这种模式聚到床上的气场，会对东南能量人的心血管功能有害，会导致免疫力低下、疮毒、伤口不易愈合，妇女有经血不调、瘘瘦等症状。即使先天五行火旺的体质，这种气场也会打破先天五行平衡协调状态。如有上述症状者，可调整好适合东南能量人最佳的床向灶向，再配合相应的药物调理，症状会很快消失，身体也会恢复到平衡中和的健康状态。

⑥头朝东脚向西睡，灶坐东向西烹调饮食。这是对东南能量人很有害的一种模式，是切割地球磁场的睡眠方式。这种模式会将对东南能量人的脾胃、肺肠功能有损的气场聚到床上，导致其先天五行失去协调平衡，脾胃功能紊乱，糖分、脂肪转化不良，肠肺功能不协调，会出现筋骨疼痛、久咳、咽喉食道炎症。东南能量人如是先天五行土旺金旺的体质，有上述症状者，即是这种床向灶向引起的。可调整合适的床向灶向，再配合相应的药物调理，症状会很快消失，体质也会恢到平衡中和的健康状态。

⑦头朝东南脚向西北方睡，灶坐东南向西北方烹调饮食。

⑧头朝东北脚向西南方睡，灶坐东北向西南方烹调饮食。这两种模式都是东南能量人不宜采用的模式，是斜逆及斜顺地球磁场的睡眠方式。这两种方式都对东南能量人的脾胃及肠肺功能有损，会有消化吸收不良、虚胖、

筋骨痛、痔痛、咽喉食道症状。即使东南能量人先天五行土旺金旺，这种气场也会破坏原有的平衡中和。要调整适合东南能量人的床向灶向，配合相应的药物调理，体质就会恢复回到五行平衡中和的健康状态。

⑨夫妻二人，如妻子属东南能量，丈夫属西四能量，要以妻子东南能量最佳床向为主安床，以丈夫西四能量最佳灶向安灶烹调饮食，这种模式可以使能量不同属的夫妻取得互补，使他们的先天五行得到一定程度的协调平衡，对家庭和谐、子女教育有所助益。

（4）南方能量

①头朝西脚向东方睡，灶坐西向东方烹调饮食。这是南方能量人最佳的养生调理模式，是切割地球磁场的睡眠方式。这种模式能将对南方能量人最有益的气场聚到床上，使其先天五行在后天的气场中得到淬炼，提高其睡眠质量，使身体五行经常保持平衡中和，身心精力保持旺盛充沛，对学习、事业、家庭和谐及子女教育都有很大的帮助。即使南方能量人先天五行有不平衡、不协调的亚健康问题，在后天这种气场的淬炼下，也会得到协调提升，使其拥有平衡中和的健康体质。对于在学海、职场、商场中拼搏的中青年南方能量人，这种养生调理模式最为适宜。

②头朝南脚向北睡，灶坐南向北方烹调饮食。这是南方能量人很好的养生调理模式，是逆地球磁场的睡眠方式。这种方式能将对南方能量人有益的气场聚到床上，使其先天五行在这种后天气场中得到淬炼，睡眠质量得到提高，身体五行保持平衡中和的活力状态。身心精力旺盛充沛，对学习、事业、家庭和谐和子女教育有很大帮助。先天五行有不平衡、不协调亚健康问题的人，在这种后天气场的淬炼中，不协调的五行可以得到平衡中和提升，拥有平衡中和的健康体质。对在学海、职场、商场打拼的青少年及中年人，这种养生调理模式最适宜。

③头朝西北脚向东南方睡，灶坐西北向东南方烹调饮食。这是南方能量人很好的养生调理模式，是斜顺地球的睡眠方式。这种模式可以将对南方能量人有益的气场聚到床上，使其先天五行在后天这种气场中得到淬炼，

提升睡眠质量，身体五行保持平衡中和状态，延缓脏器功能衰退。这种气场淬炼作用较温和，对中青年南方能量人养生效果较慢；但即使南方能量人先天五行有不协调、不平衡的亚健康问题，或有慢性病症，也可以得到协调提升，以恢复平衡中和的体质。所以这种模式对属南方能量的老年人及有慢性病者，养生效果较明显。

④头朝北脚向南方睡，灶坐北向南方烹调饮食。这是南方能量人本命向，是南方能量人应慎重采用的方式。这是顺地球磁场的睡眠方式。这种方式并不能将对南方能量人有益的气场聚到床上，但是聚集的气场对南方能量人的身体五行功能也没有伤害。如果南方能量人先天五行有不平衡、不协调的亚健康问题，仍有罹患疾病的机会。确实条件限制，不得不采用这种床向的南方能量人，可以将灶向坐西向东方烹调饮食，或坐南向北方烹调饮食，以作为一种补救调和的模式。

⑤头朝东南脚向西北方睡，灶坐东南向西北方烹调饮食。这种模式对南方能量人身体健康是有损害的，是斜逆地球磁场的睡眠方式。这种方式会将对南方能量人心肺功能有损害的气场聚到床上，而引发咳嗽、吐血、胸口闷痛，女性则会内分泌紊乱、免疫功能下降，长期下去可致心肺功能衰退。即使先天五行平衡中和，金火功能强健，长期处于这种后天气场中，罹患疾病也在所难免。如南方能量人有上述状况，可调整最佳的床向灶向，配合相应的药物调理，体质会恢复平衡中和。

⑥头朝东脚向西方睡，灶坐东向西方烹调饮食。这是南方能量人不应采用的模式，是切割地球磁场的睡眠方式。这种方式会将对南方能量人肝胆、肺功能有损害的气场引到床上，会出现筋骨关节痛、烦躁多梦、睡眠不安、眼疾、疟痢、咳嗽痰多、鱼口杨梅疮，妇女经血不调，小儿急慢惊风、疳积等症状。即使先天五行平衡中和，木金功能协调强健，长期处在这种后天气场中，仍会产生疾患。如南方能量人有上述症状，可优先考虑是因床向灶向问题引起的，调整适合南方能量人的最佳床向灶向，再配合相应的药物调理，就会恢复平衡中和的健康体质。

⑦头朝东北脚向西南睡，灶坐东北向西南方烹调饮食。

⑧头朝西南脚向东北方睡，灶坐西南向东北方烹调饮食。这两种模式南方能量人都不应采用，是斜顺和斜逆地球磁场的睡眠方式。这两种方式都易将对南方能量人肝胆功能有很大损害的气场聚到床上，会出现烦躁不安、夜梦多、筋骨关节肿疼，妇女经血不调，小儿急慢惊风、高热、疳积等症状。即使先天五行平衡调和，木功能强旺协调，长期处于这种后天气场中，还是会有疾患发生。南方能量人若发现上述症状，应首先考虑调整适合的最佳的床向灶向，再配合相应的药物调理，身体会很快恢复到平衡中和的健康状态。

⑨夫妻双方如果妻子属南方能量而丈夫为西四能量，要以妻子南方能量最佳床向安床为主，安灶则以丈夫西四能量最佳灶向为主。这样有互补作用，能最大限度地维护夫妻双方身体健康，维持家庭和谐，有利子女教育。

2. 西四能量

（1）西北能量

①头朝东脚向西方睡，灶坐东向西方方烹调饮食。这是西北能量人最佳的养生调理模式，是切割地球磁场的睡眠方式。这种方式可以将对西北能量人最有益的气场聚到床上，使其先天五行在这种后天的气场中得到淬炼，从而使身体五行功能更协调平衡，睡眠质量提高，身心、精力保持旺盛充沛状态，对学习、工作、事业、家庭和谐及子女教育都有很大帮助。即使西北方能量人先天五行有不协调、不平衡的亚健康问题，在这样的后天气场中也可以得到淬炼提升，达到平衡中和的健康状态，祛病延年。这种模式对于在学海、职场、商场中打拼的中青年西北能量人最适宜。

②头朝东北脚向西南方睡，灶坐东北向西南方烹调饮食。这是西北方能量人很好的养生调理模式，是斜顺地球磁场的睡眠方式。这种方式可以将对西北能量人有益的气场聚到床上，使其先天五行在这种后天的气场中得淬炼，使身体五行得到提升，功能更平衡中和，也提升了睡眠质量，使精力旺盛充沛，对学习、工作、事业、家庭和谐及后代子女教育都有很大的帮助。即使是先天五行不协调、不平衡的亚健康者，在这种气场的淬炼下，

也可以使身体达到平衡中和的健康状态。

③头朝西南脚向东北方睡，灶坐西南向东北方烹调饮食。这是西北能量人很好的养生调理模式，是斜逆地球磁场的睡眠方式。这种方式可将对西北能量人有益的气场聚到床上，可以使其先天五行在这种后天气场中得到淬炼，提升西北能量人的五行功能，使之更协调平衡中和，可以延缓各脏器的衰老，提高睡眠质量，祛病延年。这种气场对西北能量人作用较温和，效果较慢，但对于年老及有慢性疾病、先天五行不协调、不平衡的亚健康体质者，效果较明显。这种床向灶向对西北能量人是最适宜的养生疗病模式。

④头朝东南脚向西北方睡，灶坐东南向西北方烹调饮食。这是西北能量人的本命床向灶向，是应慎重选用的模式，也是斜逆地球磁场的睡眠方式。这种方式不能将对西北能量人有益的气场聚到床上，但这种气场对西北能量人也没什么伤害。如西北能量人先天五行有不协调、不平衡的亚健康问题，长期处在这种气场中，还是有损害身体的可能性。确实因条件限制只能采用这种床向的西北能量人，可选择西北能量人最佳灶向安灶烹调饮食方式，作为一种补救措施，也可以提升五行功能平衡中和，从而拥有健康体质。

⑤头朝北脚向南方睡，灶坐北向南方烹调饮食。这是对西北能量人身体五行有伤害的模式，是顺地球磁场的睡眠方式。这种方式令聚到西北能量人床上的气场对其心肺功能有伤害，出现心痛、痰火、咳嗽痨喘、吐血、肺烂、脑漏、鼻炎、头痛等症状，妇女则痿瘦、经血不调。即使是先天五行平衡协调、金火功能健旺体质的西北能量人，在这种气场中也易发生疾患。先天五行不协调、金火功能弱、亚健康体质的西北能量人，在这种气场中身体的不适症状更明显。只要调整好适合西北能量人最佳的床向灶向，配合相应的药物调理，可以恢复平衡中和的健康体质。

⑥头朝西脚向东方睡，灶坐西向东方烹调饮食。

⑦头朝西北脚向东南方睡，灶坐西北向东南方烹调饮食。这两种模式西北能量人不宜采用，是切割地球磁场和斜顺地球磁场的睡眠方式。这种方式会将对北方能量人肝胆、肾功能有伤害的气场引到床上，长期处在这两

种气场中的西北能量人，会出现手足关节疼痛、右胁胀痛、腰膝酸软、皮肤病，妇女经血不调、带下，小儿急慢惊风、高热、疳积等症状。如先天五行不协调，木水功能弱的亚健康体质的西北能量人，症状会更明显。只要调整适合其最佳的床向灶向，配合相应的药物调理，可以很快恢复平衡中和的健康体质。

⑧头朝南脚向北睡，灶坐南向北方烹调饮食。这是西北能量人不能采用的模式，是逆地球磁场的睡眠方式。这种方式会将对西北能量人肾功能有伤害的气场聚到床上，使其肾虚寒，多出现头晕眩、腰膝无力、免疫力低下，妇女赤白带下、月事停阻、习惯性流产等症状。即使先天五行体质平衡中和、肾功能强健，长期在这种气场中也不利健康。西北能量人如出现上述症状，应先考虑是否采用了这种方式。只要调整适合西北能量人的最佳床向灶向，配合相应的药物调理，即可恢复平衡中和的健康体质。

⑨夫妻双方如妻子属西北能量，丈夫属东四能量，要以妻子西北能量最佳床向为主安床，以丈夫东四能量最佳灶向安灶烹调饮食，这样可以作为补救措施，最大限度地保证夫妻双方身体五行协调中和不受影响，使夫妻身体健康，家庭和谐。

（2）东北能量

①头朝东北脚向西南睡，灶坐东北向西南烹调饮食。这是东北能量人最佳的养生调理模式，是斜顺地球磁场的睡眠方式。这种方式可以将对东北能量人最有裨益的气场聚到床上，使其先天五行在这种后天气场中得到淬炼，先天五行功能得到巩固提升，精力保持旺盛充沛状态，对工作学习、事业、家庭和谐及后代子女的教育有很大帮助。即使东北能量人先天五行有不平衡、不协调的亚健康问题，在这种气场的淬炼中，也可以得到协调平衡中和，进而拥有祛病延年的健康体质。对在学海、职场、商场打拼的中青年来讲，这种养生调理模式最适合。

②头朝东脚向西睡，灶坐东向西烹调饮食。这是东北能量人很好的养生调理模式，是切割地球磁场的睡眠方式。这种方式能将对东北能量人有益

的气场聚到床上，令其身体先天五行在这种气场中得到淬炼提高，精力保持旺盛充沛，对工作学习、事业、家庭和谐及后代子女教育，都会有很大的帮助。如有先天五行不协调平衡的亚健康问题，在这种气场的淬炼中也可以得到协调提升，得以祛病延年。在学海、职场、商场中打拼的青少年及中年人，采用这种模式最为适宜。

③头朝东南脚向西北方睡，灶坐东南向西北方烹调饮食。这是东北能量人很好的养生调理模式，是斜逆地球磁场的睡眠方式。这种方式可将对东北能量人有益的气场聚到床上，令其身体的先天五行可以在这种后天气场中得到淬炼、巩固、提升。这种气场对东北能量人的作用较温和，效果较慢。对老年人、有慢性病及先天五行不协调的亚健康者，效果较明显。需要安静疗养康复的老年人及慢性病人采用这种模式最适宜。

④头朝西南脚向东北方睡，灶坐西南向东方烹调饮食。这是东北能量人的本命向，是东北能量人要谨慎采用的调理模式，是斜逆地球磁场的睡眠方式。这种方式不能聚集有益气场到东北能量人的床上，但聚到床上的气场对东北能量人的身体五行也没有害处。如果东北能量人先天五行有不协调、不平衡的亚健康问题，长期处于这种气场中较易患病。确因条件限制，不得不采用这种床向者，可以采用灶向坐东北向西南方烹调饮食，或灶向为坐东向西烹调饮食，这是一种补救措施，能最大限度地保持身体五行协调平衡，达到祛病延年、拥有健康体质的养生调理目的。

⑤头朝西北脚向东南方睡，灶坐西北向东南方烹调饮食，是东北能量人不应采用的模式，是斜顺地球磁场的睡眠方式。这种方式能将对东北能量人肝胆、脾胃功能伤害很大的气场聚引到床上，易引起脾湿积留、脾泄、脂肪功能异常、筋骨关节痛、心口闷胀疼等症状，妇女痿瘦、经血不调，小儿夜啼惊悸、脐风、疳积。即使其先天五行木土功能强健，长期处在这种气场中也易产生病患。只要调整适合东北能量人的床向灶向，再配合相应的药物调理，身体即可恢复到五行平衡中和的体质。

⑥头朝西脚向东方睡，灶坐西向东方烹调饮食，是东北能量人不应采用的模式，是切割地球磁场的睡眠方式。这种方式能将对东北能量人肝胆功

能伤害很大的气场聚引到床上。长期处在这种气场中，易使东北能量人出现睡眠不安、惊悸怔忡、泻痢、风湿关节痛、中风，妇女月事不调，婴幼儿急慢惊风、疳积等症状。如有上述症状者，应先考虑是否采用了这种床向灶向，只要调整适合其的最佳床向灶向，配合相应的药物调理，身体很快会恢复到平衡中和的状态。

⑦头向北脚向南方睡，灶坐北向南方烹调饮食，是东北能量人不应采用的模式，是顺地球磁场的睡眠方式。这种方式能将对东北能量人心肺正常功能有伤害的气场聚引到床上。长期处在这种气场中，可使其出现伤风咳嗽、痰火、吐血、疳疮、痈毒、痿黄消瘦等症状。如果其先天五行平衡中和、金火功能强健者，有上述症状应先考虑是否采用了这种床向灶向。只要调整好适合的床向灶向，配合相应的药物调理，身体会很快恢复到平衡中和的健康状态，祛病延年。

⑧头朝南脚向北方睡，灶坐南向北方烹调饮食，是东北能量人不应采用的模式，是逆地球磁场的睡眠方式。这种方式会将对东北能量人肾功能伤害很大的气场聚引到床上。长期处在这种气场中，易使其出现肾虚夜遗、腰膝酸软、感冒、牙痛，妇女有白浊闭经等症状。如果其先天五行平衡中和、水功能健旺，出现上述症状，应先考虑是否采用了这种床向灶向。只要调整适合的床向灶向，配合相应的药物调理，身体会很快恢复到平衡中和的健康状态。

⑨夫妻双方如妻子属东北能量，而丈夫属东四能量，应以妻子东北能量最佳床向安床，以丈夫东四能量最佳灶向安灶烹调饮食。这样可以使夫妻双方的先天五行有互补提升作用，最大限度地保证双方身体健康，保证家庭和谐美满。

（3）西南能量

①头朝西南脚向东北方睡，灶坐西南向东北方烹调饮食。这是西南能量人最佳的养生调理模式，是斜逆地球磁场的睡眠方式。这种方式可将对西南能量人最有益的气场聚引到床上。其身体的先天五行在这种后天的气场

中得到淬炼，可以更好提升平衡，睡眠质量最佳，身体五行功能保持活力，精力保持旺盛充沛，对工作、学习、事业、家庭和谐及子女的教育有很大的帮助。即使先天五行不平衡、不协调的亚健康者，在这种后天气场中淬炼，也会得到修复提升，达到平衡中和的健康体质。这种模式对在学海、职场、商场中打拼的中青年西南能量人来说是最适合采用的养生调理模式。

②头朝东南脚向西北方睡，灶坐东南向西北方烹调饮食。是西南能量人最好的养生调理模式，是斜逆地球磁场的睡眠方式。这种方式可以将对西南能量人有益的气场聚引到床上。西南能量人身体的先天五行在这种后天的气场中得到淬炼，会得到提升平衡中和，提高睡眠质量，使身体五行保持活力、精力保持旺盛充沛，对工作学习、事业、家庭和谐及子女教育有很大的帮助。即使先天五行有不平衡、不协调的亚健康问题，在这种后天的气场中淬炼，都可以得到修复提升而达到平衡中和的健康体质。这种模式对在学海、职场、商场中拼搏的西南能量青少年、中年人来说是最适宜采用的养生调理模式。

③头朝东脚向西北方睡，灶坐东向西方烹调饮食。这是西南能量人很好的养生调理模式，是切割地球磁场的睡眠方式。这种方式可以将对西南能量人有益的气场聚引到床上，使其身体的先天五行可以在这种后天气场淬炼中得到提升巩固，也可提升睡眠的质量，使身体五行保持活力，精力保持旺盛充沛，对工作学习、事业、家庭和谐和子女教育都有很大的帮助。即使身体先天五行有不平衡、不协调的亚健康问题，在这种后天气场中淬炼，也可以得到修复提升，拥有五行协调中和的健康身体，祛病延年。对西南能量人来说，这种气场作用较温和但效果较慢，而对老年人或有慢性疾患者效果较明显。这种养生调理模式，是最适合年老的及有慢性疾患需要安静疗养康复的西南能量人采用。

④头朝东北脚向西南方睡，灶坐东北向西南方烹调饮食。这是西南能量人本命床向灶向，是其应谨慎采用的模式，是斜顺地球磁场的睡眠方式。这种方式不能将西南能量人需要的有益气场聚到床上。聚引到床上的气场对其身体五行没有任何提升巩固作用，但也没有多大的损伤。如果其先天

五行不平衡、不协调，长期处在这种气场中，还是会有损健康的。确实因条件限制不得不采用这种床向的西南能量人，可以采用适合的最佳灶向来安灶烹调饮食，这样的补救措施可以保证其身体五行得到最大程度的协调中和，这样也可以拥有健康体质，祛病延年。

　　⑤头朝北脚向南方睡，灶坐北向南方烹调饮食。这是西南能量人不应采用的模式，是顺地球磁场的睡眠方式。这种方式会将对西南能量人心肺功能有伤害的气场聚引到床上。长期处在这种气场中，西南能量人易出现心痛、咳嗽等症状，妇女则痛经、月事不调。即使先天五行火金功能强健，有平衡中和的体质，处于这种气场中还是会出现上述症状。这样就应该调整好适合西南能量人的最佳床向灶向，配合相应的药物调理，身体五行可以很快恢复平衡中和的健康状态。

　　⑥头朝南脚向北方睡，灶坐南向北方烹调饮食。这是西南能量人不应该采用的模式，是逆地球磁场的睡眠方式。这种方式能将对西南能量人的肾脏功能有伤害的气场聚引到床上。长期处在这种气场中，即使是先天五行平衡中和的西南能量人，也会出现腰膝酸软无力、虚损头晕、免疫力低、易伤风感冒、皮肤病、牙痛，妇女带下、闭经、小产等症状。如属先天五行水功能不协调的亚健康体质，症状要严重得多。如有上述症状发生，要考虑是否采用这种床向灶向，只要调整适合西南能量人的最佳床向灶向，再配合相应的药物调理，身体五行会很快恢复平衡中和的健康状态。

　　⑦头朝西脚向东方睡，灶坐西向东方烹调饮食。

　　⑧头朝西北脚向东南方睡，灶坐西北向东南方烹调饮食。这两种方式都是西南能量人不应采用的模式，是切割地球磁场和斜顺地球磁场的睡眠方式。两种方式都会将对西南能量人肝脏功能很有伤害的气场聚引到床上。长期处在这两种气场中，即使是先天五行平衡协调的健康体质，也易出现泻痢、筋骨关节痛、惊悸多梦、胸胁闷痛、血毒疮毒，妇女烦躁、经血不调，小儿急慢惊风、黄疸、疳积等症状。如果是先天五行木功能不协调的亚健康者，症状会更明显。发现有上述症状的西南能量人，只要调整适合的最佳床向灶向，再配合相应的药物调理，症状会很快消失，身体会恢复到

五行平衡中和的健康状态。

⑨夫妻双方如果妻子属西南能量，丈夫属东四能量，要以妻子西南能量最佳床向安床为主，以丈夫东四能量最佳灶向安灶烹调饮食。这是一种互补的补救措施，能最大程度协调夫妻双方先天五行在这两种气场中的消长，以保证夫妇双方身体健康，祛病延年，保证家庭和谐。

（4）西方能量

①头朝东南脚向西北方睡，灶坐东南向西北方烹调饮食。这是西方能量人采用的最佳养生调理模式，是斜逆地球磁场的睡眠方式。这种方式能将对西方能量人最有益的气场聚引到床上，使其身体的先天五行在后天这种气场中得到淬炼，五行功能得到巩固提升，睡眠质量改善，精力保持旺盛充沛，对工作、学习、事业、家庭和谐及子女的教育都有很人的帮助。即使先天五行有不协调、不平衡的亚健康问题，在这种后天气场淬炼中，也都可以得到提升协调，祛病延年。对于在学海、职场、商场中打拼的中青年人，是最适宜采用的养生调理模式。

②头朝西南脚向东北方睡，灶坐西南向东北方烹调饮食。这是西方能量人采用的最好养生调理模式，是斜逆地球磁场的睡眠方式。这种方式可以将对西方能量人最有益的气场聚引到床上，使其身体先天五行在这种后天气场中得到淬炼，五行的功能得以巩固提升，睡眠质量得到改善，精力旺盛充沛，对学习工作、事业、家庭和谐及子女教育都有很大的帮助。即使先天五行有不协调、不平衡的亚健康问题，在这种后天气场中淬炼，也能得到提升调和，使体质拥有祛病延年益寿的机能。对于在学海、职场、商场中打拼的青少年、中年西方能量人是最适宜采用的养生调理模式。

③头朝东北脚向西南方睡，灶坐东北向西南方烹调饮食。这是西方能量人很好的一种养生调理模式，是斜顺地球磁场的睡眠方式。这种方式可以将对西方能量人有益的气场聚引到床上，使身体的先天五行在这种后天气场中得到淬炼，五行功能得以巩固提升，睡眠质量也得到保证，精力保持旺盛充沛，对工作、学习、事业、家庭和谐及子女教育都有很大帮助。即

使先天五行有不协调、不平衡的亚健康问题，在这种后天气场中淬炼，也都能恢复五行平衡中和的健康体质。只是这种气场作用较温和，功效较慢。但对于年老或身患慢性病需安静疗养康复者，功效非常明显。所以这种模式对老年、患有慢性病及术后需康复疗养的西方能量人最适宜。

④头朝东脚向西方睡，灶坐东向西方烹调饮食。这是西方能量人的本命床向灶向，是西方能量人应谨慎采用的模式，是切割地球磁场的睡眠方式。这种方式不能将对西方能量人有益的气场聚引到床上，但聚引到床上的气场对西方能量人身体五行也没有伤害。如果有先天五行不协调、不平衡的亚健康问题，在这种气场中得不到巩固提升养护，会有疾病发生。确实因条件限制不得不采用这种床向的，一定要按西方能量人最佳灶向安灶烹调饮食，作为一种补救措施，可以最大程度确保身体先天五行的平衡中和，才能够祛病延年。

⑤头朝北脚向南方睡，灶坐北向南方烹调饮食。这是西方能量人不应采用的模式，是顺地球磁场的睡眠方式。这种方式能将对西方能量人的心、肺正常功能有伤害的气场聚引到床上。长期处于这种气场中，易出现心疼、气喘乏力、血毒、痛毒、咳嗽、痰火等，妇女则会有月事不调、血崩等症状。即使先天五行火、金功能强健，还是会出现上述症状。如果先天五行火、金功能弱不协调，症状会更明显。只要调整好适合西方能量人的最佳床向灶向，配合相应的药物调理，症状会很快消失，身体也可以康复到平衡中和的健康状态。

⑥头朝南脚向北方睡，灶坐南向北方烹调饮食。这是西方能量人不应采用的模式，是逆地球磁场的睡眠方式。这种方式能将对西方能量人肾功能有伤害的气场聚引到床上。长期处在这种气场中，会出现晕眩、腰膝无力、免疫力低、易感风寒、夜遗、皮肤病等，妇女带下、月事不调，小儿还因肾功能不协调引起肝胆、脾胃不合等症。即使先天五行水功能强健，疾病也难以避免。如先天五行水功能弱不协调平衡，疾患症状会更明显。只要调整适合西方能量人最佳床向灶向，配合相应的药物调理，症状会很快消失，身体也会很快康复到平衡中和的健康状态。

⑦头朝西北脚向东南方睡，灶坐西北向东南方烹调饮食。

⑧头朝西脚向东方睡，灶坐西向东方烹调饮食。这两种模式都是西方能量人不应采用的模式，是斜顺地球磁场和切割地球磁场的两种睡眠方式。这两种方式会将对西方能量人肝胆、肠功能有伤害的气场聚引到床上。长期处在这两种气场中，会出现烦躁、惊悸、睡眠不安、筋骨关节痛、眼疾、泻痢、痔痛，妇女有月事不调、瘘瘦，婴幼儿有急慢惊风、疳积、黄疸等症状。即使先天五行木、金功能协调健旺，也会有上述症状出现。如先天五行有木、金功能不协调的亚健康问题，症状会更明显。只要调整好适合西方能量人最佳床向灶向，配合相应的药物调理，症状会很快消失，身体会康复到平衡中和的健康状态。

⑨夫妻双方如妻子属西方能量，丈夫属东四能量，应以妻子西方能量最佳床向安床，以丈夫东四能量最佳灶向安灶烹调饮食。这样作为互补的补救措施，可以最大限度地保证夫妻双方先天五行得到协调平衡中和，最大限度保持夫妻双方有健康体质，对家庭和谐及子女教育，都有理想的效果。

（二）本源能量合婚

爱情，是一个千古传唱的永恒话题，也是世间最美的东西。从古到今，每朝每代，在文人们的笔端，留下了多少关于爱情的凄婉动人的神话、故事。既有有情人终成眷属的皆大欢喜、团圆美满，也有遗恨千古、悲恸欲绝的永世分离。这些故事中的主人公所向往的无非是冲破传统制度，自由恋爱，与相爱的人组建幸福家庭，和谐美满，相濡以沫。

究竟怎样才能够得到美满婚姻、组建起和谐幸福的家庭，这也是千百年来人们一直在探讨的话题。在古代，封建制度下的传统习俗不可能给少男少女们单独相会的条件，只能凭父母之命、媒妁之言决定终身。婚前就只有媒人有机会见婚姻双方的主角，就是婚姻双方的父母，婚前可能都没有机会见当事的双方。在古老的婚姻中，没有恋爱，想要了解对方的相貌、品格，以便日后能组建和谐美满的家庭，为迎合这种需求，各种各样的合婚方式应运而生。

唐代以来，四柱八字命理术已趋于成熟，同时也有了合婚法则的一套理论依据。这类合婚的依据是命理术中的三合、六合、六冲及刑害，还有孤神、寡宿，更离奇的还有扫帚星、单丁独甲等名目。这种合婚法则认为男女双方出生年的地支如属三合、六合，就可以结为好姻缘；男女双方出生年地支六冲的勉强可以，但是要看有无解冲的条件；命带孤神、寡宿、扫帚星、单丁独甲的，不能婚配。事实上，这种合婚法则是非常荒谬的，自古以来多少有情人因这种法则判决而不能婚嫁，不得不放弃了对美好爱情的追求。

还有四柱八字命理术中衍生出来的一种合婚法则，其依据是六十甲子纳音所属五行生克法，即是木生火、火生土、土生金、金生水、水生木，木克土、土克水、水克火、火克金。其实这种五行纳音生克主要用在风水理论及《易经》推演中，用来合婚便有些不伦不类了。比如，水命克火命，但大海之水命克不了天上的火命等这类牵强附会的解释。这种合婚法则也戕害了无数相爱的男女，好好的姻缘就因无缘由的一个"相克"说而葬送了……

另有一种合婚法则，是西方盛行的星座法，也是依据西方星宿法衍生出来的，即什么星座与什么星座可以匹配，某某星座与某某星座相排斥不能婚配。对于此法，本文这里不做过多的评论。

及至现代，恋爱自由的风潮兴起，步入青春期的少年男女由于体内性激素的分泌和刺激，性意识在朦胧中产生，不时产生一股与异性亲近的渴望和需求；但他们大多处在青春骚动期，本身没有什么社会经验，冲动、盲目，不计后果，同居者有之，情奔私奔者有之，玩一段时间作鸟兽散者有之，形形色色，大多难以修得正果，即便成婚也有很多过不了"七年之痒"这个关口。曾经的海誓山盟、"一三一四"（谐音"一生一世"），很快就劳燕分飞，各奔东西。

社会在发展，当然也有一些观念超前，西方流行的试婚，也即是同居，在我国也呈逐年上升的趋势。恋爱的男女双方先像真正的夫妻一样一起生活，如果双方认为不适合，就分开另寻下一段生活。甚至在目前在读的大学生中也屡见不鲜，他们都认为这是前卫、开放。其实这种青春的骚动对个人、对社会产生的不利、问题、危害不容忽视。

找到一个称心如意、能举案齐眉、共度白头的另一半，组建一个美满幸福的家庭也并非难事，八种本源能量合婚法可以帮助人们轻松实现这个愿望。掌握了这种方法的青年或中老年朋友，都能很容易地找到自己理想的另一半来共组家庭，为创建和谐社会做贡献。完全无需考虑找的另一半是不是与自己命理相克、相冲，也不用去做试婚这种会有遗患的不冷静行为，可以提前有方向、有目标地找到能够与自己顺利沟通、志趣相投的另一半。

八种本源能量合婚法则，是中国传统文化玄学中的一枝奇葩，只是因其高深莫测、难以掌握悟解，而渐渐濒于失传。笔者根据自己多年来的学习与实践，在这里把它公之于世，使更多的有情人在婚姻家庭、养生延年的路上，有一个路标，尽可能少走弯路错路。

八种本源能量合婚法则很人性化，就是希望世上的有情人都可以结成良缘；不能很好沟通的，通过有效的办法化解矛盾、增进沟通。所用的基本办法，都是养生调理中很容易掌握的办法。

中国有句古话，叫作识性同居。就是说，在与恋人、朋友、同事之间要友好相处，需要互相了解并能接受对方的性格。这是我们需要掌握的一把钥匙，很富有哲理。我们知道，人体是自然界的一个本源小环境，在这个小环境中有血液、津液的循环流动。有流动就有电场磁场，有循环就有新陈代谢，有代谢就有体味，因此人类有体味的不同。相同的体味不排斥，不同体味会互相排斥。现实生活中，有些人一见如故或一见钟情，有些人则接近就反感、讨厌。那么，怎样识性？八种本源能量说认为，同是东方能量人或西方能量人体味、兴趣、性格相近，容易沟通。东方能量人与西方能量人体味、兴趣、性格不同，沟通会有障碍。

夫妻间的关系就比较重要了。夫妻相处、同寝的时间相对要长，特别是还有夫妻生活，不单是为了延续后代，还关系到夫妻双方的身体健康、养生调理等方面，是体味和体液的交流，是阴阳的调和。因此，识性的问题就很关键了。对于性格，则是要花时间了解的，但人的性格也不是一成不变。结婚后，通过体液、体味的交流，阴阳互补，性格可能会发生变化，志趣也会改变，沟通会更顺畅。在八种本源能量的属性，说的是东四能量、西四能量的属性。婚恋双方若同属一种能量，体味、体液就不排斥，就可以同寝共枕，阴阳互补，感情会更趋深厚。即使是分属东、西方能量，也可以通过安排适合的床向、灶向来弥补对方的欠缺，加强阴阳互补，缩小双方的差距。顺畅沟通，使夫妻保持恩爱，家庭和谐，进而祛病延年。

八种本源能量合婚详解

北方能量男与南方能量女　南方能量男与北方能量女

这两对男女组合，都属东四能量。体味同样，志趣相同，性格差异小，处理社会、家庭问题思路、方式方法相近，夫唱妇随，沟通顺畅。婚后如能按南方能量、北方能量安排最佳床向和灶向，一定夫妻恩爱、家庭和谐，子女易成材，工作事业顺利兴旺，多福多寿，一生安康。

东南能量男与东方能量女　东方能量男与东南能量女

这两对男女组合，都属东四能量。体味同样，志趣相同，性格差异小，处理社会、家庭问题思路、方式方法一样，夫唱妇随，沟通顺畅。婚后如能按东南能量、东方能量安排最佳床向灶向，一定夫妻恩爱，家庭和谐，子女易成材，工作事业顺利兴旺，多福多寿，一生安康。

西北能量男与西南能量女　西南能量男与西北能量女

这两对男女组合，都属西四能量。体味同样，志趣相同，性格差异小，处理社会、家庭问题思路、方式方法一样，夫唱妇随，沟通顺畅。婚后如能按西北、西南能量安排最佳床向灶向，一定夫妻恩爱，家庭和谐，子女易成材，工作事业顺利兴旺，多福多寿，一生安康。

西方能量男与东北能量女　东北能量男与西方能量女

这两对男女组合，都属西四能量，体味同样，志趣相同，性格差异小，处理社会、家庭问题思路、方式方法一样，夫唱妇随，沟通顺畅。婚后如能按西方、东北能量安排最佳床向灶向，一定夫妻恩爱，家庭和谐，子女易成材，工作事业顺利兴旺，多福多寿，一生安康。

北方能量男与东南能量女　东南能量男与北方能量女

这两对男女组合，都属东四能量。体味接近，志趣相同，性格差异小，处理社会、家庭问题思路、方式方法有共同点，夫唱妇随，沟通顺利。婚后如能按东南、北方能量安排最佳床向灶向，一定夫妻恩爱，家庭和谐，子女孝顺，工作事业顺利如意，多福多禄，祛病延年。

东方能量男与南方能量女　南方能量男与东方能量女

这两对男女组合，都属东四能量，体味接近，志趣相同，性格差异小，处理社会、家庭问题思路、方式方法有共同点，夫唱妇随，沟通顺利。婚后如能按东方、南方能量安排最佳床向灶向，一定夫妻恩爱，家庭和谐，子女孝顺，工作事业顺利如意，多福多禄，祛病延年。

西北能量男与西方能量女　西方能量男与西北能量女

这两对男女组合，都属西四能量，体味接近，志趣相同，性格差异小，处理社会、家庭问题思路、方式方法有共同点，夫唱妇随，沟通顺利。婚后如能按西北、西方能量安排最佳床向灶向，一定夫妻恩爱，家庭和谐，子女孝顺，工作事业如意，多福多禄，祛病延年。

东北能量男与西南能量女　西南能量男与东北能量女

这两对男女组合，都属西四能量，体味接近，志趣相同，性格差异小，处理社会、家庭问题思路、方式方法都有共同点，夫唱妇随，沟通顺利。婚后如能按东北、西南能量安排最佳床向灶向，一定夫妻恩爱，家庭和谐，子女孝顺，工作事业如意，多福多禄，祛病延年。

东方能量男与北方能量女　北方能量男与东方能量女

这两对男女组合，都属东四能量。体味相接近，志趣接近，性格差异不大，处理社会、家庭问题思路、方式方法都能找到共同点，举案齐眉，白头偕老，容易沟通。婚后如能按女方北方能量、东方能量安排床向灶向，一定能家庭和睦，子女聪慧，工作事业称心，一生平安富足，祛病延年。

东南能量男与南方能量女　南方能量男与东南能量女

这两对男女组合，都属东四能量。体味相接近，志趣接近，性格差异不大，处理社会、家庭问题思路、方式方法能找到共同点，举案齐眉，白头偕老，容易沟通。婚后如能按女方南方能量、东南能量安排最佳床向灶向，一定能家庭和睦，子女聪慧，工作事业称心，一生平安富足，祛病延年。

西北能量男与东北能量女　东北能量男与西北能量女

这两对男女组合，都属西四能量。体味相接近，志趣接近，性格差异不大，处理社会、家庭问题思路、方式方法都有共同点，举案齐眉，白头偕老，容易沟通。婚后如能按女方东北能量、西北能量安排最佳床向灶向，一定家庭和睦，子女聪慧，工作事业称心，一生平安富足，祛病延年。

西方能量男与西南能量女　西南能量男与西方能量女

这两对男女组合，都属西四能量，体味相接近，志趣接近，性格差异不大，处理社会、家庭问题思路、方式方法有共同点，举案齐眉、白头偕老，容易沟通。婚后如能按女方西南能量、西方能量安排床向灶向，一定家庭和睦，子女聪慧，工作事业称心，一生平安富足，祛病延年。

北方能量男与西北能量女

这组男女组合，分属东四能量与西四能量组合，体味相互间可以接受，性格略有差别，处理社会、家庭问题思路、方式方法可趋一致。互相尊重，相敬如宾，沟通不难。婚后如能按女方西北能量最佳床向安床，按男方北方能量最佳灶向安灶，一定夫妻和顺，子女伶俐，工作事业得心应手，一生丰衣足食，祛病延年。

东南能量男与西方能量女

这组男女组合，分属东四能量与西四能量组合，体味相互间可以接受，性格略有差别，处理社会、家庭问题思路、方式方法可趋一致。相互尊重，相敬如宾，沟通不难。婚后如能按女方西方能量最佳床向安床，按男方东南能量最佳灶向安灶，一定夫妻和顺，子女伶俐，工作事业得心应手，一生丰衣足食，祛病延年。

东方能量男与东北能量女

这组男女组合，分属东四能量与西四能量组合，体味互相间可以接受，性格略有差别，处理社会、家庭问题思路、方式方法可趋一致。相互尊重，相敬如宾，沟通不难。婚后如能按女方东北能量最佳床向安床，按男方东方能量最佳灶向安灶，一定夫妻和顺，子女伶俐，工作事业得心应手，一生丰衣足食，祛病延年。

南方能量男与西南能量女

这组男女组合，分属东四能量与西四能量组合。体味互相间可以接受，性格略有分别，处理社会、家庭问题思路，方式方法可趋一致。相互尊重，相敬如宾，沟通不难。婚后如能按女方西南能量最佳床向安床，按男方南方能量最佳灶向安灶，一定夫妻和顺，子女伶俐，工作事业得心应手，一生丰衣足食，祛病延年。

西北能量男与北方能量女

这组男女组合，分属西四能量与东四能量组合。体味互相间可以接受，性格略有差别，处理社会、家庭问题思路、方式方法可趋一致。相互尊重，相敬如宾，沟通不难。婚后如能按女方北方能量最佳床向安床，按男方西北能量安排灶向，一定夫妻和顺，子女伶俐，工作事业得心应手，遇上问题能化险为夷，一生丰衣足食，祛病延年。

东北能量男与东方能量女

这组男女组合，分属西四能量与东四能量组合。体味互相间可以接受，性格略有分别，处理社会、家庭问题思路、方式方法可趋一致。相互尊重，相敬如宾，沟通不难。婚后如能按女方东方能量最佳安排床向，按男方东北能量安排最佳灶向，一定可夫妻和顺，子女伶俐，工作事业得心应手，遇到问题能化险为夷，一生丰衣足食，祛病延年。

西南能量男与南方能量女

这组男女组合，分属西四能量与东四能量组合。体味相互间可以接受，性格略有分别，处理社会、家庭问题上思路、方式方法可趋一致。相互尊重，相敬如宾，沟通不难。婚后如能按女方南方能量安排最佳床向，按男方西南能量安排灶向，一定夫妻和顺，子女伶俐，工作事业得心应手，遇上问题能化险为夷，一生丰衣足食，祛病延年。

西方能量男与东南能量女

这组男女组合，分属西四能量与东四能量组合。体味互相间可以接受，性格略有分别，处理社会、家庭问题上思路、方式方法可趋一致。相互尊重，相敬如宾，沟通不难。婚后如能按女方东南能量安排最佳床向，按男方西方能量安排灶向，一定夫妻和顺，子女伶俐，工作事业得心应手，遇上问题能化险为夷，一生丰衣足食，祛病延年。

北方能量男与西方能量女

这组男女组合，分属东四能量与西四能量组合。体味不同有别，但可容忍接受，性格有差异，处理社会、家庭问题思路、方式方法差异不大，各自容忍仍能一致。夫妻间时有口舌，也都能体谅化解。婚后如能按女方西方能量安排最佳床向，按男方北方能量安排最佳灶向，一定夫妻和美，子女敬老爱幼，一生平安，逢凶化吉，遇难可解，衣食充裕，可保小康。

东方能量男与西南能量女

这组男女组合，分属东四能量与西四能量组合。体味不同有别，但可容忍接受，性格有差异，处理社会、家庭问题思路、方式方法差异不大，各自容忍仍能一致。夫妻间时有口舌，也都能体谅化解。婚后如能按女方西南能量安排最佳床向，按男方东方能量安排最佳灶向，一定能夫妻和美，子女敬老爱幼，一生平安，逢凶化吉，遇难可解，衣食充裕，可保小康。

东南能量男与西北能量女

这组男女组合，分属东四能量与西四能量组合。体味不同有别，但可容忍接受，性格略有差别，处理社会、家庭问题上思路、方式方法差异不大，各自容忍仍能一致。夫妻间时有口舌，也都能体谅化解。婚后如能按女方西北能量安排最佳床向，男方东南能量安排灶向，一定能夫妻和美，子女敬老爱幼，一生平安，逢凶化吉，遇难可解，衣食充裕，可保小康。

南方能量男与东北能量女

这组男女组合，分属东四能量与西四能量组合。体味不同有别，但可容忍接受，性格略有差别，处理社会、家庭问题上思路、方式方法差异不大，各自容忍仍能一致。夫妻间时有口舌，也能体谅化解。婚后如能按女方东北能量安排床向，按男方南方能量安排最佳灶向，一定能夫妻和美，子女敬老爱幼，一生平安逢凶化吉，遇难可解，衣食充裕，可保小康。

东北能量男与南方能量女

这组男女组合，分属西四能量与东四能量组合。体味不同有别，但可容忍接受，性格略有差别，处理社会、家庭问题思路、方式方法差异不大，各自容忍仍能一致。夫妻间时有口舌，也能体谅化解。婚后如能按女方南方能量安排最佳床向，按男方东北能量安排最佳灶向，一定能夫妻和美，子女敬老爱幼，一生平安，逢凶化吉，衣食充裕，可保小康。

西南能量男与东方能量女

这组男女组合，分属西四能量与东四能量组合。体味不同有别，但可容忍接受，性格略有差别，处理社会、家庭问题上思路、方式方法差异不大，各自容忍仍能一致。夫妻间时有口舌，也能体谅化解。婚后如能按女方东方能量安排最佳床向，按男方西南能量安排最佳灶向，一定能夫妻和美，子女敬老爱幼，一生平安，逢凶化吉，衣食充裕，可保小康。

西方能量男与北方能量女

这组男女组合，分属西四能量与东四能量组合。体味不同有别，但可容忍接受，性格略有差别，处理社会、家庭问题上思路、方式方法差异不大，各自容忍仍能一致。夫妻间时有口舌，也能体谅化解。婚后如能按女方北方能量安排最佳床向，按男方西方能量安排最佳灶向，一定能夫妻和美，子女敬老爱幼，一生平安，逢凶化吉，衣食充裕，可保小康。

西北能量男与东南能量女

这组男女组合，分属西四能量与东四能量组合。体味不同有别，但可容忍接受，性格略有差别，处理社会、家庭问题上思路、方式方法差异不大，各自容忍仍能一致。夫妻间时有口舌，也能体谅化解。婚后如能按女方东南能量安排最佳床向，按男方西北能量安排最佳灶向，一定能夫妻和美，子女敬老爱幼，一生平安，逢凶化吉，衣食充裕，可保小康。

北方能量男与北方能量女　东方能量男与东方能量女
东南能量男与东南能量女　南方能量男与南方能量女

这四组男女组合，分属东四能量各自本源能量的组合。男女双方体味相同，志趣相同，性格相同。处理社会、家庭问题思路、方式方法有着共同点，也能夫唱妇随，恩爱美满，子女也都孝顺伶俐。因为是本源能量的组合，不能发挥阴阳互补的本源能量，因而一生平淡、无惊无险，团圆和气。婚后必须要按女方东四能量各自所属能量安排最佳床向灶向，方能发挥各自最大本源能量，才能多福多禄，男女和谐，白发偕老，祛病延年。

东北能量男与东北能量女　西南能量男与西南能量女

西方能量男与西方能量女　西北能量男与西北能量女

这四组男女组合，分属西四能量各自本源能量的组合。男女双方体味相同，志趣相同，性格相同。处理社会、家庭问题思路、方式方法有着共同点，也能夫唱妇随，恩爱美满，子女也都孝顺伶俐。因为是本源能量的组合，不能发挥阴阳互补的本源能量，因而一生平淡，无惊无险，团圆和气。婚后必须要按女方西四能量各自所属能量安排最佳床向灶向，方能发挥各自最大本源能量，才能多福多禄，男女和谐，白发偕老，祛病延年。

北方能量男与东北能量女

这组男女组合，属东四能量与西四能量组合。体味不同，志趣有差异，性格也有差异，能最大限度包容。处理社会、家庭问题思路、方式方法有差异，也能最大限度求同存异，家庭稳定。夫妻间常有口角，但未致感情破裂。婚后必须要按女方东北能量安排最佳床向，按男方北方能量安排最佳灶向。必要时也可以采用分床模式，按男方北方能量安排最佳床向安床自睡，避免生活不安宁因素，增进夫妻双方感情和提升体质，使得工作事业顺利，子女孝顺，丰衣足食，祛病延年。

东方能量男与西北能量女

这组男女组合，属东四能量与西四能量组合。体味不同，志趣有差异，性格也有差异，能最大限度包容。处理社会、家庭问题思路、方式方法有差异，也能最大限度求同存异，家庭稳定。夫妻间常有口角，但未致感情破裂。婚后必须要按女方西北能量安排最佳床向，按男方东方能量安排最佳灶向。必要时也可以采用分床模式，按男方东方能量安排最佳床向安床自睡，避免生活不安宁因素，增进夫妻双方感情和提升体质，使得工作事业顺心，子女孝顺，丰衣足食，祛病延年。

东南能量男与西南能量女

这组男女组合，属东四能量与西四能量组合。体味不同，志趣有差异，性格也有差异，能最大限度包容。处理社会、家庭问题思路、方式方法有差异，也能最大限度求同存异，家庭稳定。夫妻间常有口角，但未致感情破裂。婚后必须要按女方西南能量安排最佳床向，按男方东南能量安排最佳灶向。必要时也可以采用分床模式，按男方东南能量安排最佳床向安床自睡，避免生活不安宁因素，增进夫妻双方感情和提升体质，使得工作事业顺心，子女孝顺，丰衣足食，祛病延年。

南方能量男与西方能量女

这组男女组合，属东四能量与西四能量组合。体味不同，志趣有差异，性格也有差异，能最大限度包容。处理社会、家庭问题思路、方式方法有差异，也能最大限度求同存异，家庭稳定。夫妻间常有口角，但未致感情破裂，婚后必须要按女方西方能量安排最佳床向，按男方南方能量安排最佳灶向。必要时也可以采用分床模式，按男方南方能量安排最佳床向安床自睡，避免生活不安宁因素，增进夫妻双方感情和提升体质，使得工作事业顺心，子女孝顺，丰衣足食，祛病延年。

西北能量男与东方能量女

这组男女组合，属西四能量与东四能量组合。体味不同，志趣有差异，性格也有差异，能最大限度包容。处理社会、家庭问题思路、方式方法有差异，也能最大限度求同存异，家庭稳定。夫妻间常有口角，但未致感情破裂。婚后必须要按女方东方能量安排最佳床向，按男方西北能量安排最佳灶向。必要时也可以采用分床模式，按男方西北能量安排最佳床向安床自睡，避免生活不安宁因素，增进夫妻双方感情和提升体质，使得工作事业顺心，子女孝顺，丰衣足食，祛病延年。

东北能量男与北方能量女

这组男女组合，属西四能量与东四能量组合。体味不同，志趣有差异，性格也有差异，能最大限度包容。处理社会、家庭问题上思路、方式方法有差异，也能最大限度求同存异，家庭稳定。夫妻间常有口角，但未致感情破裂。婚后必须要按女方北方能量安排最佳床向，按男方东北能量安排最佳灶向。必要时也可以采用分床模式，按男方东北能量安排最佳床向安床自睡，避免生活不安宁因素，增进夫妻双方感情和提升体质，使得工作事业顺心，子女孝顺，丰衣足食，祛病延年。

西南能量男与东南能量女

这组男女组合，属西四能量与东四能量组合。体味不同，志趣有差异，性格也有差异，能最大限度包容。处理社会、家庭问题上思路、方式方法有差异，也能最大限度求同存异，家庭稳定。夫妻间常有口角，但未致感情破裂。婚后必须要按女方东南能量安排最佳床向，按男方西南能量安排最佳灶向。必要时也可以采用分床模式，按男方西南能量安排最佳床向安床自睡，避免生活不安宁因素，增进夫妻双方感情和提升体质，使得工作事业顺心，子女孝顺，丰衣足食，祛病延年。

西方能量男与南方能量女

这组男女组合，属西四能量与东四能量组合。体味不同，志趣有差异，性格也有差异，能最大限度包容。处理社会、家庭问题上思路、方式方法有差异，也能最大限度求同存异，家庭稳定。夫妻间常有口角，但未致感情破裂。婚后必须要按女方南方能量安排最佳床向，按男方西方能量安排最佳灶向。必要时也可采用分床模式，按男方西方能量安排最佳床向安床自睡，避免生活不安宁因素，增进夫妻双方感情和提升体质，使工作事业顺心如意，子女孝顺，丰衣足食，祛病延年。

北方能量男与西南能量女

这组男女组合，属东四能量与西四能量组合。体味不同，志趣也不相同，性格差异较大，处理社会、家庭问题思路、方式方法都不一样。如果不能互相包容体谅，各自固执己见，更容易产生极端分歧。当情绪冷静稳定后，又容易将对方的缺点放大，这对家庭、夫妻感情的和谐稳定有极大影响。因此婚后必须要按女方西南能量安排最佳床向，按男方北方能量安排最佳灶向。必要时也可采用分床模式，按男方北方能量安排最佳床向安床自睡，也可以采用分多聚少的生活方式。这样可以使婚恋初期的热情得以延续，确保夫妻双方感情和顺美满，白头偕老，子女不忤逆，工作事业顺心，身体健康，无灾无虞。

东方能量男与西方能量女

这组男女组合，属东四能量与西四能量组合。体味不同，志趣也不相同，性格差异较大，处理社会、家庭问题上思路、方式方法都不一样。如果不能互相包容体谅，各自固执己见，容易产生极端分歧。当情绪冷静稳定后，也容易将对方的短处缺点放大，这对家庭、夫妻感情的和谐稳定有极大影响。因此婚后必须要按女方西方能量安排最佳床向，按男方东方能量安排最佳灶向。必要时也可采用分床模式，按男方东方能量安排最佳床向安床自睡，也可以采用分多聚少的生活方式。这样可以使婚恋初期的热情得以延续，确保夫妻双方感情和顺美满，白头偕老，子女不忤逆，工作事业顺心，身体健康，无灾无虞。

东南能量男与东北能量女

这组男女组合，属东四能量与西四能量组合。体味不同，志趣也不相同，性格差异较大，处理社会、家庭问题上思路、方式方法都不一样，如果不能互相包容体谅，各自固执己见，容易生极端分歧。当情绪冷静稳定后，很容易将对方的短处缺点放大，这对家庭、夫妻感情的和谐稳定有极大影响。因此婚后必须要按女方东北能量安排最佳床向，按男方东南能量安排最佳灶向。必要时也可以采用分床模式，按男方东南能量安排最佳床向自睡，也可以采用分多聚少的生活方式。这样可以使婚恋初期的热情得以延续，确保夫妻双方感情和顺美满，白头偕老，子女不忤逆，工作事业顺心，身体健康，无灾无虞。

南方能量男与西北能量女

这组男女组合，属东四能量与西四能量组合。体味不同，志趣也不相同，性格差异较大，处理社会、家庭问题上思路、方式方法都不一样，如果不能互相包容体谅，各自固执己见，容易产生极端分歧。当情绪冷静稳定后，也容易将对方短处缺点放大，这对家庭、夫妻感情和谐稳定有很大影响。因此婚后必须要按女方西北能量安排最佳床向，按男方南方能量安排最佳灶向。必要时也可采用分床模式，按男方南方能量安排最佳床向安床自睡，也可以采用分多聚少的生活方式。这样可以使婚恋初期的热情得以延续，确保夫妻双方感情和顺美满，白头偕老，子女不忤逆，工作事业顺心，身体健康，无灾无虞。

西北能量男与南方能量女

这组男女组合，属西四能量与东四能量组合。体味不同，志趣也不相同，性格差异较大，处理社会、家庭问题上思路、方式方法都不一样，如果不互相包容体谅，各自固执己见，容易产生极端分歧。情绪冷静稳定后，也容易将对方的短处缺点放大，这对家庭、夫妻感情和谐稳定会有很大影响。因此婚后必须要按女方南方能量安排最佳床向，按男方西北能量安排最佳灶向。必要时也可采用分床模式，按男方西北能量安排床向安床自睡，也可以采用分多聚少的生活方式。这样可以使婚恋初期的热情得以延续。确保夫妻双方感情和顺美满，白头偕老，子女不忤逆，工作事业顺心，身体健康，无灾无虞。

东北能量男与东南能量女

这组男女组合，属西四能量与东四能量组合。体味不同，志趣也不相同，性格差异较大，处理社会、家庭问题上思路、方式方法都不一样，如果不互相包容体谅，各自固执己见，容易产生极端分歧。情绪冷静稳定后，又容易将对方缺点放大，这对家庭、夫妻感情和谐稳定有很大影响。因此婚后必须要按女方东南能量安排最佳床向，按男方东北能量安排最佳灶向。必要时也可采用分床模式，按男方东北能量安排最佳床向安床自睡，也可采用分多聚少的生活方式。这样可以使婚恋初期的热情得以延续，确保夫妻双方感情和顺美满，白头偕老，子女不忤逆，工作事业顺心，身体健康，无灾无虞。

西南能量男与北方能量女

这组男女组合，属西四能量与东四能量组合。体味不同，志趣也不相同，性格差异较大，处理社会、家庭问题上思路、方式方法都不一样，如果不互相包容体谅，各自固执己见，容易产生极端分歧。情绪冷静稳定后，也容易将对方短处缺点放大，这对家庭、夫妻感情和谐稳定会有很大影响。因此婚后必须要按女方北方能量安排最佳床向，按男方西南能量安排最佳灶向。必要时也可采用分床模式，按男方西南能量安排最佳床向安床自睡，也可以采用分多聚少的生活方式。这样可以使婚恋初期的热情得以延续，确保夫妻双方感情和顺美满，白发偕老，子女不忤逆，工作事业顺心，身体健康，无灾无虞。

西方能量男与东方能量女

这组男女组合，属西四能量与东四能量组合。体味不同，志趣也不相同，性格差异较大，处理社会、家庭问题上思路、方式方法都不一样，如果不互相包容体谅，各自固执己见，更容易产生极端分歧。情绪冷静稳定后，也容易将对方短处缺点放大，这对家庭、夫妻感情和谐稳定有很大影响。因此婚后必须要按女方东方能量安排最佳床向，按男方西方能量安排最佳灶向。必要时也可以采用分床模式，按男方西方能量安排最佳床向安床自睡，也可以采用分多聚少的生活方式。这样可以使婚恋初期的热情得以延续，确保夫妻双方感情和顺美满，白发偕老，子女不忤逆，工作事业顺心，身体健康，无灾无虞。

五行能量学说是古人从生活实践中总结出来的，认为世界万物都是由金、木、水、火、土五源构成，在不同的事物上有不同的表现。如五色：青、赤、黄、白、黑，五声：角、徵、宫、商、羽，五味：酸、苦、甘、辛、咸，五脏：肝、心、脾、肺、肾，五情：喜、乐、欲、怒、哀，五常：仁、礼、信、义、智，等等，每种事情的五项内容都分别显示出木、火、土、金、水的五行顺序。本篇告诉我们，五行有生成、相生、相克的顺序，五行缺补都可以自然互补。

第五章　内在的能量

人们常说，性格决定命运。但是，为什么性格相同的人却拥有不同的命运？为什么成功者没有共同的性格特征？成功者可以有不同的性格特质，但共同点是，他们都具有超乎常人的内在能量。

人体是一个能量场，通过激发内在潜能，可以使人表现出一个崭新的自我，从而更加自信、更加充满活力。

根据生命全息论的观点，所有天体运动都会不同程度地作用于地球生命，从而在地球生命体上留下其全部信息，因而人体信息与天体信息是息息相通、密切相关的。天人感应就是天体信息对人体的影响，人体对天体运动的各种信息的感应，也是天地阴阳五行相生相克、相制相化的表现。因此说，人的命运与天体运动相关。人出生的年、月、日、时所构成的天干地支的排列，储存了人的命运信息，这就形成了人的命理。

命理，是生命的道理，是人生命运的道理。

为了更好地理解这个生命内在能量的内涵，我们引用物理学的一个概念：做功。物理学上认为，消耗能量产生效率谓之做有用功。生命本源能量也是这样，做功一定要消耗能量。这里的能量是什么？生命本源能量命理八字中的每个字都有能量，天干能量低，地支能量高。我们可以将十天干与十二地支理解成不同属性与方向性的能量体，由于之间要发生刑、冲、克、穿、合、墓、破等关系，这样八字中的字与字之间就存在着能量的碰撞、耗散与湮灭的关系。

成功者的本源能量结构是有效率地利用这种能量，平庸者恰恰是无效率地浪费能量。成功者能量耗散之后能产生效率，是有用功；平庸者则是耗散能量之后不产生效率，是无用功，或者不消耗能量，也不做功。

因此，本源能量就是生命的内在能量形式，能量决定命运。

我们如何利用这个生命内在的能量？就是通过人体磁场强弱，找出一个平衡强弱磁场的有用磁场加以利用，顺应宇宙的大磁场，进而延长人的健康与寿命，达到改善命运的目的。

磁场是地球在宇宙运动过程中产生和释放出的一种力量。地球是运动的，地球上所有的动物、植物、矿物因运动而产生力量，这种力量叫作磁场。磁场是看不到、摸不着的，通常通过自身的能量向外散发或辐射，地球上万物都处在宇宙磁场中，而人在出生时接受宇宙磁场力因时空、环境、地点等的不同而产生了强弱差异。

按照传统理论，我们把磁场的属性分为金磁场、木磁场、水磁场、火磁场、土磁场。每个人的磁场在宇宙大磁场的运行过程中，由于人体五种磁场的组合，以及出生年、月、日、时的磁场接受和影响的不同，而产生了千变万化的个体磁场，于是人就出现了顺应与对抗宇宙磁场而出现的吉、凶、祸、福。

万事万物在宇宙磁场的不断运动过程中产生了磁场的变化，出现了一个相生、相克、消长、转化的过程。在传统命理学说中是指人、事、物出现了长生、沐浴、冠带、临官、帝旺、衰、病、死、墓、绝、胎养的不同状态，万物因动而变易，处于不平衡状态，所以人（包括生理和心理）、事、物也同样会处于不平衡状态。

本源能量养生就是根据万物阴阳的不平衡状态，从个人的性格、饮食、工作、处世、六亲等方面以本源能量为基础，进行探讨、调养和心理疏导的一个过程。

本书的本源能量养生，是以唐朝李虚中"五行四柱"理论为主导，主要论点是以生日"天干"属性为主体，参照年、月、日、时天干地支来谈命理。关于坊间流传的"生肖""属相"说法则是针对出生年说的，在"五行四柱"中没有实际的指导作用，这是在古代文化水平较低的情况下方便记忆的纪年法而已。

所谓"五行"，即是木、火、土、金、水"五材"，是探讨命理的五种基本要素。"五材"实际又包含"十天干"：甲、乙、丙、丁、戊、己、庚、辛、壬、癸。甲乙属性为木，甲是阳性木，乙是阴性木；丙丁属性为火，丙是阳性火，丁是阴性火；戊己属性为土，戊是阳性土，己是阴性土；庚辛属性为金，庚是阳性金，辛是阴性金；壬癸属性为水，壬是阳性水，癸是阴性水。

在以下各篇有关养生的论述中，都是围绕"五行""十天干"讲解各种养生保健的方式方法。怎样才能知道自己属于哪一种属性呢？有了以出生日为主的指导方向，用万年历就能简单快捷地查到自己的农历出生日，根据出生日的天干就可以知道自己的身体属性了。

需要注意的是：年，是以立春为新的一年开始。季，是以立春、雨水、惊蛰、春分、清明、谷雨六节气为春季；立夏、小满、芒种、夏至、小暑、大暑六节气为夏季；立秋、处暑、白露、秋分、寒露、霜降六节气为秋季；立冬、小雪、大雪、冬至、小寒、大寒六节气为冬季。月，也是以节气来分月属，不是以初一为一月之始。

比如，某人 1942 年 2 月 1 日出生。1942 年是农历壬午年，2 月 4 日立春，阳历 2 月为农历 1941 年即辛巳年十二月，应属辛巳年、辛丑月、乙酉日，出生日天干是乙，此人是木属性，冬季木。

又，某人 1992 年 8 月 1 日出生，1992 年是农历壬申年，8 月 7 日立秋，阳历 8 月为农历六月，应属壬申年、丁未月、己酉日，出生日天干是己，此人是土属性，夏季土。

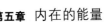

又，某人 2002 年 11 月 1 日出生，2002 年是农历壬午年，11 月 7 日立冬，阳历 11 月为农历九月，应属壬午年、庚戌月、癸酉日，出生日天干是癸，此人是水属性，秋季水。

一、五方四季能量养生概说

"五行"学说是中国古代玄学的理论基础，也是国学文化中的一朵奇葩。据有关专家考证，五帝尧舜时期甲骨文已有"五行"记载，春秋时期渐趋成熟成为体系，开始用来理解诠释世界万物；同时期中医巨著《黄帝内经》将"五行"应用于医学，形成中医特有的理论体系；将"五行"学说应用于环境风水、命理预测等术数领域，以解释天、地、人的自然现象及活动的著述，更是数不胜数。

何谓"五行"？古人解释"行者，顺天行气也"，也就是一种自然运行。"五行"都有各自的本源能量，依循本身呈现固有的本源能量规则而持续运动，即"行"；"五"指"五材"，就是木、火、土、金、水五种基本物质。玄学理论观点认为这五种基本物质的万事万物运动，意味着万物之宗及起始。也可以这样认为，这五种物质依循各自本源能量规则运行，都可以解释认知自然界万物的规律。

"五材"有各自特定的本源能量。木，地域位于东方，本源能量生火克土，被金克，青色，味酸，性格主仁。火，地域位于南方，本源能量生土克金，被水克，红色，味苦，性格主礼。土，地域位于中央，本源能量生金克水，被木克，黄色，味甜，性格主信，有协调照顾木、火、金、水四行平衡中和的作用。金，地域位于西方，本源能量生水克木，被火克，白色，味辣，性格主义。水，地域位于北方，本源能量生木克火，被土克，黑色，味咸，性格主智。对于东西南北中地域概念的划分，古人由于认知等原因，只以古中州（现河南）为中，以古青州（现山东）一带为东，以古百越（现湖广）一带为南，以川滇（现四川云南）一带为西，以古幽州（现河北）为北，现在我们国家的实际疆域比古人的认知大了许多，所以现代可以在古人认知的地域基础上延伸出去。

　　"五行"是五种各自不同的本源能量属性，但各种本源能量并非静止不变，它们之间还存在着生、克、合变化的本源能量的转换关系，也会随着时间（运程行到季节变化等）、环境（运程行到地域方位或离出生地所在地的风水）等条件的改变，使本源能量发生改变。五行能量观认为，人体是"五行"所构建的自然小环境体系，是五行本源能量的组合。一个人出生的那一天，即决定了他（她）身体的属性，便具备了他（她）的本源能量，是兼有出生地域属性和本源能量的组合体。随着时间推移，还有环境（居住地域或迁居地域）的变化，他（她）们渐渐长大、成人，进而衰老，是健康、富足，还是疾病、贫困，都会有质和量的变化。

　　将五行学说应用于诠释人一生的自然活动规律，在晋代已有文字记载，至唐时期以出生日本源能量为主的五行命理学说已成熟为一体系。怎样才能知道自己出生这天是哪行的属性？我国古代实行的是干支纪年历法，用甲、乙、丙、丁、戊、己、庚、辛、壬、癸十个字起头，叫作天干；又用子、丑、寅、卯、辰、巳、午、未、申、酉、戌、亥十二个字做地支，也叫生肖。这两组天干、地支组成六十个组合，叫六十甲子。用这六十甲子组合周而复始地循环表示年、月、日、时，这种传统纪年历法现在仍通行。十天干中甲乙属木的本源能量，丙丁属火的本源能量，戊己属土的本源能量，庚辛属金的本源能量，壬癸属水的本源能量。

　　古代中医学又将五行学说应用于中医学体系，以十天干代表人身的五脏六腑属性及本源能量。甲乙木表人筋骨、眼、肝、胆；丙丁火表人血脉、舌、心、小肠；戊己土表人肌肉、嘴、脾、胃；庚辛金表人皮肤、鼻、肺、大肠；壬癸水表人骨、耳、肾、膀胱。

　　五行学说认为，五行依循其本身呈现固有本源能量的规律而持续运动，使自身的本源能量与其他四行本源能量保持互相依存及平衡中和状态为最高境界，能达到这样的境界称为"平色"。另一种状态是自身固有本源能量没有能力抗衡其他四行的本源能量，失去了互相依存、平衡中和状态，处于无助弱势状态，这种状态称"不及"，即不是很好的存在状态。再一种是自身固有本源能量太过强大亢盛，使其他四行不能与之保持互相依存、平衡中和状态，这种状态称"太过"，也不是很好的存在状态。这一观念体现贯穿于中医学、风水学及五行命理学中。当然，五行这种本身固有的本源能量可能是以气场状态或是磁场状态存在。中医师通过望、闻、切可以知五行存在，风水师通过望气、吸气可知五行存在，五行本源能量学者也能追寻五行的踪迹。

五行学者认为，五行本身固有本源能量平色、不及、太过状态不是一成不变的，一定的时间段（也就是命理学行运运程段）、季节，都可以使五行本身固有的本源能量在平色、不及、太过之间转换，也能在一定的环境下，也就是命理学行运运程方域以及居住迁居地域风水本源能量，使五行本身固有的本源能量发生变化。也就是说，本身固有本源能量虽与其他四行保持互相依存、平衡中和的状态，但当行运到一定时间，到了不利的季节时段本源能量、居住迁居地地域的本源能量和风水本源能量，都会打破原来互相依存的平衡中和状态，转换到不及或太过的状态，学习、工作、事业就易出现问题，身体也会有疾病隐患。假如本身固有本源能量处于不及或太过状态，行运若干年后，到了有利的季节时段本源能量、居住迁居地域本源能量和风水本源能量，能促使本身固有本源能量与其他四行本源能量保持互相依存、平衡中和的状态，就会转换为"平色"状态，人的学习、工作、事业就会平顺，身体也健康无忧，生活富足，祛病延年。

二、五行本源能量在出生季节地域的平色、不及、太过

1. 四季出生甲乙木的平色、不及、太过状态

春季甲乙木在东方地域出生。春季是木生长旺势期，是木行本源能量属地，因此会使甲乙木形成木本源能量更强盛的太过状态，也会助旺火行本源能量，土行本源能量受克制加重，金行本源能量以及水行本源能量也都受到严重克制，因此会有脾胃、肺肠、肾等疾患。土行是甲乙木的滋养根本，受到克制则人无生活来源，有可能穷困潦倒，一事无成。解决方法最好能到出生地西方居住生活、工作学习，可以利用西方金较强的本源能

量来抑制甲乙木强盛的本源能量，并且可以生水润土，水又能抑制火克金，这样可使春季甲乙木太过的状态变成平衡中和的平色状态，学习工作就顺利，并能丰衣足食、祛病延年。其次，过出生地南方学习工作生活；再其次，过出生地北方学习工作生活，也可以使甲乙木太过的状态变为相对的平色状态，也能衣食丰足、身体健康。

春季甲乙木在南方地域出生。南方是火行本源能量属地，虽能减弱甲乙木本源能量，也对春季的金行水行本源能量有很大抑制，甲乙木本源能量仍处于太过的状态，会有肺肠、肾、脾胃的疾病隐患，学习工作不顺利，会一事无成、穷困潦倒。解决办法是到出生地西方生活居住、工作学习，用西方强大的金行本源能量来影响甲乙木的本源能量，使之达成平衡中和的平色状态。这样学习工作顺利，丰衣足食，祛病延年。往出生地北方居住也可以用水行本源能量形成水火既济的局面，使甲乙木本源能量协调到相对的平色状态，学习工作也都会顺利，衣食充足，身体健康。往出生地东方的地域会加重甲乙木本源能量的太过状态。

春季甲乙木在西方地域出生。西方是金行本源能量属地，能抑制春季甲乙木本源能量的旺势，能生水行本源能量抑制春火，也能润土养木，因此春季甲乙木在西方地域出生会得到其他四行的协调平衡中和，可以保持平色状态，学习工作会很顺利，丰衣足食，祛病延年。如往北方地域学习工作，北方水本源能量会削弱金行本源能量的协调作用，也抑制火行本源能量，甲乙木仍有太过的趋势，学习工作不顺利，会有肺肠、心血管方面的疾患。往出生地东方地域也会使甲乙木形成太过状态。往出生地南方地域，南方火属本源能量会克制金行本源能量，易使甲乙木形成太过的状态，学习工作会不顺利，有可能一事无成、穷困潦倒，也不是好的选择。往南会有肺肠疾患，往东则有脾胃、肺肠疾患。

春季甲乙木在北方地域出生。北方是水行本源能量属地，会抑制火行本源能量，也会削弱金行本源能量，并易使土行本源能量难以发挥作用。因此形成甲乙木本源能量不及的状态，学习工作会不顺利，一事无成，也会有心血管、肺肠方面的疾患。解决办法是往出生地西方学习工作居住生活，这样金行本源能量才可以使甲乙木保持平色状态，学习工作就顺利，丰衣足食，祛病延年。往出生地南方地域居住生活，虽然火行本源能量可平抑木行本源能量，也能与北方水行本源能量有互相依存状态，但抑制了金行本源能量，还能衣食丰足，不至于穷困潦倒，也易有肺肠疾患。往出生地东方地域学习工作居住，会更助旺木行本源能量，形成太过状态，学习工作也不顺利，会有肺肠疾患以及脾胃疾患。

夏季出生的甲乙木，夏季木行本源能量休眠季。

夏季甲乙木在南方地域出生。南方地域是火行本源能量属地，虽是削弱夏季休眠甲乙木的本源能量，但却有利于求学读书，南方火行也对土行本源能量有利，但对水行本源能量不利，加上土行本源能量在南方地域处于强盛状态，因此甲乙木在南方地域就处于不及状态，所以工作不很顺利，但衣食无忧，会有肾、肺肠方面的疾病隐患。解决办法是到出生地北方地域学习工作居住，才可以使甲乙木有平色状态，学习工作才会顺利，能丰衣足食，祛病延年。往出生地东方地域学习生活居住，东方木行本源能量也能帮扶甲乙木，但无水行本源能量协调，还是不能使甲乙木达到平色状态，学习工作事业也顺利，可以衣食丰足、身体健康。往出生地西方地域则更不利，西方金行本源能量会使原本不及状态的甲乙木雪上加霜，危害很大，会一事无成，贫病交加，疾病隐患是肝胆筋骨。

夏季甲乙木在西方地域出生。西方地域是金行本源能量属地，对夏季休眠状态的甲乙木伤害大，虽有夏季火行本源能量，也不足以平衡中和，甲乙木仍然处于不及状态，所以学习工作事业不很顺利，也会有肝胆、脾胃方面疾病隐患。最好的办法是往出生地东方地域学习工作居住，用东方木行本源能量来达到平色状态，学习工作会顺利，也能祛病延年。其次，往出生地北方地域学习工作居住，利用北方水行本源能量平衡金行和火行的本源能量，这样甲乙木也能相对达到平色状态，对学习工作事业都有利，身体也健康。往出生地南方地域，南方火行本源能量会削弱甲乙木，并克制金不能生水来供养甲乙木，甲乙木仍处于不及状态，将一事无成，穷困潦倒。

夏季甲乙木在北方地域出生。北方是水行本源能量属地，对夏季处于休眠状态的甲乙木，有很好的促进生发的作用，能平抑夏季火行本源能量克制金行本源能量的影响，又能保持土行免致干涸，对促进甲乙木形成平色状态能发挥很好的协调作用，所以学习工作都很顺利，也能祛病延年。往出生地东方地域学习工作居住，虽然也能增强甲乙木的本源能量，但是同时夏季火行本源能量又变强，对金行、水行本源能量会有影响，学习工作虽稳定，能衣食充足，但会有肺肠及肾方面的疾病隐患。往出生地南方地域学习工作居住，南方火行本源能量会克制金行、水行本源能量，并且对夏季休眠状态的甲乙木泄弱很强，使甲乙木更处于不及状态，因此不可取。往出生地西方地域学习工作生活，西方是金行本源能量属地，可以增强水行本源能量与夏季火行本源能量，起到水火既济、互相依存的作用，虽不能促成甲乙木平色状态，但也使甲乙木改善不及状态，学习工作也顺利，衣食丰足，身体健康。

秋季出生的甲乙木，秋季木行本源能量停止生长。

秋季甲乙木在西方地域出生。西方地域是金行本源能量属地，对秋季处于了无生气状态的甲乙木，更是雪上加霜的不及状态，火行本源能量在西方地域不能替甲乙木抵御金行伤害，甲乙木根本不能生长发展，学习工作一事无成，穷困终身，会有肝胆、心血管方面疾病隐患。最好的办法是往出生地南方地域学习工作居住，利用南方火行本源能量的威力，抵御肃杀的金行本源能量，有了火行本源能量，可以使甲乙木从不及的状态转化为相对平色状态，这样学习工作也会顺利，丰衣足食，祛病延年。往出生地东方地域学习居住，也可用东方木行本源能量改变甲乙木的不及状态。但是对火行本源能量的提升力度还是不够，学习工作事业还顺利，但仍会有肝胆、心血管方面疾病隐患。往出生地北方地域学习居住，北方是水行本源能量属地，虽可以泄弱金行本源能量对甲乙木的威胁，但却对火行本源能量有毁灭作用，甲乙木同样处于不及状态，会一事无成，穷困终身，并且有心血管、脾胃方面的疾病隐患。

秋季甲乙木在北方地域出生。北方地域是水行本源能量属地，对秋季处于了无生气的甲乙木有点转机，水行虽削弱秋季金行的力量，但对火行能量的作用是毁灭性的，甲乙木仍处于不及状态。这样就会对学习工作事业不利，也会有心血管、脾胃方面的疾病隐患。往出生地东方地域学习工作居住，能利用东方木行本源能量增强甲乙木的本源能量，也可以加强火行本源能量，使甲乙木不及状态得以提升，虽未能到达平色状态，也利于学习工作，可致小康，身体也健康。最好是往出生地南方地域学习工作居住，用南方火行本源能量抵御秋季金行，秋季休眠状态甲乙木才能焕发生机，学习工作才顺利，丰衣足食，祛病延年。往出生西方地域学习工作居住，西方秋季都是金行本源能量属地，会使秋季休眠状态的甲乙木陷于万劫不复的绝地，会一事无成，穷困终身，还会有肝胆疾患。

秋季甲乙木在东方地域出生。东方地域是木行本源能量属地，秋季处于休眠状态的甲乙木无疑会得到提升帮助，同时火行本源能量也有提升，使甲乙木充满生机，虽未达到平色状态，也可脱离休眠不及状态，学习工作顺利，可以小康，身体无虞。最好是往出生地南方地域学习工作居住，可以用南方火行本源能量抵御秋季金行对甲乙木的伤害，唤醒秋季休眠状态的甲乙木，基本可以接近平色状态，学习工作顺利，衣食丰足，身体健康。往出生地西方地域学习工作居住，西方是金行本源能量属地，将加重秋季休眠状态甲乙木不及的趋势，会一事无成，穷困潦倒，有肝胆、心血管方面的疾病隐患。往出生地北方地域学习工作居住，北方是水行本源能量属地，会克制火行本源能量，唤醒秋季休眠状态的力量不大，甲乙木仍是不及状态，也会一事无成，穷困终身，有心血管、脾胃方面的疾病隐患。

秋季甲乙木在南方地域出生。南方地域是火行本源能量属地，对秋季休眠状态的甲乙木来说，有了火行本源能量，可以焕发生机，火行又可以使甲乙木不受秋季金行伤害，可以互相依存协调，基本趋向平色状态，学习工作都顺利，丰衣足食，祛病延年。往出生地东方地域学习工作居住最好，东方地域是木本源能量属地，更能协调其他四行平衡中和，达到平色状态。到出生地北方地域学习工作居住，北方是水行本源能量属地，会使火行本源能量失去对甲乙木的维护，使甲乙木处于不及状态，学习工作都不顺利，会一事无成，穷困终身，并有心血管、脾胃方面的疾病隐患。往出生地西方地域学习工作居住更不好，西方地域本是金行属地，加上秋季金行本源能量本就肃杀，使秋季处于休眠状态的甲乙木处于万劫不复的绝境，还会有肝胆、心血管、筋骨方面的疾病隐患。

冬季甲乙木在北方地域出生。冬季是木行本源能量积聚的季节。北方地域是水行本源能量属地，冬季更是水行旺季，是甲乙木次旺季节，火行在冬季北方地域却不能对甲乙木有维护帮助，致使甲乙木处于不及状态，学习工作不顺利，还会有心血管、脾胃方面的疾病隐患。往出生地东方地域学习工作居住，东方地域是木行本源能量属地，能助旺火行本源能量，使冬季处于不及的甲乙木可以提升到平色状态，与其他四行互相依存，学习事业会更顺利，丰衣足食，祛病延年。往出生地南方地域学习工作居住，南方是火行本源能量属地，可抑制金行对冬季甲乙木的伤害，也能唤起冬季甲乙木的活力，虽可以摆脱不及状态，但也未能达到平色状态，所以学习工作还顺利，衣食也充足，但有着心血管、肠方面疾病隐患。往出生地西方地域学习工作居住，西方是金行本源能量属地，对冬季生机欠旺盛的甲乙木伤害很大，工作事业一事无成，潦倒终身，会有肝胆、心血管方面的疾病隐患。

冬季甲乙木在东方地域出生。东方地域是木行本源能量属地，可以增强火行本源能量，抵御北方水行本源能量的寒气，甲乙木长势会更旺盛，容易与其他四行形成互相依存的平色状态，学习工作顺利，丰衣足食，祛病延年。往出生地南方地域学习工作居住，南方地域是火行本源属地，对冬季出生的甲乙木有除寒解冻的作用，更能促发甲乙木的生机，学习工作顺利，丰衣足食，祛病延年。往出生地西方地域学习工作居住，西方是金行本源能量属地，对冬季东方出生的甲乙木来说，未有足够力量抵御金行的肃杀之气，所以学习工作有些小不顺，也能衣食充足，肝胆、心血管方面疾病隐患还会有。往出生地北方地域学习工作居住，北方是水行本源能量属地，对甲乙木赖以生存的火行本源能量伤害还是很大，学习工作不会顺利，会一事无成，潦倒终身，并有心血管、脾胃方面疾病。

冬季甲乙木在南方地域出生。南方地域是火行本源能量属地，依赖火行的冬季甲乙木会更生机勃发，提升到平色状态，学习工作顺利，丰衣足食，祛病延年。往出生地西方地域学习工作居住，西方地域是金行本源能量属地，冬季南方火行也不能抵御它的肃杀，使得冬季甲乙木处于不及状态，学习工作不顺利，也可以衣食充足，有肝胆方面疾患。往出生地北方地域学习工作居住，北方地域是水行本源能量属地，冬季水行可以克制南方火行，使冬季甲乙木得不到火行的生存活力，学习工作不顺，一事无成，潦倒终身，有心血管、脾胃方面的疾患。往出生地东方地域学习生活，东方是木行本源能量属地，可以加强提升冬季甲乙木达到平色状态，学习工作顺利，丰衣足食，祛病延年。

冬季甲乙木在西方地域出生。西方是金行本源能量属地，对冬季的甲乙木有很强的克制，使甲乙木趋向不及的状态，学习工作不顺利，虽然衣食充足，但多有肝胆、心血管方面疾病。往出生地北方地域学习工作居住，北方地域是水行本源能量属地，对甲乙木赖以依存的火行本源能量抑制很大，甲乙木在北方地域生存有很大威胁，会一事无成，潦倒终身，并会有心血管方面的疾病隐患。往出生地东方地域学习工作居住，东方是木行本源能量属地，会加强提升甲乙木的能量趋向平色，学习工作顺利，丰衣足食，祛病延年。往出生地南方地域学习工作居住，南方是火行本源能量属地，使甲乙木免受西方金行克制之困，有了南方火行甲乙木生机更勃发，趋向平色状态，学习工作事业顺利，丰衣足食，祛病延年。

2. 四季丙丁火平色、不及、太过状态

春季丙丁火在南方地域出生。春季为火行本源能量积聚季节，南方是火行本源能量属地，所以丙丁火春季在南方有太过状态，学习工作不会顺利，有肺肠、肾方面的疾病隐患。往出生地西方地域学习工作居住，西方是金行本源能量属地，会使亢燥的南方丙丁火有用武之地，并能生水使丙丁火降低燥气呈互相依存的平色状态，学习工作事业顺利，丰衣足食，祛病延年。往出生地北方地域学习工作居住，北方是水行本源能量属地，会使春季南方丙丁火呈水火既济、互相依存的平色状态，学习工作会很顺利，丰

衣足食，祛病延年。往出生地东方地域学习工作居住，东方为木行本源能量属地，可以助火发威，春季南方丙丁火更亢燥，会向太过状态发展，学习工作一事无成，潦倒终身，并有肺肠、肾及脾胃方面的疾病隐患。

春季丙丁火在西方地域出生。西方是金行本源能量属地，春季丙丁火在西方地域有了用武之地，也能与金行形成互相依存制约状态，接近平色状态，学习工作会很顺利，丰衣足食，祛病延年。往出生地北方地域学习工作居住，北方是水行本源能量属地，春季南方丙丁火能与它形成水火既济、互相依存的平色状态，学习工作会更顺利，丰衣足食，祛病延年。往出生地东方地域学习工作居住，东方是木行本源能量属地，会助旺春季丙丁火的亢燥，形成太过状态，学习工作不顺利，衣食住行不保，还会有肾脏、心血管、肺肠方面的疾病隐患。往出生地南方地域学习工作居住，南方是火行本源能量属地，会使春季丙丁火更加炽烈，趋向太过状态，学习工作一事无成，潦倒终身，还会有肾脏、肺肠的疾病隐患。

春季丙丁火在北方地域出生。北方是水行本源能量属地，春季丙丁火在北方地域会与水行呈互相依存关系，形成水火既济的平色状态，学习工作会很顺利，丰衣足食，祛病延年。往出生地东方地域学习工作居住，东方是木行本源能量属地，虽可以助旺春季丙丁火，但也不能把春季丙丁火往太过状态发展，学习工作还顺利，衣食无忧，会有腰肾、肺肠方面的疾病隐患。往出生地南方地域学习工作居住，南方是火行本源能量属地，会有将春季丙丁火向太过状态发展的趋势，学习工作不顺利，一事无成，潦倒终身，会有肺肠、腰肾方面的疾病隐患。往出生地西方地域学习工作居住，西方是金行本源能量属地，能生北方水行，春季丙丁火会失去优势，向不及状态发展，学习工作不顺利，也能衣食无忧，有心血管、脾胃方面的疾病隐患。

春季丙丁火在东方地域出生。东方是木行本源能量属地，可以生火行，但不会将春季丙丁火推到太过的状态，春季是木行生长季节，会使金行受到损伤，学习工作不会顺利，衣食无忧，但有肺肠、肾方面的疾病隐患。往出生地南方地域学习工作居住，南方地域是火行本源能量属地，会增强春季丙丁火趋向太过状态，学习工作会一事无成，潦倒终身。往出生地西方地域学习工作居住，西方是金行本源能量属地，会与春季丙丁火、东方木行构成互相依存关系，使丙丁火处于平色状态，学习工作顺利，丰衣足食，祛病延年。往出生地北方地域学习工作居住，北方是水行本源能量属地，春季丙丁火和东方木行本源能量都可以在北方地域构成互相依存的平色关系，学习工作顺利，丰衣足食，祛病延年。

夏季丙丁火在南方地域出生。夏季是火行本源能量旺盛季节，南方是火行本源能量属地，丙丁火必然处于太过的状态，学习工作一事无成，穷困潦倒，会有肺肠、肝胆、肾脏方面的疾病隐患。往出生地西方地域学习工作居住，西方是金行本源能量属地，丙丁火在西方就有了用武之地，不会那样炽烈，丙丁火也接近平色状态，学习工作顺利，丰衣足食，祛病延年。往出生地北方地域学习工作居住，北方是水行本源能量属地，丙丁火在这里会形成水火既济的平色状态，学习工作顺利，丰衣足食，祛病延年。往出生地东方地域学习工作居住，东方是木行本源能量属地，可以将夏季丙丁火提升到太过的状态，学习工作一事无成，潦倒终身，会有肺肠、肾脏、脾胃方面的疾病隐患。

夏季丙丁火在西方地域出生。西方是金行本源能量属地，能很大程度消耗夏季丙丁火行的本源能量，达成一定的互相依存，虽未能到平色状态，但夏季丙丁火不至于太过，学习工作顺利，丰衣足食，祛病延年。往出生地北方地域学习工作居住，北方是水行本源能量属地，与西方金行又可互相依存，夏季丙丁火行也与北方水行能形成水火既济的平色状态，学习工作事业更顺利，丰衣足食，祛病延年益寿。往出生地东方地域学习工作居住，东方是木行本源能量属地，有西方金行约制，不会将夏季丙丁火旺到太过，学习工作也顺利，衣食无忧，但有肾脏方面的疾病隐患。往出生地南方地域学习工作居住，南方是火行本源能量属地，令夏季丙丁火有偏向太过的趋势，学习工作不会顺利，虽衣食无忧，但有肾及肺肠方面的疾病隐患。

夏季丙丁火在北方地域出生。北方是水行本源能量属地，夏季丙丁火可以构成水火既济、互相依存的平色状态，学习工作顺利，丰衣足食，祛病延年。往出生地东方地域学习工作居住，东方是木行本源能量属地，助旺夏季丙丁火，打破与北方水行的平色状态，偏向太过，学习工作会不顺利，衣食无忧，会有肾及肺肠方面的疾病隐患。往出生地南方地域学习工作居住，南方是火行本源能量属地，北方水行无力维系丙丁火呈平色状态，会使夏季丙丁火偏向太过，学习工作事业不顺利，但衣食无忧，会有肾及肺肠方面的疾病隐患。往出生地西方学习工作居住，西方是金行本源能量属地，夏季丙丁火能在西方金行、北方水行作用下形成互相依存的平色状态，学习工作顺利，丰衣足食，祛病延年。

夏季丙丁火在东方地域出生。东方是木行本源能量属地，会使夏季丙丁火更加趋向太过状态，金溶于水会干涸，学习工作一事无成，穷困潦倒，有肺肠、肾脏、脾胃等疾病隐患。往出生地南方地域学习工作居住，结局与在东方地域的出生地一样。往出生地西方、北方地域学习工作居住，可以用西方地域金行和北方地域水行本源能量，抑制东方地域木行以及夏季丙丁火的太过状态，学习工作事业才会顺利，丰衣足食，祛病延年。

秋季丙丁火在西方地域出生。西方是金行本源能量属地，秋季丙丁火已没有夏火的威力，在西方地域处于不及状态，学习工作会一事无成，穷困潦倒，有心血管、肝胆方面的疾病隐患。往出生地北方地域学习工作居住，北方是水行本源能量属地，是秋季丙丁火的克星，更处于雪上加霜的不及状态，学习工作一事无成，会贫病交加，潦倒终身，有心血管、脾胃方面的疾病隐患。往出生地东方地域学习工作居住，东方是木行本源能量属地，秋季木行只能帮丙丁火抵御金行的肃杀，不能提升秋季丙丁火到平色状态，学习工作也顺利，衣食充足，仍有心血管方面的疾病隐患。往出生地南方地域学习工作居住，南方是火行本源能量属地，可以提升秋季丙丁火到平色状态，与西方金行互相依存，学习工作事业顺利，丰衣足食，祛病延年。

秋季丙丁火在北方地域出生。北方是水行本源能量属地，对秋季濒临熄灭处于不及状态的丙丁火威胁最大，学习工作会一事无成，贫病交加，潦倒终身，多有心血管、脾胃方面疾病隐患。往出生地东方地域学习工作居住，东方是木行本源能量属地，秋季丙丁火到这里可以焕发生机，虽未能达到平色也摆脱了不及状态，学习工作顺利，衣食充足。身体健康。往出生地南方地域学习工作居住，南方是火行本源能量属地，可以帮助提升秋季丙丁火到平色状态，同北方水行、秋季金行形成互相依存关系，学习工作顺利，丰衣足食，祛病延年。往出生地西方地域学习工作居住，西方是金行本源能量属地，秋季是金行肃杀季节，会对秋季丙丁火不及的状态有更大的威胁，学习工作更不顺利，一事无成，贫病潦倒，会有心血管、肝胆方面的疾病隐患。

秋季丙丁火在东方地域出生。东方是木行本源能量属地，对秋季处于不及状态的丙丁火有焕发生机的动力，可以使其提升到接近平色状态，学习工作顺利，衣食充足，身体健康。往出生地南方学习工作居住，南方地域是火行本源能量属地，秋季丙丁火到这里可以同秋季金行形成相互依存的平色状态，学习工作会更顺利，丰衣足食，祛病延年。往出生地西方地域学习工作居住，西方是金行本源能量属地，秋季丙丁火到这里只能处于不及状态，学习工作不会顺利，虽衣食无忧，但会有肝胆、心血管方面的疾病隐患。往出生地北方地域学习工作居住，北方地域是水行本源能量属地，仍使秋季丙丁火处于不及境地，学习工作不顺利，衣食无忧，但会有心血管、脾胃方面的疾病隐患。

秋季丙丁火在南方地域出生。南方是火行本源能量属地，秋季处于不及状态的丙丁火，就有能力与秋季金行形成互相依存的平色状态，学习工作顺利，丰衣足食，祛病延年。往出生地西方地域学习工作居住，西方是金行本源能量属地，秋季丙丁火不足以抵御肃杀之力，会处于不及状态，学习工作事业不顺，衣食无忧，有肝胆、心血管方面的疾病隐患。往出生地北方地域学习工作居住，北方是水行本源能量属地，秋季丙丁火到这里也仅处于不及状态，学习工作不顺利，虽衣食充足，但会有心血管及肝胆方面的疾病隐患。往出生地东方地域学习工作居住，东方是木行本源能量属地，可以帮助秋季丙丁火与秋季金行形成互相依存关系，使秋季丙丁火达到平色状态，学习工作事业顺利，丰衣足食，祛病延年。

冬季丙丁火在北方地域出生。北方是水行本源能量属地，丙丁火行在冬季本来就了无生意，再处于北方地域更是处于雪上加霜的不及状态，学习工作一事无成，贫病交加，多心血管、脾胃方面的疾病隐患。往出生地东方地域学习工作居住，东方是木行本源能量属地，虽不能将处于北方不及状态的冬季丙丁火进行大幅提升，但也可以给予到呵护，学习工作事业顺利，衣食充足，不过仍有脾胃方面的疾病隐患。往出生地南方地域学习工作居住，南方是火行本源能量属地，回到本源能量属地的冬季丙丁火，有能力保持平色状态，学习工作事业顺利，丰衣足食，祛病延年。往出生地西方地域学习工作居住，西方是金行本源能量属地，会加强冬季水行的威力，对不及状态的冬季丙丁火也存在威胁，学习工作一事无成，潦倒终身，有心血管、肝胆方面的疾病隐患。

冬季丙丁火在东方地域出生。东方是木行本源能量属地，会将冬季不及状态的丙丁火提升到平色状态，不会太过。学习工作事业顺利，丰衣足食，祛病延年。往出生地南方地域学习工作居住，南方是火行本源能量属地，同样能将冬季丙丁火不及状态提升到平色状态，学习工作顺利，丰衣足食，祛病延年。往出生地西方、北方地域学习工作居住，虽说有东方木行为基础，但都会加重冬季丙丁火的不及状态，学习工作一事无成，潦倒终身，还会有心血管、肝胆、脾胃方面的疾病隐患。

冬季丙丁火在南方地域出生。南方是火行本源能量属地，冬季处于不及状态的丙丁火，得以提升到平色状态，与其他四行能形成互相依存关系，学习工作顺利，丰衣足食，祛病延年。往出生地西方、北方地域学习工作居住，冬季西方金行本源能量和北方水行本源能量，对冬季丙丁火都有威胁，可以使丙丁火处于不及状态，学习工作不顺利，衣食无忧，但会有心血管、肝胆、脾胃方面的疾病隐患。往出生地东方地域学习工作居住，东方是木行本源能量属地，对冬季处于无生气的丙丁火，能促使其更具生机，学习工作顺利，丰衣足食，祛病延年。

冬季丙丁火在西方地域出生。西方是金行本源能量属地，冬季的金行处于休整不及状态，对冬季丙丁火还是有一定程度威胁，学习工作不顺，衣食无忧，会有心血管、肝胆方面的疾病隐患。往出生地北方地域学习工作居住，北方是水行本源能量属地，冬季又是水行本源能量最强季节，对冬季不及状态的丙丁火威胁最大，学习工作一事无成，潦倒终身，有心血管、脾胃方面的疾病隐患。往出生地东方地域学习工作居住，东方是火行本源能量属地，可使冬季丙丁火焕发生机，学习工作顺利，衣食无忧，身体健康。往出生地南方地域学习工作居住，南方是火行本源能量属地，能提升冬季丙丁火不及状态，学习工作顺利，衣食无忧，身体健康。

3. 戊己土各季节平色不及太过状态

春季戊己土在东方地域出生。需要说的是戊己土旺于四季最末月，本来就无固定地域，可以将出生地作中央土方域，春季是木行生长季节，东方地域是木行本源能量属地，对了无生气、处于不及状态的春季戊己土威胁更大，学习工作一事无成，穷困潦倒，会有肾、脾胃方面的疾病隐患。往出生地南方地域学习工作居住，南方是火行本源能量属地，春季处于不及状态的戊己土就有了生气，学习工作顺利，丰衣足食，祛病延年。往出生地西方地域学习工作居住，西方是金行本源能量属地，可以抵御春季及东方地域木行对戊己土的危害，学习工作也顺利，衣食无忧，身体健康。往出生地北方地域学习工作居住，北方是水行本源能量属地，对戊己土的生身之本有威胁，学习工作不顺利，贫病交加，有心血管、脾胃方面的疾病隐患。

春季戊己土在南方地域出生。南方地域是火行本源能量属地，可提供能量给处于不及状态的春季戊己土，有能力与其余各行形成互相依存的平色状态，学习工作顺利，丰衣足食，祛病延年。往出生地西方地域学习工作居住，西方是金行本源能量属地，能对春季处于不及状态的戊己土有削弱作用，对学习工作有利，衣食无忧，身体健康。往出生地北方地域学习工作居住，北方是水行本源能量属地，戊己土有了南方火行的根基，可以形成互相依存的关系，学习工作顺利，衣食充足，身体健康。往出生地东方地域学习工作居住，东方是木行本源能量属地，对戊己土有威胁，但也有疏通作用，学习工作也顺利，衣食无忧，身体健康。

春季戊己土在西方地域出生。西方是金行本源能量属地，能抵御春季木行，但也有削弱春季戊己土的能量，使戊己土处于不及状态，学习工作不顺，衣食不周，有心血管、肝胆方面的疾病隐患。往出生地北方地域学习工作居住，北方是水行本源能量属地，可以解除西方金行对戊己土的削弱，同时对火行仍有克制，也使春季戊己土处于不及状态，学习工作不顺利，衣食不周，有心血管、脾胃方面的疾病隐患。往出生地东方地域学习工作居住，东方是木行本源能量属地，也会使戊己土处于不及状态，学习工作不利，一事无成、潦倒终身，有脾胃、肾脏方面的疾病隐患。往出生地南方地域学习工作居住，南方是火行本源能量属地，能克制西方金行对戊己土的泄弱，也给春季戊己土生气，学习工作顺利，丰衣足食，身体健康。

春季戊己土在北方地域出生。北方地域是水行本源能量属地，有水行滋润戊己土是好的协调关系，可北方地域的水会使春季戊己土崩溃，使春季丙丁火濒于熄灭，学习工作不顺利，会一事无成、潦倒终身，有心血管、脾胃方面的疾病隐患。往出生地东方地域学习工作居住，东方是木行本源能量属地，能生丙丁火行，消减北方水行，使北方戊己土不至崩溃，学习工作顺利，丰衣足食，祛病延年。往出生地南方地域学习工作居住，南方是火行本源能量属地，可促成春季戊己土与北方水行形成互相依存关系，学习工作顺利，丰衣足食，祛病延年。往出生地西方地域学习工作居住，西方是金行本源能量属地，能泄弱春季处于不及状态的戊己土，也能克制木行生水行，学习工作事业一事无成，穷困潦倒终身，有心血肝胆方面的疾病隐患。

夏季戊己土在南方地域出生，夏季是火旺土旺季节，南方是火行本源能量属地，能将戊己土推高到太过状态，学习工作事业一事无成，穷困潦倒终身，有肺肠、肾、肝胆方面的疾病隐患，往出生地西方地域学习工作居住，西方是金行本源能量属地，能泄弱夏季戊己土太过状态，也能生水消弭夏季火行酷热，学习工作顺利，衣食无忧，身体健康。往出生地北方地域学习工作居住，北方是水行本源能量属地，可滋润夏季干燥戊己土，与各行形成互相依存关系至平色状态，学习工作顺利，丰衣足食，祛病延年。往出生地东方地域学习工作居住，东方是木行本源能量属地，能克制夏季太过状态的戊己土，学习工作有成，衣食无忧，易有腰肾、肺肠方面的疾病隐患。

夏季戊己土在西方地域出生。西方地域是金行本源能量属地，能消除夏季戊己土太过的状态，使之更有灵气，并能生水润燥土，使学习工作顺利，衣食无忧，健康长寿。往出生地北方地域学习工作居住，北方是水行本源能量属地，与西方出生的夏季太过状态戊己土互相依存，形成平色状态，学习工作顺利，丰衣足食，祛病延年。往出生地东方地域学习工作居住，东方是木行本源能量属地，也能疏通夏季太过状态的戊己土，形成互相依存关系的平色状态，学习工作顺利，丰衣足食，祛病延年。往出生地南方地域学习工作居住，南方是火行本源能量属地，能使夏季太过的状态加剧，学习工作不太顺利，衣食无忧，但有腰肾、脾胃方面的疾病隐患。

夏季戊己土在北方地域出生。北方地域是水行本源能量属地，能湿润戊己土调节气候，夏季太过状态戊己土能互相依存，形成平色状态，学习工作顺利，丰衣足食，祛病延年。往出生地东方地域学习工作居住，东方是木行本源能量属地，对夏季太过状态的戊己土有疏松作用，可形成平色状态，学习工作顺利，丰衣足食，祛病延年。往出生地南方地域学习工作居住，南方是火行本源能量属地，与夏季北方地域出生的戊己土不能形成互相依存关系，工作学习不顺利，但衣食无忧，有肺肠、肝胆方面的疾病隐患。往出生地西方地域学习工作居住，西方是金行本源能量属地，能生水行，可以使夏季太过状态戊己土更有灵气，学习工作顺利，丰衣足食，祛病延年。

夏季戊己土在东方地域出生。东方地域是木行本源能量属地，能有效控制夏季戊己土太过的状况，形成互相依存的平色关系，学习工作顺利，丰衣足食，延年益寿。往出生地南方地域学习工作居住，南方是火行本源能量属地，可以催旺夏季戊己土至太过状态，学习工作不顺利，一事无成，衣食不周，有腰肾、肺肠等方面的疾病隐患。往出生地西方地域学习工作居住，西方是金行本源能量属地，与夏季戊己土、东方木行可以形成互相依存关系，使戊己土达到平色状态，学习工作事业顺利，丰衣足食，延年益寿。往出生地北方地域学习工作居住，北方是水行本源能量属地，能滋润夏季戊己土形成互相依存的平色状态，学习工作顺利，丰衣足食，延年益寿。

秋季戊己土在西方地域出生。西方地域是金行本源能量属地，秋季是金行最旺盛的季节，戊己土在秋季处于休养的不及状态，在西方地域更加重了这种状态，学习工作不顺利，衣食不周，易有心血管、脾胃方面的疾病隐患。往出生地北方地域学习工作居住，北方是水行本源能量属地，对秋季处于不及状态的戊己土，更有使期濒临崩溃的危机，学习工作一事无成，贫病交加，易有心血管、脾胃方面的疾病隐患。往出生地东方地域学习工作，东方是木行本源能量属地，对秋季不及状态的戊己土，有一定伤害，好在可以生火暖土克金，学习工作虽不顺，也衣食无忧，易有脾胃方面疾病隐患。往出生地南方地域学习工作居住，南方是火行本源能量属地，与秋季戊己土能形成互相依存的平色状态，学习工作顺利，丰衣足食，祛病延年。

秋季戊己土在北方地域出生。北方地域是水行本源能量属地，虽然能消减秋季金行的能量，也对火行有熄灭威力，秋季戊己土不及状态会加剧，学习工作不顺利，衣食不周，有心血管、脾胃方面的疾病隐患。往出生地东方地域学习工作居住，东方是木行本源能量属地，对秋季戊己土不及状态会加剧，学习工作一事无成，衣食不周，有脾胃方面疾病隐患。往出生地南方地域学习工作居住，南方是火行本源能量属地，对秋季戊己土有生旺作用，但未能完全摆脱不及状态，学习工作顺利，衣食无忧，身体健康。往出生地西方地域学习工作居住，西方是金行本源能量属地，可削弱秋季戊己土能量，也能生水灭火，学习工作一事无成，贫病交加，有心血管、肝胆及脾胃方面的疾病隐患。

秋季戊己土在东方地域出生。东方地域是木行本源能量属地，使秋季处于不及状态的戊己土变得更加不及，学习工作一事无成，潦倒终身，有脾胃方面疾病隐患。往出生地南方地域学习工作居住，南方是火行本源能量属地，能提升改变秋季戊己土的不及状态，学习工作顺利，衣食丰足，身体健康。往出生地西方地域学习工作居住，西方是金行本源能量属地，虽能抵御东方木行对秋季戊己土的克制，同样也对不及状态的秋季戊己土有泄弱作用，学习工作也不利，衣食不周，有心血管、脾胃方面疾病隐患。往出生地北方地域学习工作居住，北方是水行本源能量属地，能熄火溃土，对秋季不及状态的戊己土更不利，学习工作一事无成，贫病交加，有心血管、脾胃方面的疾病隐患，

秋季戊己土在南方地域出生。南方地域是火行本源能量属地，能大幅度提升秋季戊己土的能力，与其他各行形成互相依存的平色状态，学习工作事业顺利，丰衣足食，祛病延年。往出生地西方地域学习工作居住，西方是金行本源能量属地，能泄弱秋季戊己土的能量，学习工作不顺利，衣食无忧，但会有肝胆、脾胃方面的疾病隐患。往出生地北方地域学习工作居住，北方是水行本源能量属地，有火熄土溃的威力，学习工作不顺利，衣食不周，有心血管、脾胃方面的疾病隐患。往出生地东方地域学习工作居住，东方是木行本源能量属地，虽能生火行，但对秋季戊己土仍有一定危害，学习工作不顺利，但衣食无忧，有脾胃方面疾病隐患。

冬季戊己土在北方地域出生。北方地域是水行本源能量属地，冬季又是水行最强的季候，冬季的戊己土处于了无生气的不及状态，无能力与水行形成互相依存关系，学习工作不顺利，但衣食无忧，有心血管、脾胃方面的疾病隐患。往出生地东方地域学习工作居住，东方是木行本源属地，能生火行暖土，冬季戊己土有生机动力，学习工作小有成就，衣食无忧，身体健康。往出生地南方地域学习工作居住，南方是火行本源能量属地，可以加强冬季戊己土的活力，学习工作顺利，衣食充足，身体健康。往出生地西方地域学习工作居住，西方是金行本源属地，冬季金行虽然活力不大，仍能泄弱处于不及状态的冬季戊己土，学习工作不顺利，贫病交加，有心血管、肝胆方面的疾病隐患。

冬季戊己土在东方地域出生。东方地域是木行本源能量属地，虽在冬季

能生火暖土，对戊己土的威胁力度还很大，学习工作小有成就，衣食无忧，有脾胃方面疾病隐患。往出生地南方地域学习工作居住，南方是火行本源能量属地，冬季不及状态的戊己土就有了无限活力，学习工作顺利，丰衣足食，祛病延年。往出生地西方地域学习工作居住，西方是金行本源能量属地，肃杀的能量对木行、火行都有很大的抑制，学习工作一事无成，贫病交加，有心血管、肝胆方面的疾病隐患。往出生地北方地域学习工作居住，北方是水行本源能量属地，会使冬季不及状态的戊己土濒临土溃火熄的境地，学习工作不顺利，衣食无忧，有心血管、脾胃方面的疾病隐患。

　　冬季戊己土在南方地域出生。南方地域是火行本源能量属地，能将冬季不及状态的戊己土提升到接近平色状态，学习工作事业顺利，丰衣足食，祛病延年。往出生地西方地域学习工作居住，西方是金行本源能量属地，对南方地域的戊己土，虽能泄土克木，但伤损不大，学习工作小成，衣食无忧，但有肝胆方面疾病隐患。往出生地北方学习工作居住，北方是水行本源能量属地，对南方地域的戊己土虽有影响，但未至于有土溃火熄之忧，学习工作小成，衣食无忧，有心血管方面疾病隐患。往出生地东方地域学习工作居住，东方地域是木行本源能量属地，与南方戊己土可以形成互相依存的平色状态，学习工作事业顺利，丰衣足食，祛病延年。

　　冬季戊己土在西方地域出生。西方是金行本源能量属地，能生水克木，也能泄弱冬季处于不及状态的戊己土，学习工作会一事无成，穷困潦倒，有心血管、脾胃方面的疾病隐患。往出生地北方地域学习工作居住，北方是水行本源能量属地，能熄火溃土，可使处于不及状态的冬季戊己土濒临灭顶之灾，学习工作一事无成，潦倒终身。往出生地东方地域学习工作居住，东方是木行本源能量属地，可同西方金行互相依存，生火暖土，学习工作小有所成，衣食无忧，身体健康。往出生地南方地域学习工作居住，南方是火行本源能量属地，能与西方金行互相依存，给冬季戊己土提升能量，学习工作顺利，衣食无忧，身体健康。

4. 庚辛金在各季节平色、不及、太过状态

春季庚辛金在西方地域出生。西方是金行本源能量属地，春季金行没有活力，是木行生长旺盛的季候，春季庚辛金濒临不及状态，学习工作小有所成，衣食无忧，有腰肾方面疾病隐患。往出生地北方地域学习工作居住，北方是水行本源能量属地，能抑制春季火行对春季庚辛金的克害，帮助庚辛金接近平色状态，学习工作事业顺利，丰衣足食，身体健康。往出生地东方地域学习工作居住，东方是木行本源能量属地，春季处于不及状态的庚辛金，会受到木行、火行的克压，加重不及状况，学习工作不顺利，衣食不周，有腰肾、脾胃方面的疾病隐患。往出生地南方地域学习工作居住，南方是火行本源能量属地，对春季不及状态的庚辛金威胁更大，学习工作一事无成，穷困终身，有肺肠、肾方面的疾病隐患。

春季庚辛金在北方地域出生。北方是水行本源能量属地，有能力抵御春季火行，也能激活春季庚辛金的能量，与春季木行能形成互相依存的平色状态，学习工作事业顺利，丰衣足食，祛病延年益寿。往出生地东方地域学习工作居住，东方是木行本源能量属地，对北方地域的庚辛金也有影响，学习工作事业顺利，衣食无忧，身体健康。往出生地南方地域学习工作居住，南方是火行本源能量属地，与北地庚辛金没有能力形成依存关系，学习工作小成，衣食无忧，身体健康。往出生地西方地域学习工作居住，西方是金行本源能量属地，春季庚辛金有足够能量与其他行形成互相依存平色状态、学习工作顺利，丰衣足食，祛病延年。

春季庚辛金在东方地域出生。东方地域是木行本源能量属地，春季又是木行生长旺季，春季不及状态的庚辛金，不敌木行，学习工作小有所成，衣食无忧，有腰肾、肺肠方面的疾病隐患。往出生地南方地域学习工作居住，南方是火行本源能量属地，春季不及状态的庚辛金会抵御不了，学习工作一事无成，潦倒终身，有腰肾、肺肠方面的疾病隐患。往出生地西方地域学习工作居住，西方是金行本源能量属地，会帮春季不及状态的庚辛金提升到平色状态，丰衣足食，延年益寿。往出生地北方地域学习工作居

住，北方地域是水行本源能量属地，能帮庚辛金抵御火行的威胁，学习工作顺利，衣食无忧，身体健康。

春季庚辛金在南方地域出生。南方地域是火行本源能量属地，对春季了无生气的庚辛金来说，是到了熔化之地，学习工作一事无成，贫病交加，衣食不周，有肺肠、肾脏方面的疾病隐患。往出生地西方地域学习工作居住，西方是金行本源能量属地，春季不及状态的庚辛金像是脱胎换骨，焕发生机，接近平色状态，学习工作事业顺利，丰衣足食，健康长寿。往出生地北方地域学习工作居住，北方是水行本源能量属地，能激活春季不及状态的庚辛金，也能克制南方火气，学习工作事业有成，衣食无忧，身体健康。往出生地东方地域学习工作居住，东方是木行本源能量属地，能助火欺金，春季不及状态的庚辛金根本无力应对，学习工作一事无成，穷困潦倒，有肺肠、肾方面的疾病隐患。

夏季庚辛金在西方地域出生。西方是金行本源能量属地，夏季庚辛金处于了无生气的不及状态，在西方金行属地出生，才有一定动力来摆脱不及状态，与夏火抗衡，学习工作顺利，衣食无忧，身体健康。往出生地北方地域学习工作居住，北方是水行本源能量属地，能抵御夏火，夏季不及状态的庚辛金，在这里能同各行形成互相依存的平色状态，学习工作顺利，丰衣足食，延年益寿。往出生地东方地域学习工作居住，东方是木行本源能量属地，但夏季木行没能力生火克金，西方出生的庚辛金不会有危机感，学习工作有成，衣食无忧，有肾脏方面的疾病隐患。往出生地南方地域学习工作居住，南方是火行本源能量属地，西方出生的庚辛金根本无力抗衡，学习工作一事无成，穷困潦倒，有肺肠、肾脏方面的疾病隐患。

夏季庚辛金在北方地域出生。北方地域是水行本源能量属地，有了水行的保护，夏季庚辛金有了活力，能与各行形成互相依存的平色状态，学习工作顺利，丰衣足食，祛病延年。往出生地东方地域学习工作居住，东方是木行本源能量属地，北方来的庚辛金也可以依存，学习工作有成，衣食无忧，身体健康。往出生地南方地域学习工作居住，南方是火行本源能量属地，北方来的庚辛金没有能力与之抗衡，学习工作不顺利，衣食不周，有肺肠、肾脏方面的疾病隐患。往出生地西方地域学习工作居住，西方是金行本源能量属地，北方出生的庚辛金如鱼得水，更有足够能量与各行形成互相依存的平色状态，学习工作顺利，丰衣足食，祛病延年。

夏季庚辛金在东方地域出生。东方地域是本行木源能量属地，夏季处于休养状态、不及状态的庚辛金，没有能力与木行互相依存，学习工作小成衣食无忧，有腰肾、肺肠方面的疾病隐患。往出生地南方地域学习工作，居住，南方是火行本源能量属地，夏季也是火旺季候，东方出生的夏季庚辛金即同进入虎狼之地，学习工作一事无成，贫病交加，有腰肾、肺肠方面的疾病隐患。往出生地西方地域学习工作居住，西方是金行本源能量属地，夏季庚辛金无疑增强能量摆脱不及状态，学习工作顺利，丰衣足食，身体健康。往出生地北方地域学习工作居住，北方是水行本源能量属地，夏季的庚辛金到了这里，可以激活本源能量，与各行能形成互相依存的平色状态，学习工作顺利，丰衣足食，祛病延年。

夏季庚辛金在南方地域出生。南方地域是火行本源能量属地，夏季又是火行最旺季候，夏季不及状态的庚辛金，在这里无异遇灭顶之灾，学习工作一事无成，贫病交加，有肺肠、肾脏方面的疾病隐患。往出生地西方地域学习工作居住，西方是金行本源能量属地，夏季庚辛金到此可摆脱不及状态，学习工作有成，衣食无忧，有肾脏方面的疾病隐患。往出生地北方地域学习工作居住，北方是水行本源能量属地，能抵御火行，夏季庚辛金在此恢复活力，摆脱不及状态，学习工作有成，衣食无忧，身体健康。往出生地东方地域学习工作居住，东方是木行本源能量属地，夏季庚辛金到这里也无能为力，学习工作一事无成，贫病交加，有肺肠、肾脏方面的疾病隐患。

秋季庚辛金在西方地域出生。西方地域是金行本源能量属地，秋季又是金行最旺的季候，秋季庚辛金就被提升到太过状态，将火行、木行压制到无法抬头，学习工作事业一事无成，贫病交加，有肝胆、心血管方面的疾病隐患。往出生地北方地域学习工作居住，北方是水行本源能量属地，秋季庚辛金虽能得到宣泄，没有火行木行依存，仍无用武之地，学习工作事业小成，衣食无忧，有肝胆、心血管方面的疾病隐患。往出生地东方地域学习工作居住，东方是木行本源能量属地，秋季精力旺盛的庚辛金有了用武之地，学习工作顺利，丰衣足食，益寿延年。往出生地南方地域学习工作居住，南方是火行本源能量属地，秋季庚辛金能够与之互相依存，学习工作顺利，丰衣足食，祛病延年。

秋季庚辛金在北方地域出生。北方是水行本源能量属地，秋季太过状态的庚辛金在这里得到宣泄，但火行在北方受克制，庚辛金仍未摆脱太过状态，学习工作有成，衣食无忧，有心血管方面疾病隐患。往出生地东方地域学习工作居住，东方是木行本源能量属地，秋季太过状态的庚辛金，能在这里与各行形成互相依存的平色状态，学习工作事业顺利，丰衣足食，祛病延年。往出生地南方地域学习工作居住，南方是火行本源能量属地，秋季太过状态的庚辛金，在这里能与各行形成互相依存的平色状态，学习工作顺利，丰衣足食，祛病延年。往出生地西方地域学习工作居住，西方是金行本源能量属地，在这里更加剧秋季庚辛金的太过状态，学习工作一事无成，贫病交加，有肝胆、心血管方面的疾病隐患。

秋季庚辛金在东方地域出生。东方地域是木行本源能量属地，秋季处于太过状态的庚辛金，也算有了用武之地，有足够能量与各行形成互相依存的平色状态，学习工作顺利，丰衣足食，祛病延年。往出生地南方地域学习工作居住，南方是火行本源能量属地，处于太过状态的秋季庚辛金，有足够能量与南方火行等各行形成互相依存的平色状态，丰衣足食，祛病延年。往出生地西方地域学习工作居住，西方是金行本源能量属地，在这里东方来的庚辛金会有加重太过的趋势，学习工作有成，衣食无忧，有心血管方面的疾病隐患。往出生地北方地域学习工作居住，东方来的庚辛金，虽未至于被泄弱，所依存的火行却会受损，学习工作有成，衣食无忧，有心血管方面的疾病隐患。

秋季庚辛金在南方地域出生。南方地域是火行本源属地，秋季处于太过状态的庚辛金，有足够能量与各行形成互相依存的平色状态，学习工作事业顺利，丰衣足食，祛病延年。往出生地西方地域学习工作居住，西方是金行本源能量属地，南方来的平色状态庚辛金不至于向太过发展，学习工作顺利，衣食无忧，有肝胆方面的疾病隐患。往出生地北方地域学习工作居住，北方是水行本源能量属地，但不能泄弱南方来的庚辛金，学习工作事业顺利，衣食无忧，身体健康。往出生地东方地域学习工作居住，东方是木行本源能量属地，可使南方来的庚辛金尽情发挥到平色状态的顶峰，学习工作顺利，丰衣足食，祛病延年。

冬季庚辛金在北方地域出生。北方地域是水行本源能量属地，冬季又是水旺金行休养的季候，更使冬季庚辛金泄弱到不及状态，学习工作一事无成，穷困潦倒，有心血管、脾胃方面的疾病隐患。往出生地东方地域学习工作居住，东方地域是木行本源能量属地，也能生火暖金，冬季北方来的庚辛金也可以与之形成互相依存关系，学习工作顺利，丰衣足食，身体健康。往出生地南方地域学习工作居住，南方是火行本源能量属地，与冬季北方来的庚辛金形成互相依存的平色关系，学习工作顺利，丰衣足食，祛病延年。往出生地西方地域学习工作居住，西方是金行本源能量属地，会加剧冬季庚辛金的太过状态，学习工作事业不顺利，衣食不周，贫病交加，有心血管、肝胆方面的疾病隐患。

冬季庚辛金在东方地域出生。东方地域是木行本源能量属地，能生火行暖金，木行也是庚辛金的生活资本，冬季太过状态庚辛金到东方地域，有一定用武之地，学习工作有成，衣食无忧，有心血管方面的疾病隐患。往出生地南方地域学习工作居住，南方是火行本源能量属地，有东方木行做依靠，南方火行能量更有力，冬季庚辛金就能与各行形成互相依存的平色状态，学习工作顺利，丰衣足食，祛病延年。往出生地西方地域学习工作居住，西方是金行本源能量属地，会加剧冬季庚辛金的太过状态，虽有东方木行做生存资本，在西方地域也经不起消耗，学习工作不顺利，衣食不周，有心血管、肝胆方面的疾病隐患。往出生地北方地域学习工作居住，北方是水行本源能量属地，也可在一定程度上泄弱冬季太过状态的庚辛金，学习工作小成，衣食无忧，有心血管方面的疾病隐患。

冬季庚辛金在南方地域出生。南方是火行本源能量属地，冬季庚辛金在这和暖之地有了生气，在火行锻炼下也可成器，与各行可以形成互相依存的平色状态，学习工作顺利，丰衣足食，祛病延年。往出生地西方地域学习工作居住，西方是金行本源能量属地，会加重冬季庚辛金的太过状态，学习工作不顺，贫病交加，潦倒终身，有肝胆、脾胃方面的疾病隐患。往出生地北方地域工作学习居住，北方是水行本源能量属地，也可以同南方地域出生的庚辛金互相依存，学习工作有成，衣食丰足，健康长寿。往出生地东方地域学习工作居住，东方是木行本源能量属地，冬季庚辛金在这里资源更充沛，学习工作顺利，丰衣足食，祛病延年。

冬季庚辛金在西方地域出生。西方地域是金行本源能量属地，冬季庚辛金会被推高到太过状态，火行、木行在西方更受到克制，学习工作一事无成，贫病交加，有肝胆、心血管方面的疾病隐患。往出生地北方地域学习工作居住，北方虽能泄弱部分庚辛金能量，但火行却受到克制，学习工作小有所成，衣食无忧，有心血管方面疾病隐患。往出生地东方、南方地域学习工作居住，西方太过状态的庚辛金虽不能形成平色状态，但有了生活资源、暖身成器之所，学习工作事业顺利，衣食无忧，身体健康。

5. 壬癸水各季的平色、不及、太过状态

春季壬癸水在北方地域出生。北方地域是水行本源能量属地，春季是水行的休养季候，因此才有能力与其他各行形成互相依存的平色状态，学习工作顺利，丰衣足食，祛病延年。往出生地东方地域学习工作居住，东方是木行本源能量属地，春季的木行最能泄弱水行能量，学习工作小成，衣食无忧，有肾脏、脾胃方面的疾病隐患。往出生地南方地域学习工作居住，南方是火行本源能量属地，也是水行生存的资源，但春季水行到南方地域有被烤干的威胁，学习工作不顺利，衣食无忧，有肺肠、肾脏方面的疾病隐患。往出生地西方地域学习工作居住，西方地域是金行本源能量属地，是水行的发源根本，春季壬癸水回归到西方地域，能量得到壮大，学习工作顺利，丰衣足食，身体健康。

春季壬癸水在东方地域出生。东方地域是木行本源能量属地，能泄弱春

季休养中的壬癸水，使壬癸水处于不及状态，学习工作不顺利，衣食不周，有肺肠、肾脏方面的疾病隐患。往出生地南方地域学习工作居住，南方是火行本源能量属地，会使东方地域壬癸水趋于干涸的不及状态，学习工作不顺利，衣食不周，有肾脏、肺肠方面的疾病隐患。往出生地西方地域学习工作居住，西方是金行本源能量属地，是壬癸水的发源地，可很大程度提升壬癸水的能量，学习工作顺利，丰衣足食，健康长寿。往出生地北方地域学习工作居住，北方是水行本源能量属地，东方壬癸水来到这里也能提升能量，学习工作顺利，丰衣足食，健康长寿。

春季壬癸水在南方地域出生。南方地域是火行本源能量属地，春季于不及状态的壬癸水会处于被烤干的境地，学习工作一事无成，贫病交加，衣食不周，有肾脏、肺肠方面的疾病隐患。往出生地西方地域学习工作居住，西方是金行本源能量属地，壬癸水发源地，南方来的壬癸水有能力与各行形成互相依存的平色状态，学习工作顺利，丰衣足食，祛病延年。往出生地北方地域学习工作居住。北方是水行本源能量属地，南方壬癸水回归到此能量增强了，学习工作顺利，衣食无忧，身体健康。往出生地东方地域生活居住，东方是木行本源能量属地，可使南方火势加强，使南方壬癸水濒临被烤干的境地，学习工作事业不顺，贫病交加，穷困潦倒，有肺肠、肾脏方面的疾病隐患。

春季壬癸水在西方地域出生。西方地域是金行本源能量属地，是壬癸水发源地，春季处于不及状态的壬癸水能量得到很大提升，有能力与各行形成互相依存的平色状态，学习工作顺利，丰衣足食，祛病延年。往出生地北方学习工作居住，北方是水行本源能量属地，春季壬癸水回归本源属地，有能力与各行形成互相依存的平色关系，学习工作顺利，丰衣足食，祛病延年。往出生地东方地域学习工作居住，东方是木行本源能量属地，有西方金行为根源，春季壬癸水也不至于泄得太过，学习工作有成，衣食无忧，健康长寿。往出生地南方地域学习工作居住，南方是火行本源能量属地，是壬癸水生存的资源，西方壬癸水到此也可依存，学习工作有成，衣食丰足，健康长寿。

夏季壬癸水在北方地域出生。北方地域是水行本源能量属地，夏季是火行最得令季候，壬癸水是只能蛰伏的不及状态，在北方地域还有点活力，学习工作有成，衣食无忧，身体健康。往出生地东方、南方地域学习工作居住，东方、南方是木行、火行本源能量属地，夏季本处于不及状态的壬癸水，到这些地域只有干涸境况，学习工作事业一事无成，衣食不周，穷困潦倒，有肾脏、肺肠及肝胆方面的疾病隐患。往出生地西方地域学习工作居住，西方是金行本源属地，是壬癸的发源地，在这里能量得到大幅提升，有能力与其余各行形成互相依存的平色状态，学习工作顺利，丰衣足食，祛病延年。

夏季壬癸水在东方地域出生。东方地域是木行本源能量属地，能泄弱消耗夏季处于不及状态的能量，学习工作一事无成，衣食不周，贫病交加，潦倒终身，有肾脏、肺肠方面的疾病隐患。往出生地南方地域学习工作居住，南方是火行本源能量属地，夏季不及状态的东方壬癸水，到南方地域有被烤干之虞，学习工作一事无成，贫病交加，潦倒终身。往出生地西方地域学习工作居住，西方是金行本源能量属地，是壬癸水发源地，夏季不及状态的东方壬癸水到此才能有活力生气，学习工作有成，衣食无忧，健康长寿。往出生地北方地域学习工作居住，北方是水行本源能量属地，夏季不及状态的壬癸水回归到北地能量大幅提升，有能力与其余各行形成互相依存的平色状态，学习工作顺利，丰衣足食，祛病延年。

夏季壬癸水在南方地域出生。南方地域是火行本源能量属地，夏季是火行最旺季候，能熔金涸水，夏季不及状态的壬癸水到这里只能是干涸的处境，学习工作一事无成，贫病交迫，潦倒终身，有肾脏、肺肠方面的疾病隐患。往出生地西方地域学习工作居住，西方是金行本源能量属地，是壬癸水的发源地，南方来的不及状态壬癸水，能量得到提升，也能同其余各行形成互相依存的平色状态，学习工作事业顺利，丰衣足食，健康长寿。往出生地北方地域学习工作居住，北方是水行本源能量属地，回归到北方地域，壬癸水能量得到提升，有能力与各行形成互相依存的平色状态，学习工作事业顺利，丰衣足食，祛病延年。往出生地东方地域学习工作居住，东方是木行本源能量属地，能消耗壬癸水能量，还能生火行，夏季不及状态的壬癸水也有被烤干的危险，学习工作一事无成，贫病交迫，潦倒终身，有肾脏、肺肠方面的疾病隐患。

夏季壬癸水在西方地域出生。西方地域是金行本源能量属地，是壬癸水的发源地，虽夏季金行不足以把壬癸水能量提升到平色状态，但也足使壬癸水摆脱不及状态，学习工作有成，衣食无忧，身体健康。往出生地北方地域学习工作居住，北方是水行本源能量属地，西方壬癸水回归，有能力与其余各行形成互相依存的平色状态，学习工作顺利，丰衣足食，祛病延年。往出生地东方地域学习工作居住，东方能消耗壬癸水的能量，西方夏季金行也没足够能量抑制木行，壬癸水只能以不及状态存在，学习工作小成，衣食无忧，有肾脏、肺肠方面的疾病隐患。往出生地南方地域学习工作居住，南方是火行本源能量属地，是壬癸水的生活资源，夏季壬癸水到此也无力享受，学习工作小成，衣食无忧，有肾脏、肺肠方面的疾病隐患。

秋季壬癸水在北方地域出生。北方地域是水行本源能量属地，秋季是金行肃杀的季候，秋季壬癸水也刚摆脱不及状态，在北方地域则处于太过状态，学习工作事业不顺利，衣食不周，潦倒终身，有心血管、肝胆方面的疾病隐患。往出生地东方地域学习工作居住，东方是木行本源能量属地，能消耗秋季北方壬癸水太过的能量，学习工作有成，丰衣足食，健康长寿。往出生地南方地域学习工作居住，南方是火行本源能量属地，是壬癸水的生活资源，与北方秋季壬癸水有互相依存的能量，学习工作顺利，丰衣足食，祛病延年。往出生地西方地域学习工作居住，西方是金行本源能量属地，会加剧北方壬癸水的太过状态，学习工作一事无成，贫病交迫，潦倒终身，有肝胆、心血管方面的疾病隐患。

秋季壬癸水在东方地域出生。东方地域是木行本源能量属地，能消耗壬癸水行的能量，也能克制壬癸水赖以依存的土行，学习工作有成，衣食无忧，身体健康。往出生地南方地域学习工作居住，南方是火行本源能量属地，虽是壬癸水行的生活依存，但也能对壬癸水的发源金行有所克制，壬癸水没有足够能量与之形成互相依存关系，学习工作小成，衣食无忧，身体健康。往出生地西方地域学习工作居住，西方是金行本源能量属地，能克制东方木行对壬癸水的能量消耗，又能给东方壬癸水提供足够能量与其余各行形成互相依存关系，学习工作事业顺利，丰衣足食，祛病延年。往出生地北方地域学习工作居住，北方是水行本源能量属地，能将东方壬癸水推高至太过状态，也能克制壬癸水赖以依存的火行能量，学习工作小有所成，衣食无忧，有心血管、脾胃方面的疾病隐患。

秋季壬癸水在南方地域出生。南方地域是火行本源能量属地，是壬癸水行赖以依存的资源，秋季壬癸水在南方地域没有足够能量形成平色状态，学习工作有成，衣食无忧，有肺肠方面疾病隐患。往出生地西方地域学习工作居住，西方是金行本源能量属地，是壬癸水的源头，能给秋季壬癸水足够能量与各行形成互相依存的平色状态，学习工作顺利，丰衣足食，祛病延年。往出生地北方地域学习工作居住，北方是水行本源能量属地，南方壬癸水在这里可以增强能量，可同时对火行也有克制作用，学习工作小有所成，衣食无忧，有心血管、脾胃方面的疾病隐患。往出生地东方地域学习工作居住，东方是木行本源能量属地，势必消耗壬癸水的能量，学习工作小成，衣食无忧，有脾胃方面疾病隐患。

秋季壬癸水在西方地域出生。西方地域是金行本源能量属地，是壬癸水的源头，可以给秋季壬癸水足够的能量与其余各行形成互相依存的平色状态，学习工作顺利，丰衣足食，祛病延年。往出生地北方地域学习工作居住，北方是水行本源能量属地，西方秋季壬癸水回归这里，被推高至太过状态，学习工作一事无成，衣食不周，贫病交迫，有心血管、脾胃方面的疾病隐患。往出生地东方地域学习工作居住，东方是木行本源能量属地，西方壬癸水在这也能与之形成相互依存关系，学习工作顺利，丰衣足食，身体健康。往出生地南方地域学习工作居住，南方是火行本源能量属地，秋季西方的壬癸水在这里能与之形成互相依存的关系，学习工作顺利，丰衣足食，健康长寿。

冬季壬癸水在北方地域出生。北方地域是水行本源能量属地，冬季是壬癸水最旺盛季候，壬癸水无疑处于太过状态，学习工作不顺利，一事无成，贫病交加，潦倒终身，有脾胃、心血管方面的疾病隐患。往出生地东方地域学习工作居住，东方是木行本源能量属地，能消耗壬癸水的能量，也能生火暖水，学习工作有成，衣食无忧，有脾胃方面疾病隐患。往出生地南方地域学习工作居住，南方是火行本源能量属地，壬癸水在这里有足够的能量与之形成互相依存的平色状态，学习工作顺利，丰衣足食，祛病延年。往出生地西方地域学习工作居住，西方是金行本源属地，是壬癸水发源地，在这里壬癸水被提升至太过状态，学习工作一事无成，衣食不周，穷困潦倒，有心血管、肝胆及脾胃方面的疾病隐患。

冬季壬癸水在东方地域出生。东方地域是木行本源能量属地，能生火暖水，也能消耗壬癸水太过状态的能量，学习工作有成，衣食无忧，身体健康。往出生地南方地域学习工作居住，南方是火行本源能量属地，是与壬癸水可以互相依存的资源，学习工作顺利，丰衣足食，祛病延年。往出生地西方地域学习工作居住，西方是金行本源能量属地，是壬癸水的源头，会提升冬季壬癸水的能量至太过，也能克制木行能量，学习工作不顺利，衣食不周，贫病交加，有心血管、肝胆疾病隐患。往出生地北方地域学习工作居住，北方是水行本源能量属地，壬癸水回归，只有加剧太过状况，学习工作一事无成，贫病交加，有心血管、脾胃方面的疾病隐患。

冬季壬癸水在南方地域出生。南方地域是火行本源能量属地，是壬癸水赖以依存的资源，冬季壬癸水在这里可与各行形成互相依存的平色状态，学习工作顺利，丰衣足食，祛病延年。往出生地西方地域学习工作居住，西方是金行本源能量属地，是壬癸水的发源地，可以将壬癸水的能量提升，学习工作有成，衣食无忧，有肝胆方面疾病隐患。往出生地北方地域学习工作居住，北方是水行本源能量属地，势必会提升壬癸水的能量到太过状态，学习工作小有所成，衣食无忧，有心血管、脾胃方面的疾病隐患。往出生地东方地域学习工作居住，东方是木行本源能量属地，壬癸水也能与之形成互相依存关系，学习工作有成，丰衣足食，健康长寿。

冬季壬癸水在西方地域出生。西方是金行本源能量属地，虽在冬季处于休养状态，仍有能量提升壬癸水到太过状态，学习工作一事无成，贫病交加，潦倒终身，有心血管、肝胆方面的疾病隐患。往出生地北方地域学习工作居住，北方是水行本源能量属地，会使壬癸水提升到太过状态，学习工作一事无成，贫病交加，潦倒终身，有心血管、脾胃方面的疾病隐患。往出生地东方地域学习工作居住，东方是木行本源能量属地，能消耗壬癸水的能量，也能生火暖水，学习工作事业有成，衣食无忧，身体健康。往出生地南方地域学习工作居住，南方是火行本源能量属地，是壬癸水的依存资源，学习工作有成，衣食无忧，健康长寿。

我国古代对一年中季节的划分有四季和五季两种方法。因人体有五脏，故常有五脏与五季相对应来说明人体五脏的季节变化。本篇论述以肝主春、心主夏、脾主长夏、肺主秋、肾主冬来分别对应的。正因为五脏与五季相应，因此在春、夏、长夏、秋、冬这五个季节应分别以相应的脏器作为养生重点。本源能量像是四季健康智慧的宝典指点迷津，让读者心中豁然开朗。

第六章　本源的能量

中医学巨著《黄帝内经·素问》中，论证了人体质的关系，认为人体是由木、火、土、金、水五行相互依存组成，每行又有相对应的脏、腑。其中《素问·天元纪大论》篇："天有五行、御五位，以生寒、暑、燥、湿、风。人有五脏，化五气，以生喜、怒、思、忧、恐。"《素问·阴阳应象大论》篇更明确指出："东方生风，风生木，木生酸，酸生肝，肝生筋，筋生心。……南方生热，热生火，火生苦，苦生心，心生血，血生脾。……中央生湿，湿生土，土生甘，甘生脾，脾生肉，肉生肺。……西方生燥，燥生金，金生辛，辛生肺，肺生皮毛，皮毛生肾。……北方生寒，寒生水，水生咸，咸生肾，肾生骨髓，髓生肝。"

五脏/五行与五音

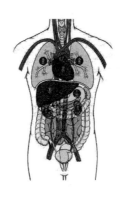

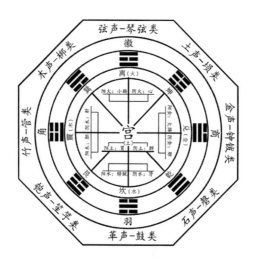

五行学说中这样定义人体五行：木，位于东方，味酸、色青，旺在春季，主肝。火，位于南方，味苦，色红，旺在夏季，主心、血。土，位于中央（其所指中央为现河南省某一处，但实际上土无专位），味甘、色黄，旺于四季末月，主脾、胃。金，位于西方，味辛、色白，旺在秋季主肺、肠。水，位于北方，味咸，色黑，旺在冬季主肾。

现代中医学则总结出人类分为九种先天性的体质：（1）平和体质，是先天脏、腑功能协调得到平衡中和的健康体质；（2）阳虚体质；（3）阴虚体质；（4）痰湿体质；（5）湿热体质；（6）气郁体质；（7）气虚体质；（8）血瘀体质；（9）特禀体质。

五行学说的观点是一年十二个月、三百六十天，每一天出生的人，都有专属的五行属性，这个五行属性决定了这个人的先天性体质。再从年、月、日、时的五行属性来分析，对出生日五行属性协助协调得好、取得平衡中和的，脏腑功能就好，就能具有先天平和体质。对出生日属性有克、泄作用的，表示这个五行所代表的脏腑功能欠佳。中国有句老话，无灾无病就是福。每个人都无灾病，健康长寿，有可能吗？有科学家做过这方面的研究，如果人体各脏器都能正常运作，五脏六腑身色寿命有 130—170 年，也就是人的寿命可以有 130—170 岁。唐朝史料记载：寿张县有个张工艺，能九代同堂。清朝末到民国间（1677—1934）有个名叫李庆远的中医、中药学者寿命 256 岁（凤凰网中医频道，2001–10–08）。所以，我们只要了解自身的体质，日常注意养生、调理，按照五行命理的方式调整，可以预防疾病，提高功能欠佳脏腑的动力，是可以健康长寿的。

怎样才能知道自己或亲友是属于正常平和体质，还是属于先天哪个脏器动力不足的体质？怎样去调理？

调理办法最关键的是方向的问题，如肝动力不足，肝属木，属东方，那可选择到出生地东方居住生活，就算有了病变症状，在东方就医调理，效果也很显著。再如，心血动力不足，心属火，属南方，则利往南方。胃动力不足，属土，土无专位，旺在南方，因此往南方可去湿，有生气。肺、肠动力不足，属西方金，利往西；肾动力不足，属水，属北方，则利往北方。只要往距出生地一二十公里远的地方养生调理，都有修复作用，距离愈远效果愈明显。

天纪元·五行本源能量

春木：

春木属于五行平和、健康的体质，身体五行平衡中和。这种体质基本一生少病，无论到什么地方都能很快地适应，如果属正月、二月亥时，三月子时、晚戌时出生，为天医命，对一些小疾病可以自我修复，健康长寿。

春木 1：属于肠功能不佳的体质，连带影响到脾胃的功能。小儿会有病积以及甲状腺功能发育不佳。南方、东方出生的人有较明显症状；西方、北方出生的人症状没有那么明显。在南方、东方出生的人有条件可到出生地西方居住生活，可以改善这种体质；如果没条件的话，也可以购买出生地西方出产的食物、药物来调理。即便是西方、北方出生的人，在农历七月前如有明显的肠、肺不适等症状，也同样要购买出生地西方出产的食物、药物来调理。应多吃白色、黄色食物，少吃酸性食物，在春夏两季适宜到出生地西方度假休闲。

春木 2：属于胃功能先天欠佳的体质，会影响到肝胆以及消化系统器官的功能，因津液不足会出现筋骨方面的疾病，如类风湿等；女性有月经增多、带下、痛经等症；小儿易感风寒、皮肤病；成年男性则多腹胀、肾结石、肾炎等症。南方、东方出生的人症状较为明显；北方出生的人症状不会很明显；西方出生的人则是农历六月以前可能有些症状，下半年则会正常。对于这种体质，南方、东方出生的人，有条件的话最好能到出生地北方居住生活；没有条件的话，每年农历六月前则可以用出生地北方出产的食物、药物调理。春夏两季应少吃酸性食物、多吃枸杞粥、黑米粥、红枣粥及海带、紫菜等黑色补肾类食物，或在春夏两季到出生地北方度假休闲。

春木3：属于先天性脾、胃功能欠佳体质，脾功能弱，就不能很好地将食物中的糖分输送给肝脏，糖分就会转化成脂肪积累下来，人就会虚胖，埋伏下三高的隐患。西方、北方出生的人症状会较明显，有条件的可到出生地南方居住生活，这样也可以使体质得到改善；或者可在春冬两季购买出生地南方产食物、药物调理。即使是东方、南方出生的人，在冬春两季也会脾胃不适、胃口不好，也应购买出生地南方产食物、药物调理。冬春两季应少吃高蛋白、高脂肪食物，多吃黄色补脾、健胃食物，如薏米、淮山、南瓜、胡萝卜等，或在秋冬两季到出生地南方度假。

春木4：属于心脏、血先天性功能欠佳的体质。这种体质易乏力、疲劳，免疫力差，如女性经期不正常，严重者会影响生育，所以经期、月子里要特别注意保养，否则会得倒经病。西方、北方出生的人症状会明显些，因此有条件的话，到出生地南方居住生活，有利于体质恢复；没有条件的，在秋冬两季有心悸、乏力症状时，可以买出生地南方产食物、药物调理。即使东方、南方出生的人，秋冬两季有不适，亦可购买出生地南方产食物、药物调理。各地的风俗、补血食物有所不同，如有吃红糖小米粥的，有吃毛蛋、当归、黄芪的，阿胶则是较普通的传统补血药物，可因地制宜来选择食物、药物调理，条件允许的话可在秋冬两季到出生地南方度假。

夏木：

夏木属于平和正常体质，身体五行平衡中和。这种体质一生健康少病，无论到什么地方都能很好适应，神清气和，百病不侵。农历四月丑时、五月寅时、六月卯时出生的人为天医命，一般身体有些疾病都能自我修复，健康长寿。

夏木1：属于肾功能或泌尿生殖功能欠佳的体质。这种体质易感冒、牙痛，易染皮肤病、尿频；女性会经期紊乱、带下，严重的会影响生育；小儿亦可能影响到甲状腺功能，有黄疸，影响正常生长。南方、东方出生的人症状会较为明显，因此有条件的可到出生地北方居住生活，以利于体质恢复到正常水平，也可以在春夏两季症状有苗头时购买出生地北方产食物、药物调理，或到出生地北方休闲养生，也会收到很好的效果。

夏木2：属于肺、肠功能先天欠佳的体质。这种体质多见喘咳、便秘、便血、筋骨痛，亦有肾功能欠佳的症状。特别是南方、东方出生的人，在春夏两季会兼有肾问题，相对来说，北方、西方出生的人症状较轻，所以在南方、东方出生的人，最好能到出生地西方居住生活，体质会恢复到正常水平；没有条件的在春夏两季可购买出生地西方出产的食物、药物调理。应少吃辛辣、高脂肪、高蛋白食物，多吃白色食物，如百合、百部、枯梗等润肺润肠食物、药物，或者每到春夏两季到出生地西方休闲度假。

秋木：

秋木属平和体质，即五行得到平衡中和体质，这种体质的人俊秀健美，百病不侵，无论到什么地方都能很好适应。如在农历七月辰时、八月正时、九月辛时出生的话属天医命，这种体质一般小疾病不用吃药就可以自行修复。因此能健康长寿。

秋木1：属心血管功能先天欠佳的体质，也即血虚体质。可出现晕眩、心悸、健忘、易疲劳乏力等症状；女性易经期不正常，甚至影响生育，经期、月子期不注意卫生、洗冷水澡等保养不当，也会落下倒经病。这种体质在北方、西方出生的人症状较明显，南方、东方出生的人在秋冬两季有症状。所以有条件的话，最好到出生地南方居住生活；无条件者可在秋冬两季购买出生地南方产食物、药物调理。食物应少吃酸性食物及高蛋白、高脂肪食物，多吃红色食物补心血，或者在秋冬两季到出生地南方度假休闲。

秋木2：属先天性肝、胆功能欠佳的体质。肝的造血、排毒功能不是很好，胆汁分泌也不好，会有面容青、眼白黄、多梦、怔忡多疑、风湿病等症状，不注重调理的话有可能发展成肝炎、肝硬化、胆结石等，女性月经增多，尤其南方、西方出生的人症状较明显。有条件的话可到出生地东方、北方居住生活；没有条件的亦可在夏秋两季购买出生地北方、东方产食物、药物调理。应少吃酸性食物，少饮酒，多吃枸杞、黑米、红枣等补血养肝食物，或者夏秋两季到出生地北方、东方度假疗养亦有补益。

冬木：

属平和体质，身体五行得到平衡中和，因此人也清秀、健康，百病不侵，到任何地方都能很好适应。如在农历十月未时、十一月申时、十二月酉时出生者为天医命，一生即使有些小疾病，也可以很快自我修复，因此能健康长寿。

冬木1：属心血管功能先天欠佳的体质，即血虚体质。常感乏力、心悸、易疲劳，有伤病的话自我修复能力差、难愈合；女性经期不正常，经期、月子期如不注意卫生会落下倒经痛甚至宫寒而影响生育。有条件的话，往出生地南方居住生活能使体质修复到正常水平。没有条件的，可在秋冬两季购买出生地南方产食物、药物调理。少吃咸、辣食物，多吃红色食物，如红枣、枸杞、当归、阿胶等补血食品，或者在秋冬两季到出生地南方度假疗养亦好。

冬木2：属脾、胃先天性功能欠佳体质，这种体质因脾胃功能不好影响食欲，或食欲过盛、不能很好地将食物中的糖、蛋白转化而致肥胖，调理不好易罹患高血压、高血脂、高血糖，有患冠心病、糖尿病的可能。有条件的话往出生地南方生活居住体质自然会修复到正常水平；没有条件的，在秋冬两季可购买出生地南方产食物、药物调理，少吃咸、酸、高脂肪、高蛋白食物，多吃黄色食物，如淮山、南瓜、薏米冬瓜等养脾健胃去湿食物。

春火：

属正常体质，身体五行得到平衡中和。这种体质的人多体格雄伟、健康，谦恭有礼，心胸开阔，如在农历正月戌时、二月亥时、三月子时出生更属于天医命，即使有些小疾病，凭借自身机能亦能修复，可以健康长寿。

春火1：属肾脏、泌尿生殖功能先天欠佳的体质，即肾阴虚体质。这种体质有个别情形也会影响到肝胆、脾胃功能，免疫力低，易感冒、牙痛、津液少；女性经期不正常，易感染妇科病。南方、东方出生的人症状较轻。有条件的话，往出生地北方居住生活，体质会恢复到正常水平；没有条件的话可在春夏两季购买出生地北方出产的食物、药物调理。少吃苦味、过咸及高脂肪、高蛋白食物，多吃黑色食物、绿叶蔬菜、鱼、鸭肉补充，若脾胃上火还可以用蜂蜜、茯苓、薏米等调理，或者也可以在春夏两季到出生地北方度假疗养，也对体质有修复作用。

春火2：属肠功能先天欠佳的体质。营养吸收功能和排毒功能弱，还会影响到肾脏及脾胃功能，多有便秘、腹痛、筋骨痛症状（与肝胆功能引起的疾病不同），小儿甲状腺分泌差，脸色常黑枯无光华。在西方、北方出生的人症状不太明显，南方、东方出生的人症状会较明显，因此有条件的话往出生地西方居住生活是最好的方法，身体可恢复到正常平和水平；没有条件的，可在春夏两季购买出生地西方产食物、药物调理亦可改善症状。应多吃白色及新鲜蔬果来利便通肠，或者在春夏两季到出生地西方度假疗养也都能防病益寿延年。

春火3：属于胆功能先天欠佳体质。因胆汁分泌不好或胆动力不足，影响到消化系统，会引起胆囊炎、胆结石等病症，会感到腹胁、胸口部位闷痛，如是西方出生的人心血管功能还会受到影响。有条件的话往出生地东方居住生活最好，体质会恢复到平和水平；没有条件的，可在秋冬两季购买出生地东方产食物、药物调理也可以预防疾病发生。少吃酸、咸、高脂肪、高蛋白食物，多吃新鲜青绿蔬菜及豆类利胆食物，或者在秋冬两季到出生地东方度假疗养。

夏火：

夏火属于平和体质，身体五行平行中和，因此心胸开阔，谦恭有礼，甚至不用美容化妆品皮肤也自然光洁，一生百病不侵，益寿延年，不管到什么地方，都能很好适应。如果在农历四月丑时、五月庚时、六月卯时出生，更是天医命，一般小病都可自然修复，大病也难以近身。

夏火1：属于先天性肾脏、泌尿生殖系统功能欠佳的体质。相对来说，春季肾功能要弱些，阴虚的特征较明显，如手心、脚心发热，口舌干燥，津液不足，女性带下等。这种体质有条件的话往出生地北方居住生活，体质可以得到一定程度的修复，达到平和水平；没有条件的话可在春夏两季购买出生地北方产食物、药物调理，亦可预防疾病，益寿延年。少吃过咸、苦味食物及煎炸、高脂肪、高蛋白食物，以减轻肾脏负担，多吃黑色及利尿、凉性食物，或者春夏两季到出生地北方度假疗养亦能防病益寿。

夏火2：属肠功能先天欠佳体质。肠功能不好对消化吸收、新陈代谢、津液运送都有很大的影响，常见有便秘、便血、痢疾、筋骨痛症状（与脾胆功能欠佳引起的关节炎、类风湿病不同）。有条件的话往出生地西方居住生活，体质可以修复到平和水平；条件达不到的，在春夏两季可购买出生地西方产食物、药物调理。少吃咸味、苦味、辛辣及高脂肪、高蛋白食物，多吃白色、粗纤维、新鲜蔬菜和易消化、多汁食物，以增强肠动力、肠功能，或者在春夏两季到出生地西方度假疗养，亦可以预防疾病，延年益寿。

夏火3：属先天性胆功能欠佳体质。因胆汁分泌不好，对消化系统有影响，胃肠、胆动力不足，易有胆结石、胆囊炎或胆固醇高等症状，又会影响心血管。这种体质西方、南方出生的症状较明显，有条件的可往出生地东方居住生活，以利于体质修复到正常水平；条件达不到的，在夏秋两季可购买出生地东方产食物、药物调理。少吃苦味、煎炸难消化食物及高脂肪、高蛋白类，如牛肉等食物，各地都有养护肝胆的饮食习惯，如南方喜用田基黄等烧茶，晋陕喜吃醋、酸菜等，或者在夏秋到出生地东方度假疗养亦能预防疾病，益寿延年。

秋火：

秋火属于平和体质，身体五行得到平衡中和。这种体质的人，脸色白中透红、倜傥优雅，待人彬彬有礼，谦和大度，充满活力，百病不侵，健康长寿，到任何地方都能很好适应。如在农历七月辰时、八月巳时、九月午时出生的是天医命，一般小病都能自我修复。

秋火1：属心血管功能先天欠佳的体质，这种体质的人，脸、唇苍白少血色。常感有气无力、易疲劳、心悸、恐高，女子月经来迟，期长、育龄期在秋冬两季多有流产。如经期、产期保养不当易得倒经症。北方、西方出生的人症状较为明显。这种体质的人，有条件的可到出生地南方或东方居住生活，体质可以修复到正常平和水平。没有条件的，在秋冬两季可到出生地南方（或东方）买回食物、药物调理。应少吃苦味、寒凉性食物、多吃红色补气血食物、如胡萝卜、枸杞、红枣、当归、阿胶，以及富含铁质的补血食物，如芹菜、菠菜等，如南方田七鸡，北方毛蛋、红糖小米粥、红枣粥，都是很好的补气血食物；又或在秋冬两季往出生地南方（或东方）度假、疗养，亦能预防疾病修复体质，益寿延年。

秋火2：

属于脾胃先天性功能欠佳的体质，特别是脾功能不好的话，会引起运化水的功能不畅，转化糖分功能不好，易引起脾胃湿积，不利转化输送营养、糖分，有屁臭、便溏等症，引起虚胖，进而影响到心、血，就有冠心病、高血压、高血脂、动脉硬化、糖尿病等症。因此有条件的话，可到出生地南方居住生活，可使这种体质修复到正常水平；没有条件的话，可在秋冬两季到出生地南方买回食物、药物调理。不宜食过咸或高脂肪、高蛋白食物，应以黄色、易消化食物，如淮山、百合、薏米、小米等为主；还要兼吃红色补心血食物，如红枣、枸杞等；又或者在秋冬两季到出生地南方度假疗养亦可预防疾病、益寿延年。

秋火3：

属于肝胆先天性功能欠佳的体质。胆功能不好，除了影响胃酸及消化外，亦可能影响到肝。本身动力不足会引起胆囊炎、胆结石等症状，肝功能不好，会影响到造血、血氧输送及排送废物有害物质身体机能。这种体质西方出生的人症状较明显，因此有条件的话，能到出生地东方居住生活，体质会修复到正常平和水平；没有条件的，可在秋冬两季到出生地东方买食物、药物回来调理。应少吃过酸及腌制食物、高脂肪、高蛋白食物，多吃青绿新鲜蔬菜及海带、紫菜等易消化食物，也可以在秋冬两季到出生地东方度假疗养，亦可预防疾病，修复体质，延年益寿。

冬火：

冬火属于正常平和体质，身体五行得到平衡中和，因此这种体质永远都充满活力，到任何地方都能很好地适应，百病不侵、延年益寿，如果在农历十月未时出生、十一月申时出生、十二月酉时出生属天医命，一生百病不侵，即便有些小病，自我修复能力很强，这种天医体质大多都为医，或很会养生。

冬火 1：属先天性心血管功能欠佳体质。特别是北方、西方出生的人症状较为明显，多数表现为脸、唇苍白无血色，常感乏力、心悸恐高，易疲劳，女性则月经来迟、不正常，甚者至宫冷影响生育，产经期不注意易得倒经病或妇科病。有条件者可到出生地南方居住生活，体质可修复到正常平和水平，免致发生心血管疾病；条件达不到者可在秋冬两季购买出生地南方产食物、药物调理，少吃苦味、寒凉性食物，多吃红色及含铁高的食物，如枸杞、红枣、小米、红糖，或当归、黄芪、阿胶等补气血；也可以在秋冬两季到出生地南方度假疗养，有利于预防疾病，修复体质到平和状态，达到延年益寿目的。

冬火 2：属胆功能先天欠佳的体质。这种体质西方出生的人症状会较明显，多数表现为筋骨关节刮风阴雨前痛，因胆汁分泌而影响到胃返酸，小儿则多惊风高热病积，女性易有经行不畅或痛经等症状。有条件的话，可到出生地东方居住生活，体质可以修复到正常水平。条件达不到者可以在秋冬两季购买出生地东方产食物、药物调理，少吃酸、辣以及高脂肪、高蛋白及煎炸烧食物，多吃新鲜青绿蔬菜及海带、紫菜等碱性食物，这样即可预防胆结石、胆囊炎等肝胆疾病的发生；也可以在秋冬两季到出生地东方度假疗养，亦可预防疾病的发生，达到体质平和、延年益寿目的。

冬火 3：属于先天胃功能欠佳的体质。特别是东方、北方出生的人症状会较明显，多数表现为脸色黄、口臭或嘴角破裂、皮肤疼痒、湿疹、黄褐斑、虚胖（亦有体瘦），不注意调理可发展为胃炎、胃溃疡等病患。有条件的话，可到出生地南方居住生活，体质可修复到正常平和水平，可预防疾病，延年益寿；也可以在秋冬两季购买出生地南方产食物、药物调理，少吃煎、炸、烤及辛辣味食物，高脂肪、高蛋白食物亦少吃；可早上空腹饮温开水清胃，亦可用蜂蜜加两滴香油加水清胃，多吃黄、白色食物，如茯苓、薏米粥或藕糖等养胃；也可以在秋冬两季到出生地南方度假疗养，有助于修复体质到正常平和状态，达到预防疾病、延年益寿目的。

春土：

春土属于正常平和体质，身体五行得到较好的平衡中和，所以永远充满活力，远离百病，无论到任何地方，都能很好适应。在农历正月戌时、二月亥时、三月子时出生者为天医命，这种体质免疫力更好，一般小病都能自我修复，健康长寿；亦多有为医者，自身亦多懂得养生调理方法。

春土1：属于先天性心血管功能欠佳体质。同时也会影响到胃脾功能，所体现胃脾寒的趋向与中医所说的血虚体质相似，但只有秋冬两季有较明显症状，北方、西方出生的人表现明显，常见面容黄中带白，唇无血色，也易乏力疲劳，连带影响到脾胃动力不足，消化吸收不良，如不注意调理，会造成食积、营养不良、贫血的问题。西方、北方出生的人多有心血管疾病，东方出生的人以脾胃症状明显。有条件的话最好能往出生地南方居住生活，以使体质修复到正常平和水平；或者在秋冬两季购买出生地南方产食物、药物调理，少吃酸、辣、高脂肪、高蛋白、黏糯食物，多吃黄色、红色及含铁高的菜蔬，如枸杞、红枣、红米、小米、茄子、菠菜、芹菜、当归、阿胶等，适当吃健脾去湿的食物，如淮山、茯苓、薏米等；又或在秋冬两季到出生地南方度假疗养，亦能修复体质至平和状态，延年益寿。

春土2：属于先天性胆功能欠佳体质。新生儿多发黄疸症，胆汁分泌、胆动力不足，免疫力亦差，小儿多病积、伤风高热，不注意调理多发展为鼻炎、胆囊炎、胆结石、筋骨痛、关节炎等病症。以西方出生的人症状较明显。有条件的话，最好到出生地东方居住生活，有助于体质修复到正常平和水平；或者可在秋冬两季购买出生地东方产食物、药物调理，少吃酸、辣及腌制食物，以免破坏胃酸平衡，多吃青绿色新鲜蔬果，蛋白来源以豆制品为主。也可以在秋冬两季到出生地东方度假疗养，修复体质，预防疾病发生，达到延年益寿目的。

春土 3：属于先天性肾功能欠佳体质。这种体质的人，多面色黄中发焦黑无光华，小儿多感冒、皮肤过敏，成年尿频、腰膝无力胀痛、皮肤病、易感冒，不注意调理可致肾炎、肾结石等，妇女带下、月经不调，同样也会连带影响到脾胃运化水的功能，多数人会在春夏两季感到不适。有条件的话，可到出生地北方生活居住，可修复体质；或者可在春夏两季购买出生地北方产食物、药物调理，少吃过咸及腌制食物，多吃健肾滋阴食物，如春天韭菜最补肾应多吃。在春夏两季到出生地北方度假疗养，亦能修复体质到平和状态，达到延年益寿目的。

夏土：

夏土属于正常平和体质，身体五行处于平衡中和状态。因此充满活力，百病不生，延年益寿。如果在四月丑时、五月寅时、六月卯时出生为天医命，这种体质更健壮。即使有些小疾病，自身修复能力很强。这种体质的人都有很宽厚的心胸，亦多为医者，自身亦注重饮食养生。

夏土 1：属先天性生殖泌尿系统功能及肾功能欠佳体质。这种体质的人多面色黄中带黑无光华，小儿易感风寒、皮肤病，成人多有尿频、尿不畅、腰膝酸软，女性经期紊乱、带下，不注意调经，可致尿道膀胱炎症、肾脏炎症、结石甚至尿毒症等发生。有条件的话，可到出生地北方生活居住，也可在春夏两季购买出生地北方产食物、药物调理，少吃碱性食物，多注意脾胃有无上火，多吃利尿、黑色食物，如冬瓜、黑米、海带、紫菜等补肾食物；或者在春夏两季到出生地北方度假疗养，亦能将身体修复到平和正常体质，达到延年益寿目的。

夏土 2：属先天性胆功能欠佳体质。这种体质因胆汁分泌影响到胃液酸碱度的平衡，所以脾胃的功能也较弱，西方、南方出生的人可能症状较明显，通常表现有新生儿黄疸，小儿易感风寒、高烧、抽筋，成年人脸色焦黄或眼白发黄，伴有口苦、口臭，并有关节痛、胸闷胸痛（特别是过多食用肥腻食物后闷、痛症状加剧），虽说属亚健康，但如果不注意饮食调理就会发展成胆囊炎、胆结石、胃炎、胃溃疡等并发症。因此，有条件的话，可往出生地东方生活居住，有助于体质修复；也可在夏秋两季购买出生地东方产食物、药物调理，少吃酸、辣、腌制食物及煎炸、高脂食物，以免胆固醇的沉积，多吃青绿、新鲜蔬菜及海带、紫菜、淮山、茯苓、薏米等清热利胆、胃的食物；亦可以在夏秋两季往出生地东方度假疗养，也可以修复体质达到正常平和状态。

秋土：

秋土属于正常平和体质，身体五行平衡中和。所以这种体质的人稳重踏实平和，身体健康百病不侵，无论到什么地方都能很好适应。如果是农历七月辰时、八月巳时、九月午时出生属天医命，不易得病，即使有些小疾病，凭自愈力能够自我修复。这种体质的人多数为医者，也都懂得或注重养生之道，所以一般健康长寿。

秋土1：属先天性血液功能不健全的体质。这种体质的人多面白、唇白无血色，易疲劳、乏力、心悸，重者面有斑晕、面色暗晦无光，即是中医所说的血离经。北方、西方出生的人症状可能较明显，有条件的话，可往出生地南方生活居住，利于体质修复；也可在秋冬两季购买出生地南方产食物、药物调理，也可以改善血液功能不健全症状，达到预防疾病、延年益寿的目的。应少吃苦寒性食物，多吃红色、含铁质多的食物，如枸杞、红枣、当归、黄芪、阿胶等。也可以在秋冬两季到出生地南方度假疗养，亦可以使体质修复到正常平和状态，预防疾病，延年益寿。

秋土2：属于先天性肾脏、泌尿生殖系统功能不佳的体质。这种体质的人常感腰、膝酸胀无力，特别春夏两季易尿频、尿痛、牙痛、皮肤病、感冒，妇女月经不调、带下、面色黄黑，甚者出现黑斑，也连带影响到脾胃运化水功能不好，引起脾胃湿积、便溏等症状，如不注意调理，会引发膀胱、尿道炎症及结石、肾炎等症状。有条件的话可到出生地北方居住生活，可自动修复体质到正常平和水平；也可在春夏两季购买出生地北方产食物、药物调理。少吃过咸食物，多吃黑色和利水利尿食物，如黑米、木耳、紫菜、冬瓜、薏米等补肾、养胃，坚持早上饮开水清胃（可用蜂蜜加两滴香油加水饮）；或者在春夏两季到出生地北方度假修养，亦能改善体质、预防疾病，达到益寿延年目的。

秋土3：属于先天性胆功能欠佳的体质。这种体质因胆动力不足、胆汁分泌等问题，也会影响到胃脾酸碱度的平衡，而致消化吸收弱，营养不良，身体较瘦弱、脸色青黄、眼白泛黄，小儿多有黄疸疳积症状。西方、南方出生的人症状较为明显。如果不注意调理，易引发胆囊炎、胆管炎、胆结石、筋骨痛、胸口、背胁痛、多虑多疑、烦躁等症状，妇女经期会出现胁部及乳房胀痛、乳腺增生及经前紧张综合征等，这些症状与中医所说的气郁症相似。有条件的可到出生地东方居住生活，利于体质自动修复到正常平和水平；也可在夏秋两季购买出生地东方产食物、药物调理。少吃酸、辣食物，以清胆养胃为主，如茯苓、薏米、淮山等黄色食物养胃，清胃宜早上坚持饮开水、蜂蜜水等，多吃海带、紫菜、海藻、蘑菇、木耳等青绿色食物，都能很好地改善体质，预防疾病；又或者在夏秋两季到出生地东方度假疗养，亦能修复体质，延年益寿。

冬土：冬土属于正常平和体质，身体五行得到平衡中和，因此身体的五脏六腑功能都能正常运作，身体免疫力及各种机能应对各种不利的影响，所以百病不侵，无论到什么地方都能很好适应，永远充满活力，健康长寿。如果在农历十月未时，十一月申时、十二月酉时出生的，属于命理所说的天医命，身体免疫力更好，一生都很少有病，即使有些小疾病，自己本身机能都可以自动修复，这种体质的人多数都可成为医者，自身亦对养生方面很讲究，所以多数都能长寿。

冬土1：属于先天性血液功能欠佳的体质，血液运化营养物质、氧等机能差，也即是中医所说血离经。这种体质者面黄、白，唇无血色，常感乏力、易疲劳，心悸、恐高，女性会有经期不正常甚至影响到生育，产经期不注意卫生护理易得倒经病。有条件者最好往出生地南方居住生活，体质可修复到正常水平，没有条件的可在秋冬两季购买出生地南方产食物、药物调理，少吃苦寒性、过咸及辛辣食物，多吃红色及补血类食物，如枸杞、红枣、红米、阿胶，及含铁质高的菜蔬，如芹菜、茄子、菠菜等。也可以在秋冬两季到出生地南方度假疗养，都可以有效预防疾病，修复体质，延年益寿。

冬土2：属于先天性胆功能不佳的体质。这种体质的人脸色青黄、眼白泛黄，小儿多惊风、高热抽筋，成年人易有膝腿酸痛、烦闷心燥，女性经期不正常等，如不注意调理易发展成胆囊炎、胆结石等症。有条件者可到出生地东方居住生活，体质会修复到正常平和水平，预防疾病的发生，延年益寿；也可在秋冬季节购买出生地东方产食物、药物调理，少吃酸辣食物，多吃清热利胆食物，如青绿色菜蔬、海带、紫菜、木耳等。也可以在秋冬两季到出生地东方度假疗养，亦能修复体质，预防疾病，延年益寿。

春金：

春金属于正常平和体质，五行平衡中和。这种体质各脏腑之间的协调性很好，无论到什么地方，都能很好适应，百病不侵，健康长寿。如果在农历正月戌时、二月亥时、三月子时出生者为天医命，这种体质更不容易得病，即使有些小疾病，良好的脏腑机能都会自动协调修复，能很快恢复正常。这种体质的人多数喜医，自身对养生很注重，大多数都健康长寿。

春金1：属于先天性胆功能不佳的体质。这种体质者面色青黄、眼白发黄，因胆功能弱也会影响到脾胃功能的正常运作，通常人都瘦弱，小儿有黄疸、病积症状，成人也多见腿、膝酸痛，如不注意调理，会发展为胆囊炎、胆结石等病症。西方出生的人症状较为明显，其他人则是夏秋两季症状明显。有条件的话，往出生地东方生活居住，利于体质修复到正常平和水平；也可在夏秋两季购买出生地东方产食物、药物调理。少吃酸辣味、高脂肪、高蛋白食物，多吃海藻类、青绿色菜蔬、蘑菇、木耳等，还要坚持早上饮开水或蜂蜜水清胃，减轻胆的负担。也可以在夏秋两季到出生地东方度假疗养，亦能修复体质，预防疾病，健康长寿。

春金2：属于先天肾功能、泌尿生殖系统功能欠佳的体质。这种体质者多数表现为面色暗黑无光华，小儿夜尿多、病积，成人亦多尿频、皮肤病、牙痛、易感冒、腰膝酸胀无力，妇女经期不调、带下等，调理不好会影响到脾胃水、营养的运作，易致脾胃湿积等。有条件的话，可到出生地北方生活居住，体质能够修复到正常平和水平。也可在春夏两季购买出生地北方产食物、药物调理，少吃过咸及腌制、高脂肪、高蛋白食物，多吃黑色食物及易消化、利水利尿食物，如芝麻、黑米、黑豆、海带、冬瓜、萝卜等。也可以在春夏两季到出生地北方度假疗养，亦能预防疾病，修复体质，健康长寿。

夏金：

夏金属于正常平和体质，身体五行平衡中和，五脏六腑间的协调机能很好，百病不侵，无论到什么地方都能很好适应。如果是农历四月丑时、五月寅时、六月卯时出生为天医命，这种体质更不易得病，即使有些小疾病，自身都会很好修复。这种体质的人一般都喜医，对养生也很注意，大都健康长寿。

夏金1：属于肾脏、泌尿生殖系统先天性功能欠佳的体质。中医说肾为身体之根本，即是肾在五脏六腑中占据很关键的地位，肾功能不好，体内废弃物在各个脏器中运化不了，所需的津液也输送不力，各脏器功能就会降低，这直接影响到身体的健康。表现为面颊暗晦、黑眼圈（影响肝）、白睛多、腰膝酸软、尿频、牙痛、皮肤病、易感冒，小儿病积（脾胃受影响），女性经期不调、带下，如不注意调理，可导致肾炎、肾结石，妇女多妇科炎症等。有条件的话，到出生地北方居住生活，有利于修复体质到正常平和水平，可以健康长寿；没有条件的，可在春夏两季购买出生地北方产食物、药物调理。少吃过咸、高蛋白食物，多吃黑色及利水、利尿食物。春夏两季更要注意养心肺去温的调理，如广东地方春夏多煲各种汤、多饮带苦味凉茶，都是一种很好的养生保健习惯。还可以在春夏两季到出生地北方度假疗养，也能很好地修复体质，起到预防疾病、延年益寿的作用。

夏金2：属于肠功能先天性欠佳体质。这种体质多表现为面色暗晦无光华，多便秘、便血、痢疾、筋骨关节痛等。如不注意调理，因宿便等毒素沉积以及营养吸收不良也会影响到肝、肾。有条件的话到出生地西方居住生活，体质可修复到正常平和水平；也可在春夏两季购买出生地西方产食物、药物调理。应少吃过咸、高脂肪、高蛋白食物，多吃新鲜蔬菜及富含粗纤维食物以利排便、排毒。也可以在春夏两季到出生地西方度假疗养，都能修复体质，预防疾病，益寿延年。

秋金：

秋金属于平和正常体质，身体五行得到平衡中积，意味着这种体质五脏、六腑间的协调功能很强，百病不侵，不管到什么地方，都能很好适应，健康长寿，如在农历七月辰时、八月巳时、九月午时出生，是为天医命，这种体质对疾病的抵抗力更强，即使有些小疾病，也能依靠自身机能很好修复，不用吃药，这种体质的人多数对医学很有天分，对养生调理也很注意，所以多数能健康长寿。

秋金1：属先天性心血管功能欠佳体质。这种体质的人常感气力不足，睡眠状况不好，易疲劳、筋骨痛、烦躁，小儿多悸、夜啼、病积、高烧，女性痛经、量少期长，重则影响生育。西方、北方出生的人症状较明显，不注意调理，有罹患心脏、肝胆、贫血疾病的危险。有条件的，可到出生地南方居住生活，体质可得到修复。或者在秋冬季节购买出生地南方产食物、药物调理。应少吃苦、辣味食物，多吃红色及含铁质高食物，如枸杞、红枣、当归、阿胶、茄子、芹菜、菠菜等。也可以在秋冬两季到出生地南方度假疗养，修复体质，预防疾病，健康长寿。

秋金2：属于先天性胆功能欠佳体质。胆功能欠佳间接影响到肝脏、心血管功能及胃酸的平衡，多表现出面色青白、眼白稍黄、眼圈黑（与肾功能欠佳眼圈黑不同），易感风寒、惊悸烦躁、风湿痛、头痛，婴幼儿惊悸、高烧、病积、食积，女性痛经、经期长等。如不注意调理有发展为胆囊炎、胆结石、肝炎等的隐患。有条件的可到出生地东方生活居住，体质会自动修复到正常平和状态，健康长寿。亦可在秋冬两季购买出生地东方产食物、药物调理。少吃寒苦、酸辣、腌制食物，多吃海藻类、蘑菇、木耳及青绿色新鲜蔬菜，以疏肝利胆为主。可在秋冬两季到出生地东方度假疗养，亦能修复体质，益寿延年。

冬金：

冬金属于正常平和体质，身体五行平衡中和，所以五脏六腑的协调机能非常好，身体强健，百病不侵。即使有些小疾病，靠自身机能即可以修复，身体的适应能力很强。如在农历十月未时、十一月申时、十二月酉时出生即是天医命，这种体质的人多喜医，也会注重养生之道，长寿延年。

冬金1：属于先天性心血管功能欠佳的体质。这种体质表现为面色苍白、唇白无血色，易疲劳、常感气力不足、烦躁不安、睡眠差、筋骨酸痛。小儿多伤风惊悸、疳积高烧；女性则痛经、量少期长、育龄期亦有流产症状，影响生育，如经、产期护理不当，易得倒经症。特别是西方、北方出生的症状较明显，秋冬两季不注重养生调理，易出现心血及肝胆问题。有条件的话，可到出生地南方居住生活，可使体质修复到正常平和水平，延年益寿；也可在秋冬两季购买出生地南方产食物、药物调理。应少吃苦寒、辛辣、腌制食物，多吃红色、补气养血食物，如枸杞、红枣、当归，阿胶等。北方有吃毛蛋补气血的习惯，如能加黄芪、当归、枸杞、红枣、川宫、白芷同服，效果更好；也可做无肉莲子粥、红枣粥、阿胶粥、熟地粥、猪肝菠菜粥，都有很好的补气血效果。在秋冬两季到出生地南方度假修养，也能帮助修复体质、预防疾病，达到健康长寿目的。

冬金2：属于先天性胆功能欠佳体质。这种体质多表现为面色青白、眼圈黑、眼白带黄，西方出生的人症状要明显些。秋冬两季易感风寒、关节酸痛、鼻炎、头痛；婴幼儿多惊风高烧、疳积、食积；女性痛经、经期延长，经期产期保养不当，易得倒经病。如平常不注意调理、保养，这种体质易发胆囊炎、胆结石、风湿、类风湿，也会影响肝、胃等脏器发生病变。有条件的可到出生地东方居住生活，以修复体质到正常平和水平；也可在夏秋两季购买出生地东方产食物、药物调理。应少吃苦寒、酸辣味食物，多吃海藻类、蘑菇、木耳、青绿色新鲜蔬果。也可以在夏秋两季到出生地东方度假疗养，也能修复肝胆机能，预防疾病，达到延年益寿目的。

春水：

春水属于正常先天五行平衡中和体质，也就是中医所说的平和体质。这种体质脏腑之间的协调功能很好，百病不侵，健康长寿，到什么地方都能很好适应。如果在农历正月戌时、二月亥时、三月子时出生的是为天医命，这种体质有很强的免疫力，即使有一些小疾病，凭借自身自愈力也可以很快修复。这类人多喜医药，注重养生之道，健康长寿。

春水1：属于先天性肺或肠功能欠佳的体质。这种体质者多有痢疾、便秘、便血、喘咳、筋骨疼痛等症状，也会影响到肾脏、膀胱泌尿系统功能。南方、东方出生的人症状较为明显，如不注意调理，可致肺、肠病变，也会影响肾功能的正常运转。因此，有条件的可到出生地西方居住生活，体质可修复到正常平和水平；也可在春夏两季购买出生地产食物、药物调理。应少吃酸、辣食物和黄豆、蚕豆、多筋过老肉类、黏糯食物，多吃土豆、红薯、芋头等膳食纤维高的的食物及新鲜蔬果等增强肠动力，还要坚持有规律的饮食生活习惯。也可以在春夏两季到出生地西方度假疗养，也能预防疾病、修复体质，达到延年益寿的目的。

春水2：属于先天性肾脏、泌尿生殖系统功能欠佳体质。这种体质多表现为面色暗晦、眼圈黑、腰膝酸软无力、易感冒、牙痛；女性则月经不调、带下、易感妇科炎症。南方、东方出生者还会伴有心血亢盛、晕眩等症状，如果不注意调理，可能发展为肾炎、膀胱炎、肾结石、膀胱结石等症。有条件的话可往出生地北方生活居住，可使体质修复到正常平和水平。或者可在春夏两季购买出生地北方产食物、药物调理。应少吃过咸、高脂肪、高蛋白、煎炸食物，多吃黑色及利尿、利水食物，如黑米、黑豆、芝麻、木耳、海藻、冬瓜、韭菜等。也可以在春夏两季到出生地北方度假休养，也能预防疾病，修复体质，益寿延年。

春水3：属于先天性肾脏、泌尿膀胱系统功能欠佳体质。这种体质表现为面色暗晦、黑眼圈、腰膝酸软、易感冒、患皮肤病、牙痛；女性可能有月经不调、带下等症，肾运化水能力不足，影响肝胆功能。特别是南方出生者症状较明显，多数表现症状是肾，但隐性问题还是肝胆，不注意调理的话，易罹患肝炎、胆结石、肾炎、肾结石等。有条件的话可到出生地东方居住生活，体质会修复到正常平和水平；也可在夏秋两季购买出生地东方产食物、药物调理。应少吃咸、酸、辣、腌制食物，多吃清肝利胆、利尿食物，如蘑菇、木耳、海藻、芝麻、黑米、冬瓜等。也可以在夏秋两季到出生地东方度假疗养，都可修复体质、预防疾病，达到益寿延年的目的。

夏水：

夏水属于正常平和体质，身体五行平衡中和。这种体质者脏腑间协调机能很强，一生百病不侵，健康长寿，无论到什么地方都能很好适应。如果在农历四月丑时、五月寅时、六月卯时出生是天医命。这一人群免疫力更好，即使有些小疾病，都能靠自身很好修复，这种体质者对医、药感兴趣，注重养生之道，也有天分，所以大都健康长寿。

夏水1：属于肠、肺先天性功能欠佳体质。这种体质多由肺功能引起咳、哮喘、高热等，肠动力运化水营养功能弱易出现腹痛、腹鸣、腹泻、肩颈僵硬、皮肤无光泽、便秘等，不注意调理，易发展成肺炎、肠炎、肠梗阻等。因此有条件的话可到出生地西方居住生活，这样体质会修复到正常平和水平；也可在春夏两季购买出生地西方产食物、药物调理。应少吃酸、辣、黄豆、蚕豆、糯米、牛肉等，多吃粗粮、新鲜蔬菜及含膳食纤维高的白色食物，如土豆、红菇、芋头、百合、桔梗、橄榄油等。也可以在春夏两季到出生地西方度假疗养，都能很好地修复体质、预防疾病，健康长寿。

夏水2：属于先天性肾脏、膀胱泌尿系统功能欠佳体质。这种体质主要表现出面色暗晦、黑眼圈、腰膝酸软，易感冒、皮肤病、牙痛、健忘，小儿多病积、发烧；女性月经不调、带下、妇科病，如不注意调理，可发展为肾炎、肾结石、膀胱结石；男性早泄阳痿，影响生育。这种体质有条件的话可到出生地北方居住生活，体质会修复到正常平和水平；也可在春夏两季购买出生地北方产食物、药物调理。尽量少吃咸、苦食物，多吃黑色利水利尿食物，如黑芝麻、黑米、黑豆、冬瓜等，调理以补肾为主。也可以在春夏两季到出生地北方度假疗养，也能够修复，体质预防疾病，可健康长寿。

秋水：

秋水属于正常平和体质，身体五行得到平行中和。这种体质者脏腑间的协调能力很好，百病不侵，到任何地方都能很好适应。如果在农历七月辰时、八月巳时、九月午时出生是天医命，免疫力更好，即使有些小疾病，凭借自身机能都可修复。这种体质的人一般都有医、药方面的天赋，擅长养生之道，所以都能健康长寿。

秋水1：属于先天性心血管功能欠佳体质。这种体质表现有皮肤干燥、唇白、胸闷胸痛、四肢沉重，易疲劳、乏力；女性月经不调、经产期护理不当易得倒经病；小儿会有语言障碍；妇女有流产先兆，这与中医所说的血离经在脏腑间运行不好的血瘀体质相近。如不注重调理，易患心血管病。有条件的话可往出生地南方居住生活，体质会修复到正常平和水平，能健康长寿；也可在秋冬两季购买出生地南方产食物、药物调理。应少吃苦寒、辛辣、刺激性食物，多吃红色补心血食物，如枸杞粥、红枣粥、元肉枸杞粥及阿胶、熟地等。也可在秋冬两季到出生地南方度假疗养，亦能修复体质，预防疾病，健康长寿。

秋水2：属于先天性脾胃功能欠佳体质。这种体质多表现为面色暗淡、唇暗紫色、口腔异味、食欲不振、打嗝、饭后胃痛、四肢无力、易失眠、疲劳、腹泻，小儿多病积、食积、瘦弱，不注意调理可致内分泌失调、脾脏运化血、糖功能障碍致虚胖引起三高、脾胃湿积等病症。有条件的话可到出生地南方居住生活，体质可修复到正常平和水平；也可在秋冬两季购买出生地南方产食物、药物调理。应少吃酸、咸味、高脂肪、高蛋白食物，多吃黄色易消化养脾胃食物，如薏米粥、淮山粥、红枣、茯苓、藕粉等，坚持早上空腹饮开水或蜂蜜香油水清胃、养胃。也可以在秋冬两季到出生地南方度假疗养，都能预防疾病，修复体质，健康长寿。

冬水：

冬水属于正常平和体质，身体五行得到平衡中和。身体脏腑间协调机能很好，百病不侵，无论到任何地方都能很好适应。如果在农历十月未时、十一月申时、十二月酉时出生的是天医命，身体的免疫机能会更好，即使有些小疾病，靠着本身机体自愈力会自动修复。这种体质的人都对医、药有天赋，擅养生保健，所以多数都能健康长寿。

冬水1：属于先天性心、心包、血液功能欠佳体质。这种体质多表现为面色苍白无光泽（也有脸色潮红者）、唇白、乏力易疲倦、心悸、恐高、胸闷胸痛；女性月经不调；儿童有语言障碍、健忘等。如不注意调理，易患心血管疾病、高血脂、肥胖等，育龄妇女有流产先兆甚至不育。有条件的可到出生地南方居住生活，体质可修复到正常平和状态；或可在秋冬两季购买出生地南方产食物、药物调理。少吃咸、苦、寒及高脂肪、高蛋白食物，多吃红色补心血食物，如枸杞、红枣、当归、阿胶、芦笋、芹菜、菠菜等。也可以在秋冬两季到出生地南方度假疗养，可以预防疾病，修复体质，健康长寿。

冬水 2：属于先天性脾胃功能欠佳体质。这种体质多表现为面色暗淡发黄、唇暗有皱褶或破裂、食欲不振、消化不良、口腔异味、嗝逆、腹痛腹泻、大便异常，小儿疳积、食积、腹胀。如不注意调理，可致内分泌失调、胃炎、胃溃疡、脾运化血糖异常影响到肝胆功能等。有条件的话可到出生地南方居住生活，利于体质修复到正常平和水平；也可在秋冬两季购买出生地南方产食物、药物调理。应少吃咸、酸、辛辣、腌制、高脂肪、高蛋白食物，多吃黄色易消化食物，如薏米粥、淮山粥、红枣小米粥、茯苓粥、藕粉等。也可以在秋冬两季到出生地南方度假疗养，有助于修复体质到平和水平，健康长寿。

当我们受伤或生病的时候，不管是身体的、心理的或心灵的，如果要痊愈的话，真正需要的是启动自身的自愈能量。医生也好，导师也好，心理咨询师也好，甚至你的爱人、情人、恩人、父母、好友，他们能够提供给你的就是支持，支持你拥有自己的时间与空间，然后，你自己去面对问题的本来面貌，回到自己的原生状态，去接受它、相信它、爱它、修复它。

本篇告诉我们这段过程与辟谷的过程一样，起初是充满来自记忆与惯性反应的痛苦，然后慢慢关闭这种向外攀援、向外求解的惯性。关掉之后，内在深处的另一个本质开始苏醒，开始展现。于是修复开始，平静降临。

第七章　自愈的能量

——心源养生功法

很多人可能有过这样的体验：不小心碰破了手脚，过一段时间它自己就能长好；普通的感冒，休息几天不治也可痊愈。什么原因？这都是身体自愈力的神奇力量。当我们感到不适或生病时，身体自身可以自动调节荷尔蒙、免疫抗体等因素综合发挥作用对抗疾病。人是生物进化的精华，我们的身体天生是一个"全自动的装置"，可以自动调节身体内的任何"波动"：人有免疫能力，有自我抗病的能力。

人的身体是个让人难以置信的创造物，世界上没有任何机器可以与它媲美。在大多数情况下，它能够持续使用一百年甚至更久，它能够自行修复和治愈一系列伤害、创伤和疾病。之所以能这样，是因为除了人们所知悉的免疫系统外，它还有一个神秘的、最重要的自我修复系统——自愈系统。自愈系统是守护身体健康的修理队和消防员，一旦人的身体遭受病毒、创伤等的侵害，它将以最快的速度和最专业的技术消灭细菌并修复你的身体机能，让其归于健康与正常。

其实，整体自然疗法的任务，就是修正和维护人体的自愈系统，以人体的自愈系统为基础和根本、以各种技术为辅助来设计健康治疗计划，而不是越过自愈系统随意介入干扰人体小宇宙。因为，在人体正常的机能受到外来病菌干扰时，免疫系统就会产生一系列反应，包括吞噬病毒、产生抗体等。打抗生素、疫苗不仅不能增强人体的免疫力，反而徒增人体的酸毒，并且使人体产生依赖性。

疾病能康复是因为人还有"自愈能力"，如果一个人衰弱到连自我修复能力都丧失了，那再好的疗法，用再多的药物，也回天无力了。

自愈力，是人体的自然愈合能力，是人人都有的自身调控能力。

传统中医称自愈力为："真气"、"元气"、"正气"、"肾气"、"阳气"等，把致病的因素称为"邪气"、"阴气"、"瘴气"……认为"邪不压正"、"正气充盈，百病不侵"，就是这个道理。

中医提倡："三分治，七分养。"指的是在病人的治疗康复过程中，医生和药物所起的作用较少，身体的恢复更多依赖于自我调节，也就是自愈力的修复过程。尽量依靠内力来疗愈疾病，这是中医的根本宗旨：上医上药三品：精、气、神；也是医疗的至高层次——上医治未病，中医治欲病，下医治已病。

自愈力的激发有多种方法。例如，中医常用的经络养生法，就是开发自愈潜能最突出的例子。求医不如求己，掌握了这些养生方法，我们就可以避免或者减少疾病的发生，从源头上祛除疾病，达到养生固本的目的。

我国历代养生家都留下了宝贵的养生文化和丰富的经验、功法，依靠人体自身的调节能力，通过姿势的调节、呼吸的锻炼、意念的运行，调节和增强人体各脏器机能，诱导和启发人体内在潜力。在着重修炼自身精、气、神的同时，强调"法于阴阳"、"顺应四时"、"起居有节"，告诫人们"虚邪贼风，避之有时"。只有这样，才能更好地进行守神、调息和形体的锻炼，达到强身治病、延年益寿的目的。

传统养生功法不仅锻炼价值高、内容丰富、形式多样，而且各自有着不同的动作结构、技术要求、风格特点和运动量，可以不受年龄、性别、体质、时间、季节、场地和器械的限制。因此，人们可以根据自身的需要和条件，选择合适的项目进行锻炼，提高身体的自愈能力。

养生就是养命。

养生讲究的是未病而治，用内潜式思维激发生命的自我治愈能力。所有疾病都是养生不善造成的！也必然可以由养生得法而养好！

幼年时我即跟随师傅、苦行僧释随朗上山习武采药，潜心学习绘画艺术和传统文化佛家经典《心经》《显密圆通》和道家典籍《周易》，并习练佛家武术金刚功、释门十势功。

后遇季大新师傅、陈海筹老中医等名家，学习了五祖拳、北腿功法、太祖白鹤拳、少林寺龙桩拳、铁布衫等功夫及中医治疗跌打损伤的方法，并获众名师留下的《医学真源》《内伤科诊疗秘本》《练功 36 法》等珍贵传本。

辗转多年拜师学艺，在创业期间，我从未停止习武练功，繁忙的工作之余，仍然勤习不辍。

2013 年开始向陈氏太极拳传人职武营师傅潜心学习"陈氏太极拳"，而后又多次从澳门邀请叶问宗师的徒孙李发权师傅到中山神湾教习咏春拳。后来，在甘肃遇全真龙门派 23 代传人张继宗老师，随其练习"内家功法"和"五行拳"。2014 年结识少林寺达摩禅武院院长释德力，交谈甚欢并义结金兰，在谈武论道中受益良多。同年有缘遇无极八卦掌传人、尹氏八卦掌第五代传人全元老师，邀其常驻神湾，以研习无极八卦功。

多年以来，我研习了多种功法，对释、道、儒等传统养生颇有感悟，悟道于"源"。通过本书，将传统养生秘要与自己所学和实践贡献出来，造福大众。

本书所汇编的心源养生功法，坚守传承和正统，选取了最具有武术文化之源的运动养生项目，所辑道家五行五方养生方法和心源养生功法均源于传统传承。

一、心源五觉养生论

养生学强调"顺天因时"、"天人相应"，是指人生于天地之间，一切生命活动都与大自然息息相关，必须随时随地与大自然保持和谐一致。《黄帝内经》认为"夫四时阴阳者，万物之根本也"，"人以天地之气生，四时之法成"，须"法于阴阳"、"顺四时，适寒暑"。故古人根据四季"春生、夏长、秋收、冬藏"的特征提出"春夏养阳，秋冬养阴"的养生方法。

随着现代社会工作生活节奏的加快，亚健康盛行，人们渴望自己的身体能回归健康，生活回归最自然的本态。

人，生存于天地之间，最珍贵的就是生命。尊重生命的最佳方式就是养成健康的生活方式。億心源养生坚守传承和正统，根据历代养生家留下的宝贵养生文化和丰富的养生经验，以"源"文化为核心，以"大健康产业"为发展方向，传承和创新传统养生文化的医武同源、药食同源、生态同源、易合同源、五觉同源，倡导"回归本源，自然健康"的养生理念。

传统中医学认为，在不同的季节人体脏腑会出现气血偏旺的情况，如"肝旺于春、心旺于夏、脾旺于长夏、肺旺于秋、肾旺于冬"，所以主张根据四季的变化来调理五脏。"脏"者，"藏"也，五脏六腑居于身体内部，我们怎样通过有效的手段和切实可行的方法去调理自己的脏腑呢？

清代名医高士宗在《医学真源》一书中指出："心开窍于舌，肝开窍于目，肺开窍于鼻，脾开窍于口，肾开窍于耳。"舌、眼、鼻、口、耳，即是人体五脏表现在身体外部的感觉器官。

关于六尘、六根、六识的论述，也就是现代物理学、生理学、心理学的科学内容。六根为感官器官，六尘为外部物理世界，从六根接触六尘形成六识。

億心源五觉养生通过听觉的五音、味觉的品茶、嗅觉的闻香、视觉的五色和触觉的禅修，去体验声、香、色、味、触、法，让身、心、灵得以放松，契合自然状态，开发人体内在的个人禀赋，达到识境、理境、意境、心境、禅境的"五境合一"，回归宁静与自在。

契合传统，源于传统。但是，现代人总是太多欲望，无止境地向外奔跑和追逐，却忘了回看自己，遗忘了本源。对于身忙、心盲、意茫的现代人来说，体验，也许才是最科学的养生方式。

心理学、神经学、禅修就像三个圆圈，三者的交叉区就是五觉养生体验的重点，这种体验的经验可以帮助我们切实优化我们的大脑，调和我们的五脏，使我们可以运用这种能力减轻痛苦、减少疾病、增强幸福感，这也就是"觉"的核心。

古曰：一切唯觉。觉，则知其然。今天以科学角度分析依然正确。觉性含感觉，由觉性而致知，释、道、儒三家都基于此。"外师造化，中得心源。"从《易》的阴阳观来看，觉性与理性本是阴阳关系，觉主知其然，理则主知其所以然。

上药三品，精、气与神。就一个人的形体性命来说，离开精气神，人就不能生存，三者损弱，人便衰病。"道法自然，长生久视"就是道家文化里蕴含的养生文化。古人作《易》，也就是为了"顺性命之理"。性者，神也；命者，形也。历代养生家们由此创造了很多"静以养神，动以养形"的养生功法，比如无极八卦掌、六字诀、八段锦、易筋经、太极拳等。

顺应现代人的需要、适合现代人修习的億心源五觉养生法，融合传统释、道、儒养生功法精髓，结合现代神经心理学和西方瑜伽冥想，配合舒缓空灵的十二音律养生音乐，独创清净修身、心空冥想、觉茶练气、闻香守元功（八段锦）、回归本源的一套健康养生功法，涵括炼精化气、炼气化神、练神还虚，回归本源的修炼养生阶段。

五觉养生法通过听觉、视觉、味觉、嗅觉、触觉的体验，提高对五味、五色、五嗅、五色、五音的感知，以契合天地人和的三才之道，"心和则知五味，肝和则知五色，肺和则知香臭，脾和则知囊味，肾和则知五音"。五脏调则形调，"故能形与神俱，而尽终其天年，度百岁乃去"。

古曰："世未有无源之流、无根之木，澄其源而流自清，灌其根而枝乃茂，自然之理也。故善为医者，必责根本。"億心源五觉养生法从先天根本（性命）出发，从后天根本（五觉）入手，受天地之气率性为之，得天之清气、地之宁者，炼神还虚（回归本源），是神化不测之妙道（自然健康）。

故五觉养生法源于传统：有传承，有源流，有理有法，可证可行；贵在创新：融合释、道、儒养生文化，结合现代神经学、物理学、生理学、心理学，配合茶道、香道、音乐疗法、禅修冥想，创新性地融为一体；重在体验：通过听、视、味、嗅、触五官的外在感受体验，调和身体内部脏腑，疏通经络，方便初学者学练，使功法易学、易练；勇于发扬：古曰"秘之、秘之，非人勿传"，今为"发扬光大，造福大众"；旨在和谐：身心和谐、家庭和谐、社会和谐、人与天地自然和谐。

二、心源五觉养生法

1. 清净修身
2. 觉茶练气　　　炼精化气，内外合一
3. 闻香守元功（八段锦）　炼气化神，守元为一
4. 宇宙之音、心空冥想　炼神还虚，炼虚合道
5. 回归本源、自然健康

步骤：

准备动作：

大家好，很高兴今天由我带领大家走进億心源五觉疗法的养生，希望这节课能给大家带来愉悦的心情。

请大家将手机关闭，将阻碍身体气机运行的物品暂且放在一边，暂时抛开世俗的功利和凡尘的执着，让心灵划进祥和的时空。我们先来观看一段视频。

第一段：炼精化气，内外合一

1. 清净修身

（1）六字诀。请大家以舒适的坐姿正坐，身体自然放松，双手端放小

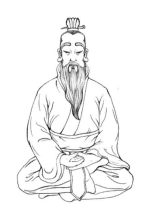

腹前，左手托右手，手心向上，两拇指轻触，低头身体前倾，开口念"呵"字，以吐出胸中污浊之气。念字的时候不能发出声音，念完后头向后仰，闭口，用鼻子缓缓地吸收天地之清新的气体来补充心气。此法共有六字"呵、呼、呬、嘘、嘻、吹"，按照此顺序每个字做 6 次。（书中记载此法以呼而自泻出肺腑之毒气，以吸而采天地之清气以补之）

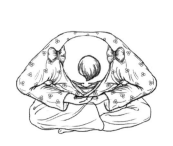
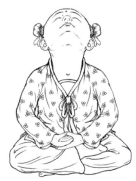

（2）炼气养肺法。请将双手放两大腿上，拇指与中指轻触，其余手指自然张开，手心向上。意念似有甘露从头顶吸入丹田，用舌尖抵上颚，闭吞口水 7 次，气存丹田，闭气后用头顶自然吸气直至丹田，稍作停顿，而后缓缓呼出。如此反复 13 次。（此法可生肺腑之津液，和脾健胃，滋养五脏，补益脑髓，从而达到延年益寿的功能）

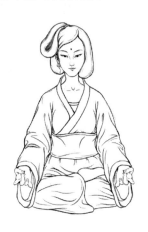

2. 觉茶练气

轻啜一口茶水，让茶水停留在口中，茶香直冲入百会穴。将茶水一口吞入，茶气从喉咙下至心、肺，经过胃到丹田，在丹田中盘旋，茶气可顺其自然从头顶心、手心、脚心排出，最后融入自然。左手手心朝上，右手手心朝下，意念好似托一圆球，丹田也意似圆球。然后将手心相对上下转动，左右转动，会阴穴上提，内丹田同时转动。（此功法以茶养气，在吞吐间用茶香引导丹田之气的循环，可解全身之毒，气血平衡，五脏顺畅，精力充沛）

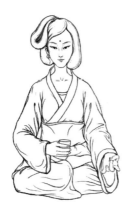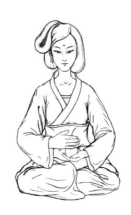

第二段：炼气化神，守元为一

3. 闻香守元功（八段锦）

香道师拿着香缓缓靠近，周围自然散发着清香，香气随着呼吸进入丹田，打开身体的自然之门。

香道入门源，起心动念泉。

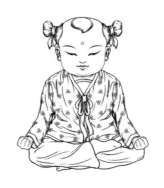

（1）闻香冥思，摇天柱。盘腿而坐，微闭双目。在心里冥想：香气进入丹田，随着呼吸在丹田运动……轻念：凡坐要竖起脊梁，身不可倚。握固者（两拇指抵手心劳宫穴，其余四指握拇指）。可以闭关祛邪，静思者静息思虑而存神。双肩右转，左手放右膝外侧，右手放后腰，尽量向后看，转腰回正；双肩左转，右手放左膝外侧，左手放腰后。左右共动 12 次。

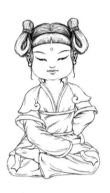

（2）叩齿集神，鸣天鼓。先闭目冥心，盘坐握固，静思闻香。然后叩齿集神，叩齿 36 次，两手抱昆仑，交叉两手向顶后 9 息，勿令耳闻乃移动手掩耳 3 次。以第二指压中指弹脑后天鼓左右各 24 次，手指弹耳 3 次。

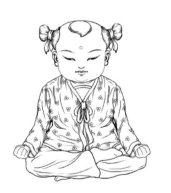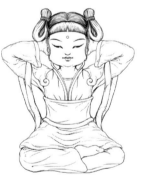

（3）赤龙搅水，龙行虎奔。自然盘坐，双手上举至头顶，双掌心相对。用舌尖顶住上颚，然后搅动口中上下两旁，到唾液充满整个口腔，然后鼓漱口中 36 次，而后分 3 次汩汩有声地咽下。心里意想用眼睛看所吞唾液送至脐下丹田，龙即津，虎即气，唾液下去至丹田则气通之，龙行虎自奔。

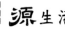

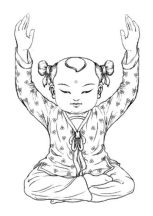

（4）摩肾堂。先闭气，搓双手，待发热后，按摩肾区，以鼻徐徐呼气，做24次后完毕。再将双手收回，握固，再闭气，意想香气伴随心火下烧丹田；感觉发热后再立即用刚才的方法按摩，次数越多越好。

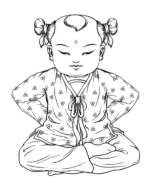

（5）尽此一口气，闻香烧脐轮。意想轻烟从百会穴进入丹田，然后闭气，用心默默想象火烧丹田，觉得热极，香气在丹田转动，火下烧至会阴。

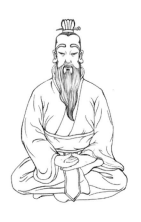

（6）左右转身托顶。意想有香气从丹田穿过双关升阳（夹脊双关点）进入大脑，随后降阴至丹田。用鼻呼吸，两拇指抵手心劳宫穴，其余四指握拇指，双手放至腰间，左右转腰各6次。双手向上托举，配合呵气向左右各转1次，然后顺时针转3圈，反向转3圈。双手托举，脸朝上呵气。

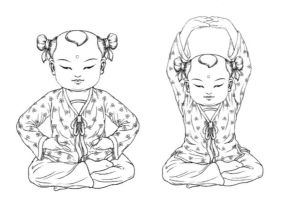

（7）左右按顶钩攀。双脚伸直，脚尖尽力向内勾。双手用力向天空托举3次，同时脚跟用力抬起3次；双手向脚部拉伸9次，再向前弯腰，用两手向前扣动两脚心12次；手扳住足底拉筋持续一分钟，然后收足，端坐。

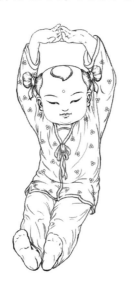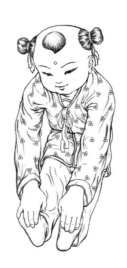

（8）河车搬运，盘结大丹圆。双手放下至小腹前，八手指相交叉，拇指自然张开，手心向上，气聚丹田，周身的气脉全部调匀。

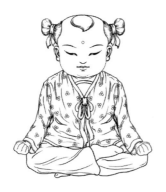
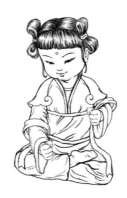

河车搬运：转辘轳 24 次，再摆肩并身 24 次。其间气从丹田下至会阴，提气向上升阳，至头顶，再从头顶经鼻头至喉咙下、心窝处、肚脐、下丹田止。

盘结大丹圆：想象下丹田发出火焰在烧，全身皆热。邪魔不敢近，梦寐不能昏，寒暑不能入，灾病不能逆。子午后午前做，造化合乾坤，循环次第转，万病化为尘。

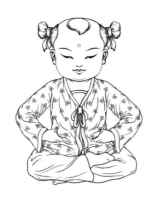
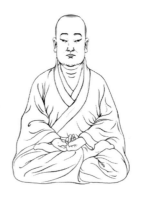

4. 宇宙之音、心空冥想

在呼吸之间，来自宇宙的美妙音乐在耳边悠然响起，意念全身毛孔参与呼吸。吸气，气入丹田。音乐随着呼吸进入丹田，丹田与音乐的节奏随着呼吸律动。用意念感觉到身体慢慢融化在自然中。让身体慢慢松开，心空万物，静予修身，无内无外，回归本源。（此法可修心养性，用宇宙间美妙的音乐去平息浮躁的心灵，降低血压，改善人体免疫功能）

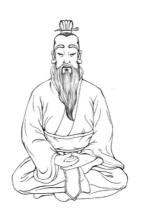

第三段：炼神还虚，炼虚合道

5. 回归本源、自然健康

双盘坐姿，双手端放小腹前，左手托右手，手心向上，两拇指轻触，与虎口形成一圆。意想天上太阳慧光能量流从头顶百会穴而下进入身体，太阳能量流罩住自己整个身体，全身毛孔全部打开参与呼吸，随吸气能量流入体内，在自然呼吸中，所有能量由四面八方从毛孔中进入，汇聚至丹。内视体察体内的变化，虚其心，实其腹。

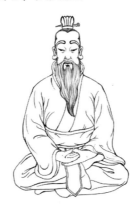

（注：此功法易学、易练，适合初学者学练。练习者如在家中练习，可配合億心源健康 PAD 里面的十二音律。

在家或旅行外出练习，在无音乐、茶气和熏香的情况下，可按照下面意念观想宇宙之音、天地清新之气、天地之香，也能达到很好的练习效果。

观想宇宙之音、自然音声，意念全身毛孔参与呼吸，随吸气能量流进体内，吸气时气入丹田。

叩齿吞津，觉茶炼气，口尝金津，将口腔的津液通过观想的气进入身体内部，运行于经络之中，感觉身体知觉的变化。

观想天地自然之香和周围自然散发着的清香，香气随呼吸进入丹田。

此功法重在体验，分初、中、高级，初学者应分段学习，细节处在亿心源专业师傅指导下练习效果更佳。）

三、心源无极八卦养生功

无极生太极，太极生两仪，

两仪生四象，四象生八卦。

心源无极八卦养生功是以《易经》无极生太极，太极生两仪，两仪生四象，四象生八卦为理论基础，将无极八卦掌的行桩、走圈与八个定式动作相结合的动功。

为适合广大民众健身养生，造福大众，亿心源追根溯源，汇聚国术养生大师，积极挖掘并开发出最具有武术源头文化的运动养生项目——无极八卦养生功。

1. 无极八卦养生功既能强身健体，又能养生防身

中医理论讲：通则不痛，痛则不通。气血畅通了，也就促进了血液循环、新陈代谢。无极八卦蹚泥步是中华武术优秀拳种无极八卦掌中特有的基本功，通过用鼻孔自然呼吸，加强肺活量的锻炼，也提高了人的心肺功能。从武术角度来讲，可以通过练习气沉丹田，练出无极八卦掌的真正内劲。从健身角度来说，可以达到健康长寿的目的。

2. 无极八卦掌的养生功能

无极八卦掌是内家功法，不仅对内炼精、气、神有特别功效，更外炼筋、骨、皮，不仅是传统武术功夫，也是很好的养生功法。

（1）**顺应了地球转动的磁场方向，重心稳定，有益于身体健康。**天道自旋是自然之道。我们生活在地球上，身体除受到地球引力的作用，还受到地球自转的影响。无极八卦蹚泥步运动时纵横交错，分为四正四隅八个方位，与"周易"八卦图中的卦象相似，从而顺应了地球转动的磁场方向，身体重心稳定，有益于身体健康。

（2）**延缓腿部衰老，推迟人的衰老。**道家医理认为，"精从足底生"。人到中年，腰部以下和腿足就渐感无力，喜爱叠足或跷足而坐。我们都知道，手足各有三条阳经、三条阴经，蹚泥步在松静自然的状态下对十二经络进行舒展的锻炼，可以促进腿部气血在经络的运行。

（3）**增强神经系统反应功能及手、眼、脚的协调配合。**无极八卦掌是养生中的动功，要求思想意识和身体处于放松状态，调身、调心、调息，双腿在行走，身体在运动，动静结合，神经系统得到了锻炼。走过无极八卦蹚泥步的人，普遍反映脚下有劲，步履平稳，手、眼、脚配合协调，应变能力强。

（4）**延缓血管系统的衰老。**由于无极八卦蹚泥步沿圈走转，进行的是螺旋形圆弧运动，使人身全身血管系统得到柔和的锻炼，从而增强了血管的弹性，有益于血液的新陈代谢和循环。

（5）**改善鼻敏感，延缓呼吸系统的衰老。**无极八卦掌要求气沉丹田，用的是自然呼吸，在行走运动中，吸入氧气，排出废气，加强了肺活量和鼻孔的锻炼，可以有效改善鼻敏感，促进了心肺、身体和呼吸器官的新陈代谢。

（6）**增强消化系统功能。**无极八卦蹚泥步的扭腰，可使腰部气机气沉丹田；螺旋形圆弧运动使肠胃等消化器官得到摩擦、蠕动等锻炼，加强肠胃功能，从而有助于消化。

（7）**推迟关节、骨骼、肌肉、韧带的衰老，放松肩颈，预防肩周炎、颈椎病。**无极八卦八个掌法的练习，螺旋形圆弧运动使关节灵活，肌肉、韧带有弹性、骨骼健康，使肌肉和韧带的耐拉和扩张性能不断增强，让伤病的肌肉、韧带得以逐步康复，韧带更加坚实有力。

（8）**可以强化脊椎的健身功能。**无极八卦养生功练脊椎的方式比较特殊，通过拧转的方式，将气拧入脊椎。身体的旋转带动脊椎的旋转，脊椎的旋转，则力量作用于脊椎，气拧入脊椎。引气入脊椎，补充脊椎亏损的先天之气，脊椎自然就变直了。

（9）**壮骨健腰，对陈旧性筋骨伤病有良好的辅疗作用**。练习无极八卦掌，人体左旋右转，处在不同卦位上，为了维持平衡和演练技法、动作，要不停地进行扣、摆、拧、裹、走、转、起伏，使踝、膝、髋、腰、肩、颈、臂、头各部位的肌肉、韧带、关节、骨骼乃至血管都不断地受到不同方位、不同角度力量的牵拉、掰拧、撕拽，其中，人体腰、胸、颈椎和踝、膝、肩、腕关节受到的刺激最强。

3. 无极八卦掌的蹚泥步

动作要领：

蹚泥步，先要从直行开始走。

（1）全身立正，眼睛平视，口微闭，舌尖轻抵上颚，上下牙齿轻轻咬合，双腿微曲，双手掌自然垂下，手指尖朝地，掌心微凹，中指肚各贴于离裤缝2cm处，呼吸自然（用鼻孔呼吸）。

（2）左足微提离地面约2cm即可，向前用足尖探出，足尖先着地，接着全足踏实。身体重心前移至左足。右足马上平抬起往前探出，身体重心侧在左足，右足尖先着地，然后全足踏实。如此左右交替探出、踏实，足尖不能跷起，脚跟也不能抬起，足几乎平起平落，身体中正、放松，呼吸自然，气沉丹田。

当直行蹚泥步走稳后，就可以走圈了。要求是一样的，走圈时，首先，圈可大可小。一般以乾、坎、艮、震、巽、离、坤、兑八个方位为准，八步为一圈，里脚摆，外脚扣，平起平落，如履薄冰。身体重心始终落在后脚，如同虚步。脚走蹚泥步，脚要平起平落，最忌走掌时跷足尖，抬脚跟。脚在落地时，脚尖先落地并要往前冲踢。

无极八卦掌以乾、坎、艮、震、巽、离、坤、兑八种卦象代表八种掌法，无极八卦掌的掌形称为柳叶掌或称牛舌掌。要求五指并拢，大拇指第一节微扣，掌心凹，也就是掌心空。直腕，沉肩垂肘。身既要正，还要如拧绳。头要顶，气要沉。走掌时还要做到三空：掌心空，掌力蓄劲；足心空，脚趾抓地，虚实相宜；心胸空，气沉丹田，性明清灵。

4. 无极八卦掌的八种掌法

动作要领：

（1）**托天掌**：双掌心朝天，中指尖相对，双臂要圆，身体正面要对圈的中心，拧腰，气要下沉，意守丹田。

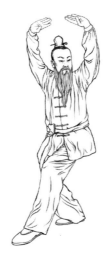

（2）**双按掌**：双掌心朝地，中指尖相对，双掌在腹前，双臂要圆，身体中正，面对圈的中心。

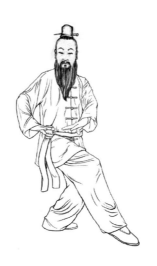

（3）**下插掌**：双掌朝下，双臂略弯，直腕，双掌中指垂直指向地面。

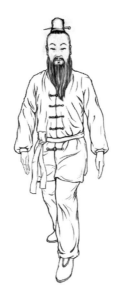

（4）**双托掌**：双掌心朝上，往左右极力伸出，双掌与肩平，然后双臂放松，沉肩垂肘，身体中心及面部朝圈中心。

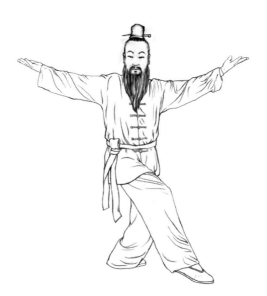

（5）**豁掌**：双掌外翻，往左走时向左右侧往下往外撑，然后左手经面前抬起，变罩掌于左额前，右掌往后伸变托掌。右式亦然。

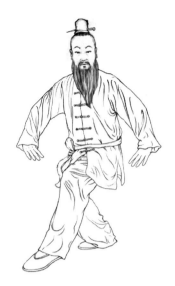

（6）**指天插地**：左行时，左掌往圈里右胯处往外拧并往下插，掌心向圈中心，右掌上举离头耳处1cm，大指外拧，掌心朝右后侧。右掌上举，左掌下插，双掌有相拧的感觉。反之亦然。

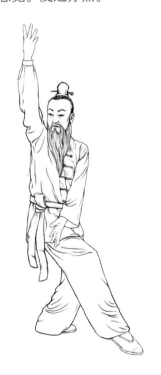

（7）**青龙张口**：往左走，右掌上举右额上，掌心朝下，手臂朝上，指尖朝左侧，左掌往左侧极力伸出后放松，掌心朝上，左掌与肩平，沉肩垂肘。反之亦然。

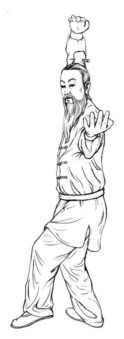

（8）**抱掌**：双掌在腹前，指尖相对，掌心对胸，如同抱了一个大圆球。左右一样，面朝圈中心。

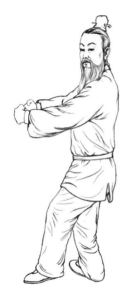 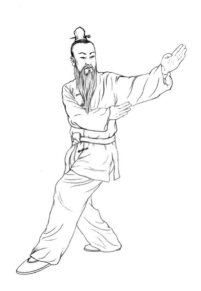

走掌时采用自然呼吸。舌抵上腭、牙齿轻合口闭，用鼻孔呼吸。练习无极八卦掌养生功要谨防"三害"、"七情"、"十损"。

三害：怒气、拙力、鼓胸提腹。

其一，怒气者，太刚则折，易生胸满、气逆、肺炸诸症。譬之心君又和而百官即失其位。

其二，用拙力者，四肢百骸血气不能流通，经络不能舒畅，阴火上升为拙气所滞，滞于何处何处成病，轻者肉中发跳，重者攻之疼痛，甚者结成疮毒诸害。

其三，鼓胸提腹者逆气上行不归丹田。两足无根，轻如浮萍，拳体不得中和，即万法亦不能处时中地步。

故三害不明练之可以伤身，明之自能引人入圣，必精心果力，剔除净尽，始得术中入门之要道。树德务滋、除恶务本。习者要慎之、慎之。

七情：喜、怒、哀、惧、爱、恶、欲。

喜多伤心，怒多伤肝，哀多伤肺，惧多伤胆，爱多伤神，恶多伤情，欲多伤脾。此为七情，略身之伤也。

十损：久行损筋，久立损骨，久坐损血，久睡损脉，久听损精，久看损神，久言损气，食饱损心，久思损脾，久淫损命。

大凡练技修道者，无一人不受此"三害"、"七情"、"十损"之害。此为练技修道者戒。

八卦阴阳相错，数往知来。所以，无极八卦掌在练习时要时时处处体现：头要上顶，气要沉丹田；掌要上顶，肩肘往下沉；足要前蹚，劲往回缩；身往左行，腰往右拧。通过这种上下、前后、左右矛盾力的锻炼，才能练就迅捷的步眼、灵活的身法、触之即发的合力。

唯此才能体现出无极八卦掌上下相连、手足相顾、内外如一、刚柔纯全、常应常静、常静常应、走中化打、浑身是法的特点。

无极八卦掌是卢空隐先生传授的。溯其源头，传自名师董海川、尹福、何金奎一脉。无极八卦掌原是清宫廷内御前带刀侍卫技击拳种，密不外传，经历代传人传承流传至今。为造福大众，无极八卦养生功经卢空隐先生传刘元先生，刘元先生传人全元老师整理，由億心源开发，从而成为适合广大民众健身养生的功法。

四、心源金刚养生功

《黄帝内经》曰："阴阳者，天地之道也。"又曰，"上古有真人者，提挈天地，把握阴阳，呼吸精气，独立守神，肌肉若一，故能寿敝天地，无有终时，此其道生。"

心源金刚养生功是传统采气养生法之一。它吸取传统养生文化精华，应用"天人合一"的自然规律，结合"阴阳五行"养生理论，内外结合、刚柔结合、天地人结合、坎离结合、先天之气与后天脏腑五谷水化精微之气结合。长期习练可以达到天人合一、虚空无为的境界，和性命双修、阴阳平衡、祛病健身、延年益寿的目的。

心源金刚养生功洗练人的先天之气。它着眼于天地自然，存心凝神，采用许多柔和的曲线弧形动作，沟通天地先天之气与人体脏腑元气的交融。长久习练，使人进入"玄牝之门"：练精化气，练气化神，五气归元，最终达到练神还虚、复归无极、无思无为、物我两忘而"天人合一"的无极境地。

心源金刚养生功外炼形、内炼神。运用双臂一开一合的曲线弧形运动，用刚性内劲之气疏通全身的经脉。坚持习练调节、理顺四肢，使身躯、骨骼、关节的连接舒畅；能调整身体中柱脊椎的某些变形与错位，使其神经系统恢复正常；能协调五脏六腑运作，排除体内各种病气，强身健体。

心源金刚养生功由历代口传，无文字流传，知者甚少。苦行僧释随朗承传此功，数十载习练不辍，获益殊深。

億心源坚守传承和正统，以"源"文化为核心，以"大健康产业"为发展方向，传承和创新医武同源的传统养生文化，倡导"回归本源，自然健康"的养生理念，追根溯源，汇聚国术养生大师，开发出最具有武术源头文化的运动养生项目，积极挖掘并整理出"心源金刚养生功"，希望能成为适合广大民众健身养生的功法，造福大众。

动作要领：

（1）双脚站马步，右手盖住左手置于丹田，面朝北，意守丹田。

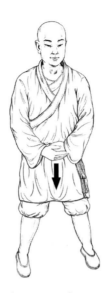

（2）气从头顶意向丹田，向下马5次。

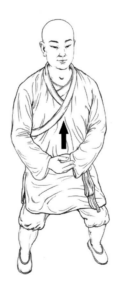

（3）先右脚转左180度，面向南，双手放在眼前，如托太阳，气意由手心向丹田，向下蹲马，吸南天之精华。如托太阳，连续3次。

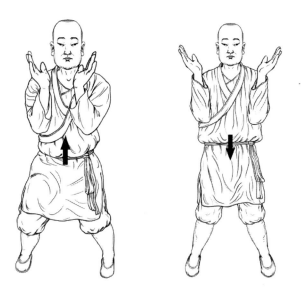

（4）右脚向左转45度，两手双龙抱珠（吸气开，呼气合），意在右手照左手心（亦日月）1分钟。

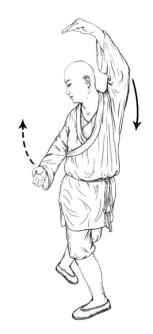

（5）然后双手由上向下马抱球，意在吸地下精华，双手向上左右双龙抱珠（吸气开，呼气合），连续3次。

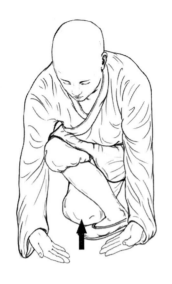 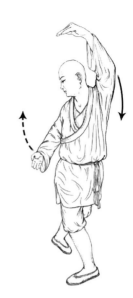

（6）抬双手至眼前，吸气下马，眼看手尖，再由上马双手向左右两侧平推3次，呼气。后左脚向右转45度，收双手在丹心。

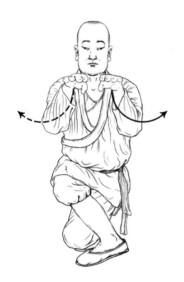 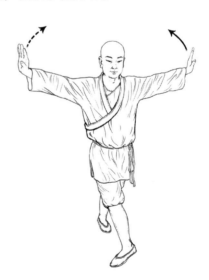

（7）左脚向右转45度，两手双龙抱珠（吸气开，呼气合），意在左手照右手心（亦日月）1分钟。

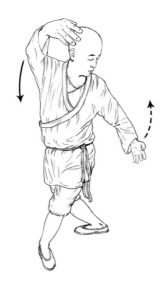

（8）然后双手由上向下马抱球，意在吸地下精华，双手向上左右双龙抱珠（吸气开，呼气合），连续3次。

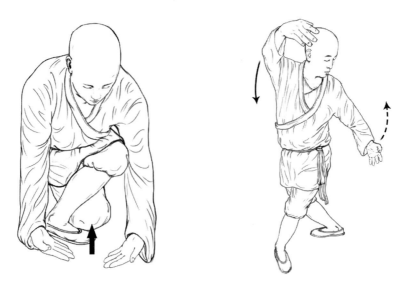

（9）抬双手至眼前，吸气下马，眼看手指尖，再由上马双手向左右两侧平推3次，呼气。后左脚向左转45度，收双手在丹心。

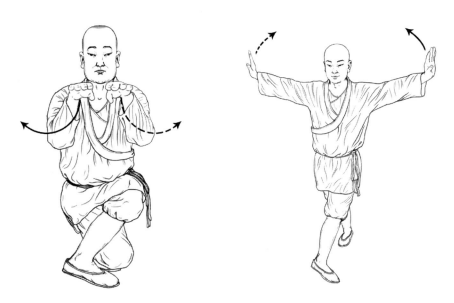

（10）跳转180度，双手提高到双眼前平肩，吸气，双手向左右拉开，放松，手指似拉丝状，慢慢拉开，然后收回，双手收回时慢慢呼气。开吸合呼，呼吸与双手动作相配合。重复动作到下马震动为止。

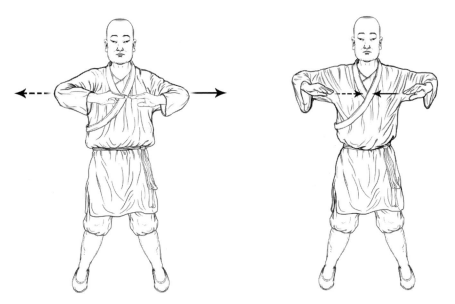

（11）搓热双手擦面，干梳头，掩耳鸣天鼓，叩齿。然后擦热双手擦后背36次，闭气，然后用鼻徐徐呼出。

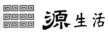

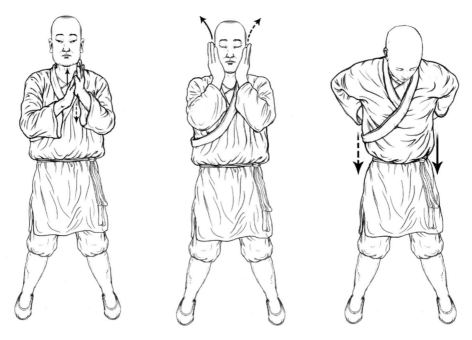

（12）再捧双手在丹田，在腹部上下做"推心置腹"，接着由小到大转圈揉动，再由大转小。气聚丹田，温热全身，收功。

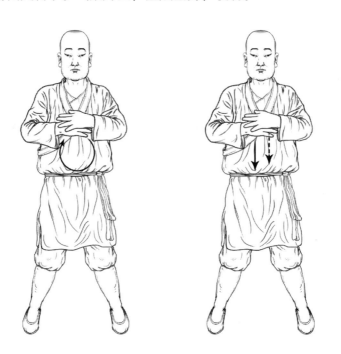

五、心源五行七星桩

站桩是一种传统的健身养身方法，站桩是形、意、气、力互相联系、互相制约调整阴阳平衡的整体运动。形（姿势）和意（意念活动）又是"心源五行七星桩"的根本，二者互为作用，不可偏废，以形为体，以意为用，以静为和。

心源五行七星桩在练外形方面有独到之处：

《五帝》中有记载："天有五行，水火金木土，分时化育，以成万物。"《黄帝内经》认为：世间万事万物都是按照五行法则运动变化的。心源五行七星桩根据五行形态，结合传统养生桩法动作和文武、天地共七个桩法，松静自然，虚灵挺拔，曲折玲珑，浑然一体。

心源五行七星桩在内在意识活动方面的独到之处：

神为内功之主帅，练神之清明，则意之灵便。意识是内功习练法中的君主，任何功夫的习练，均离不开意识的运用。因此，心源五行七星桩十分注重意识的运用。所谓"光华内收练神"是指，在练功的过程中，神光内收，专心地关注意识的运用、转换以及体内气血运行的变化。反观内照、精神内守，是练心源五行七星桩的必备方法，也是心源五行七星桩武道合一的具体表现。光华内收以后，随着神光的内收，练功者的心态也逐渐趋于平稳、安详，达到内功的大成高妙的境界。

1. 心源五行七星桩的作用

（1）拉伸脊椎，练就龙骨。练心源五行七星桩时，两髋内收，臀部下坐，下颌微收，同时头顶似一线悬空，如此可将脊柱拉伸。此时摸一下腰部（脊椎），会发现已拉伸成一条直线，我们称之为"龙骨"。练就龙骨，可以增强脊椎的柔韧性，改善腰椎的缺陷。

（2）增强肌肉力量，充盈气血。习练心源五行七星桩，当两臂呈椭圆抱球状或拉伸时，肘部要有外扩之意，使得双臂之间如同有一气球向外撑的充实感，血气运行速度就会加快，自感浑身上下充实一体。收功后应神清气爽，愉悦之情油然而生。

（3）**培元气，通经络，练就意气合一。** 在练习心源五行七星桩时，肾中之精即先天之精受到后天之精的滋养，元精益固，元气自充，从而起到培补元气的作用，这个过程也被称之为"炼精化气"。心源五行七星桩的练习可以调和人体经络的气血，起到通经活络的作用。当功夫练到一定程度，可以通过"心息相依，以意领气"的锻炼，随心所欲地"意到气到"某个部位或脏腑，从而练就"意气合一"。

（4）**拉筋伸骨，增加全身生理活动范围。** 心源五行七星桩独特的姿势使全身的肌筋都因骨骼的伸展而被拉伸，无形中锻炼了全身的柔韧性，增加了肌肉、韧带和关节的生理活动范围。

（5）**上虚下实，稳固下盘。** 心源五行七星桩要求练习者上虚下实，即上元（肚脐以上）轻虚，下元充实。练功时身体的重心要放在脐下，此时身体才能稳如泰山，舒适自然。气息要求下沉丹田，从而使下元真气得到充实。待日久功深，下盘会随元气充足而逐渐稳固，最终产生落地生根的功效。

（6）**使习练者可有效地调节自律神经，促使大脑皮质的健全。** 使运动神经系统和植物神经系统得到改善，同时还使人反应灵敏，是训练高功能神经系统行之有效的方法之一。

2. 功法和动作要领

（1）土形：无极桩

动作要领：双脚分开稍宽于肩，脚尖向前，双膝微曲，两臂自然下垂，全身放松，目视前方，舌抵上颚，意守丹田。用鼻自然呼吸。

（2）金形：大马桩

动作要领：两腿平行开立，两脚间距离三个脚掌的长度，然后下蹲，脚尖平行向前，勿外撇。两膝向外撑，大腿尽量与地面平行。臀部勿突出。含胸拔背，勿挺胸；胸要含，背要圆。两手握拳向两侧平

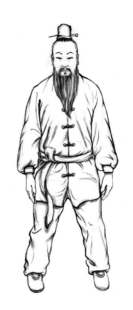

伸。虚灵顶劲，意守丹田。用鼻自然呼吸。

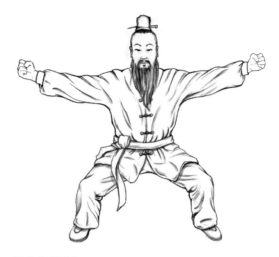

（3）水形：虚步拧腰桩

动作要领：左脚向前伸出一小步，重心落于后腿，含胸、塌腰，收肛。双手下压至小腹部，掌心向下，指尖相对，身体向左转90度，头须正，目视双掌。自然呼吸，意在双脚心（涌泉穴）。左右互换，右式要领同左式。

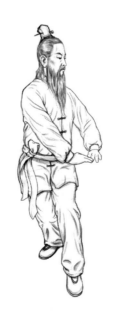

（4）木形：童子桩

动作要领：自然站立，双脚分开稍宽于肩，脚尖内扣，双膝微曲。右手抬至胸前，立掌，对身体正中线；左手五指并拢做上勾手，至后腰正中。沉肩，目视正前方。自然呼吸。左右互换，右式要领同左式。

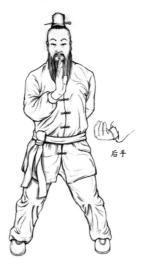

后手

（5）火形：单足独立桩

动作要领：右脚抬起，重心落于左脚，右腿微曲。右手抬至面前与眉平，掌心朝上，左手五指并拢做上勾手，至后腰正中。掌心向后，目视右掌，自然呼吸。左右互换，左式要领同右式。

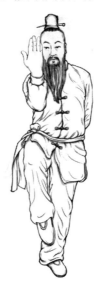

（6）文武式（采气功）

动作要领：双脚并立，右手抬至耳高，掌心向前；左手垂于体侧距左腿约 10cm，掌心向前。沉肩，提肛，目视前方。意念采吸天地真气，或前方大自然之气自双手心采入丹田。左右互换，左式要领同右式。

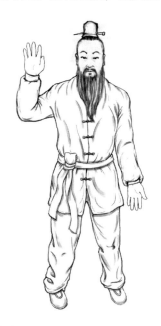

（7）天地式（六字诀）

其法以呼而自泻出脏腑之毒气，以吸而自采天地之清气以补之。

动作要领：两脚平行开立，与肩同宽，身体重心放在双脚掌之间，身体平稳，双膝微屈并略有上提之意。头顶颈竖，尾闾中正，周身有轻灵之感。双手抬起，约与两肩相平，五指分开，如同怀里抱一纸球，用意不用力，身体向前弯曲，口中"呵"气 6 次。然后起身后仰 5—7 度，同时双手向上托举至头顶，掌心相对，昂首目视太空，意念天人合一。

如此重复 6 次，每次呼气发呬、呵、呼、嘘、吹、嘻音，共 6 个字，合计 36 个呼吸。

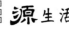

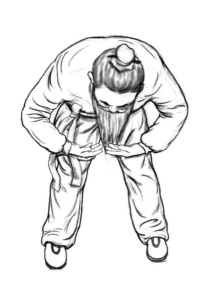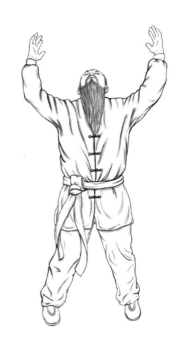

六、心源十三环功养生律动操

　　针对现代人越来越缺乏适量的运动，亚健康盛行的现状，选取传统养生环功中十三个特定的动作，开发出具有医武同源特点的文化运动养生公益性项目——心源十三环功养生律动操，以适合广大民众健身养生、造福大众。

　　心源十三环功养生律动操，集中了传统导引术、按摩学、养生学、经络学的原理方法，继承了传统中医学的经络、五行五脏的基本理论，并吸取了现代医学、运动学、生物学，以及预防、治疗和康复医学等的基本理论和实践精华，配合十二音律律动音乐，动作流畅优美，集保健性、艺术性、观赏性、娱乐性、功效性为一体，长期锻炼就能达到强身健体、医疗康复的作用。

　　心源十三环功养生律动操，是一种内外功相兼的功法，圆环形的动作，有利于各关节的功能活动。随着独特的十二音律的节奏律动，调节呼吸，健身怡神。

　　通过心理、意识"内练精气神"，和外部动作摇筋骨、动关节"外练筋骨皮"，两者相兼练习是"外动而内静"，相互作用，相得益彰。

1. 心源十三环功养生律动操特点

（1）**环形动作，形式多样。**心源十三环功养生律动操的动作呈圆环形（包括小圆环、大圆环、椭圆环及螺旋环等），具有幅度大、灵活、柔软等特点，因此动作活泼自然，优美而多样化，练习者越练越感兴趣。

（2）**贯通一气，内外结合。**传统导引术离不开意识、呼吸与动作，三者是合为一体的。本功法以此为纲，强调"气"的作用，着重于"贯通一气"：动作贯通一气、气息贯通一气、动作和气息贯通一气。做到"意气相合"、"动静相合"、"虚实相合"、"内外相合"。

适用人群：

各类人群。中老年人，办公室人员，包括体重超标者、不爱运动或运动不足者、身体灵敏性与协调性较差者。活动性疾病禁忌。

2. 功法步骤

（1）混元一气（外开大环）

预备势：自然直立，两臂自然下垂，两手轻贴于腿侧，自然呼吸。

动作：

①两足跟内收立正，两臂交叉于腹前，双手掌心向内。

②两臂由两侧手心朝上往上划弧至头顶，双手至头顶，两手心相对，然后上身向前弯腰，下弯时手指相对，手心朝向地面。至头顶双臂成圆形，手心朝上，眼视手掌。

③两臂由两侧放下至与肩平，双手立掌，手心朝外。随后双手放下成站立式。

如此重复动作进行6次。

要求：要排除杂念，宁心静气。

功用：吐故纳新，打开腰部，改善气血循环，吸收天地灵气，天人合一。

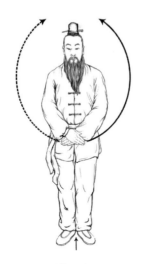
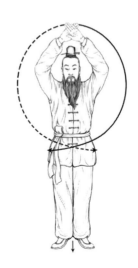

（2）开门见山（横环）

动作：

①接上式。两臂由内经胸前向两侧划圆弧，掌心朝外，指尖朝上，指尖与眉平，上臂外旋侧展齐眉，下落同腰齐，松肩，沉肘，坐腕。

②双手所划圆弧可向左右由小至大，再由大至小，逐渐向外扩展，然后收回。胸前3次，与肩宽3次，双臂向两侧伸展划圆3次。反方向各3次，双手收回如开始。

要求：眼向前平视，留意于手的动作，不可耸肩，要沉肘。

功用：可使郁气外开，气血走步于四肢，有利肝脏。

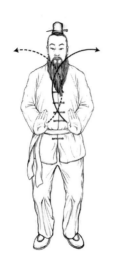
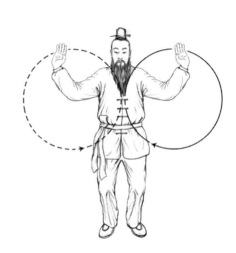

（3）并驾齐驱（直环）

动作：

接上式。两手朝前、下划弧，而向内收朝上至左右腰侧，肘部向后，掌经腋侧向上，与左右额平，两手继续划弧向前下落垂于腰间。

以上动作做6次，反方向做6次。

要求：动作时，身体保持正直，不可前后俯仰，也不宜左右歪斜。掌心相对，与肩宽，在体侧转动，意识贯注于食指，以助经脉气血运行。

功用：舒筋活络，调整气血，有助大肠运动，养颜排毒。

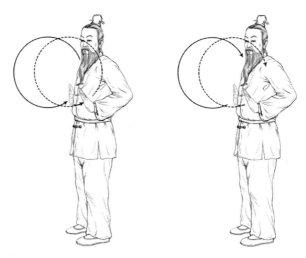

（4）白鹤展翅（上斜环）

动作：

①接上式。待手转到腰际时变成钩手，掌心向内，肘尖沉下，手由下向外斜朝上划弧与眉平，同时出左腿，伸直膝部，足尖跷上，后跟着地。

②继续朝前下方划弧斜落，掌平于腹部，肘近于腰，左足尖随手的斜升踏地，而右足跟随前足的踏地提起，足尖着地，身躯随手足逐渐向前。手斜落时，则右跟着地，左足尖跷起，身躯后坐。如此反复进行3次。

③换成右足伸前的右式练功，次数也是3次。

④接上式。双手交叉，双掌拍打左右上臂，然后双手向左右两侧甩动，如此反复进行3次。前后踏步动作与双手拍臂、甩手须配合节奏。最后还

原站立式。

要求：勾手的腕节及肘节要随动作屈伸活动，手指要灵活。手掌应似揉法的按摩。意识贯注于肺经的桡侧。

功用：活动上肢各节，消除胸闷，调理气息，有利于肺经。

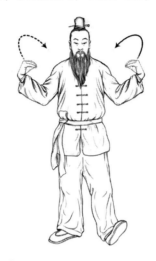

（5）手按浮球（平环）

动作：

接上式。将手掌换成平复掌，掌心朝下，指尖向外侧，两膝微屈。

两手在腹前向腹两侧外划圆3次，再在中脘前由前向外划圆3次，再次两手在胸前由前外划圆3次，然后两手从外侧向内划圆反回在胸前（手与肩平）、中脘、腹前各3次。

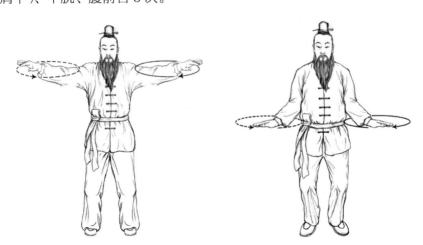

要求：手指要轻微屈伸，腕节要左右摆动，指尖保持向外，不宜垂腕，要平掌势，意识关注于掌心，用意不用力地犹如用手轻按旋转水面浮球的感觉。

功用：活动指掌及腕肘关节，疏肝理气，补益脾胃，有利脾经。

（6）摘星换斗（横环）

动作：

①接上式。右手从体右侧上升至头顶，掌心朝上，指尖朝左，然后左手叉腰；同时向左侧弯腰3次。右手回至腰右侧叉腰，左手从体左侧上举至头顶，掌心朝上，指尖朝右，向右侧弯腰3次。

②接上式。双手至胸前撑圆，掌心向下，双臂不动，拧腰向左右转动，眼望向后方。如此左右转腰各3次。

要求：意守于手掌，足跟踏地，膝部挺直。

功用：开阔心胸，活动颈项，升清气，降浊气，治疗落枕。

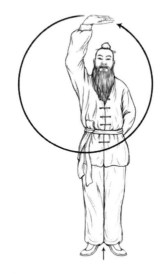

（7）童子献蹄（竖环）

动作：

①接上式。左腿屈膝，向外侧后踢，同时左手掌由上往外划弧，下拍右足外侧，右手由下经胸前划弧上斜仰掌至右额，眼下视拍足，做3次。

②放下左足，左手由下经胸前划弧上举于头的左侧，同时右手往外侧划弧，下拍向外侧上踢的右足外侧。如此左足对左手，右足对右手，连环拍打共6次（左右各6次）。还原站立式。

③左手由体侧经头部向胸前下落，轻拍屈膝向左上踢的右足内侧，在左手下拍的同时，右手由体侧向上划弧举于头上，这样两腿交替轮换上踢，左右各6次。

要求：手由胸前划弧下落，经体前划弧上举，左右手下拍时，眼视下拍的手。手的上举和下拍动作要协调。

功能：治疗腰、髋、膝、踝等关节酸痛。

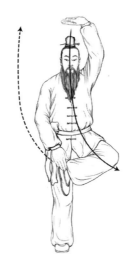

（8）左右云手（竖环）

动作：

接上式。左跨一小步，双手如转球，做云手；收腿，右跨一小步，双手如转球，做云手。

重复动作，左右各6次。

要求：左右手划环的动作要舒展，肘不可抬起，以肘为轴转动，其要领在于沉肘。

功用：上部宽胸理气，中部强健腰肾，下部增强腿膝之力。

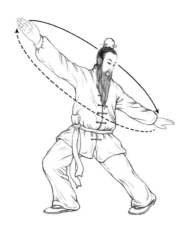
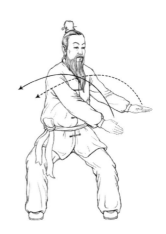

（9）猫儿洗面（上斜环）

动作：

①接上式。两掌心朝前，两臂从左侧向前上划圈，继续由右侧向下，往面前朝右划圈，状似洗面，双掌与额平。

②同时双脚前左后右轮流跨步，走前后6步。

要求：腰随手足左右摆动，不旋动，身体保持正向，目视手的动作。

功用：治疗肩背酸痛及膝部疾病。

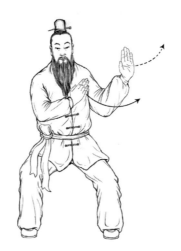

（10）金鸡独立（平环）

动作：

①接上式。双手由内向外划弧，经腹前外旋，指尖朝外侧，同时上提左

腿，屈膝，足尖朝下。双手在左右侧，转前再划弧内收，经腹前向左右侧由外向内旋。内收时吸气，外展时呼气。

②接上式。右腿提膝。左右反复进行 3 次。

要求：膝盖要向中，与大腿根平，足尖对膝垂直。

功用：开阔心胸，平衡气血，锻炼腿力。

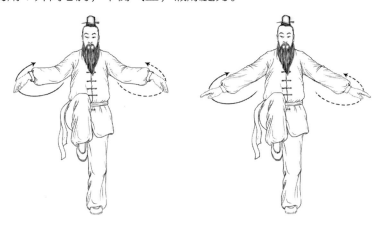

（11）马步掩掌（平环）

动作：

骑马式，左脚向左开步，略比肩宽，左手往前立掌于面前，指尖朝上。右掌往后变勾手，右掌再往前变掩掌立于面前，指尖与眉高，左掌往后变勾手。左右手各做 6 次。

要求：不可耸肩，尽量两臂交替束身、拔背，腰要直，尾椎略前收。

功用：调理气息，治腰背酸痛。

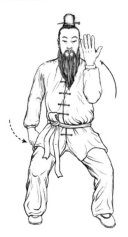

（12）美女照镜（竖环）

动作：

提左膝，右掩掌至面前与眉平，左掌往后变勾手，落左脚。提右膝，左掩掌至面前与眉平，左掌往后变勾手，落右脚。左右重复做6次。

要求：绕环时幅度大小要均匀，眼视两掌。

功用：安定心神，调整呼吸。刺激末梢神经，有利心脑血管，祛风邪。

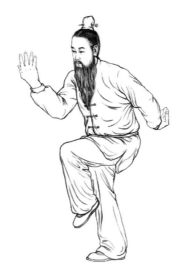

（13）滚轮归源（内合大环）

动作：

接上式。两臂在身体两侧前后上下做圆形转动，以肩关节为轴，一手前，一手后，呈对称式滚动。上体可随手的动作左右扭转，两足固定踏实，两膝可随动作微屈伸，左右臂往后各转3次，往前各转3次。然后，左臂由面前按至腹前，再由外至头顶，同时右臂往下按至腹前，左臂再按下至腹前，然后双手往左右体侧至头顶，下按至腹前，收功。

要求：肘部宜撑直，松而不僵；肩部更要放松，转动方能灵活。同时，有意识地配合手的下落，将内气送达小腹部。

功用：活动肩关节，强壮腰腿。气归丹田，恢复疲劳而安定心神。每次练功后，都用此式收功。

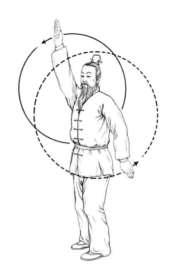

3. 心源十三环功养生律动操歌诀

"混元一气"是起功，吐浊纳清血运通；

"开门见山"散郁气，肝胁有病此功宗；

"并驾齐驱"主心病，舒筋活络血气充；

"白鹤展翅"强腕肘，练之自能理肺胸；

"手按浮球"益脾胃，上肢关节自轻松；

"摘星换斗"除肺壅，活动颈项心气舒；

"童子献蹄"功力宏，腰膝病痛有奇功；

"左右云手"用处大，上胸中腰下腿同；

"猫儿洗面"肩背痛，膝边凝痛效称雄；

"金鸡独立"调气血，腿力强健老还童；

"马步掩掌"疗腰背，调理气血病无踪；

"美女照镜"心神定，气息匀和耳目聪；

"滚轮归源"壮腰腿，气蓄丹田有奇工。

七、心源睡眠养生法

睡眠养生，古称睡功，自黄帝、老庄以来已有记载。传陈抟老祖修睡功大道，常常一睡数月，不思饮食，醒来可一日千里之外。据载，三丰大师每日必修睡功，并赋诗曰："神默默兮气冥冥，蛰龙虽睡睡亦醒。"在睡梦中创太极拳。

心源睡眠养生法，是億心源针对现代人的紧张生活状况，挖掘传统养生文化，开发的静养法之一。习练者姿态采用睡势，意态用动势，是体为静、意为动，动静相合的一种安神健体的好方法。心源睡眠养生法，是全身肌肉松而不懈、大脑静而不眠的状态，通过意的导引，主动调节体静、脑静而脏腑动，达到动静相间、调息养神、祛病保健之功法。工作生活节奏紧张的脑力及体力劳动者均可修炼此功，作为恢复神力、精力、体力之手段，特别是对于老年人、体弱者、女性更为适宜。通过练习睡功，达到祛病、安神、延年益寿的功效。

心源睡眠养生法除可以改善睡眠质量外，对内脏系统，内分泌系统、免疫系统等不易见效的疾病，更是有独特效果。

1. 理法

调和真气五朝元，心息相依念不偏，二物长居于戊己，虎龙盘结大丹圆。

肺气长居于坎位，肝气却向到离宫，脾气呼来中位合，五气朝元入太空。

2. 功法

（1）姿势

①以左睡功为例，身体向左侧卧，双目轻闭，舌抵上颚，自然呼吸。

②左腿在下，屈膝蜷曲，犹如弯弓，弯曲以舒适为度；右腿微屈，重叠在左腿上。

③左手大拇指轻轻放在耳后，其余各指自然分开附于头侧，左肘弯曲贴靠胸胁，附枕而眠。

④右手自然轻搭在右大腿上。

⑤右睡功，要领同上，左右互换即可。

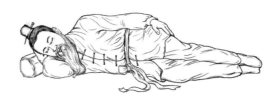

（2）意念。

吸气由右鼻孔入，经名堂至脑心，再由左鼻孔出。吸气由左鼻孔入，经名堂至脑心，再由右鼻孔出。如此反复做 24 个呼吸。

接着，针对练习者不同需要可进行下面观想：

安神式：吸气时意想气从四面八方吸入脐下小腹处，呼气时意想气从脐下小腹处通过全身向体外呼出。

降血式：吸气时意想气从两足底的涌泉穴慢慢上升到脐下小腹处，呼气时意想气从脐下小腹处下降到足底涌泉穴。

五脏调和式：吸气时意想气从四面八方吸到相应脏腑（根据身体状况而定），呼气时意想气从对应脏腑向全身呼出。

八、释门练功十势法

释门练功十势法，源于佛教，为苦行僧释随朗所传，是僧人平日劳作参禅之余，用于强身健体的功法，动静结合，劳逸结合。

（1）韦驮献杆势

定心息气身体立定，两心如拱心，存静极。

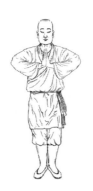
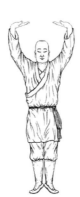
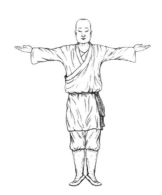

（2）摘星换斗势

单手高举，掌须下覆，目注两掌，吸气不呼，鼻息调均，用力收回，左右同之。

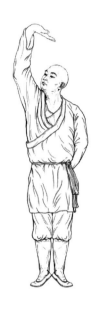

（3）九鬼扳马刀势

单臂用力，夹抱颈项，自头收回，鼻息调均，两膝直立，左右扳之。

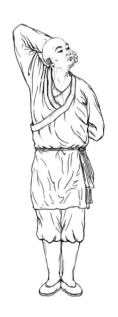

（4）青龙探爪势

肩背用力，平掌探出，至地回收，两目注平。

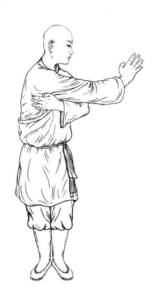

（5）出爪亮翅势

掌向上分，足趾驻地，两胁用力，并腿立膀；鼻息调均，目观天门，牙咬，舌抵上颚，十指用力，腿直，两拳收回，如挟杨然。

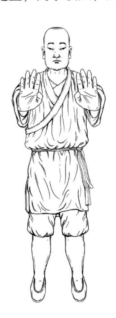

（6）三盘落地势

目注牙呲，舌抵上颚，眼瞪口咧，两腿分跪，两手用力，脚趾抓地，反掌托起，如托盘，两腿收直。

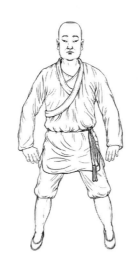

（7）曳牛尾势

小腹运气，空松前跪，后腿伸直，二目观拳，两膀用力。

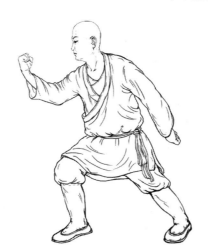

（8）卧虎扑食势

膀臂、十指用力，两足蹲开，前跪后直，十指驻地，腰平头昂，胸向前探，鼻息调均，左右同之。

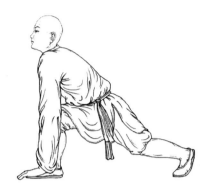

（9）打躬势

两肘用力夹抱后脑，头前用力探出，牙咬，舌抵上颚，躬身低头至腿，两耳掩紧，鼻息调均。

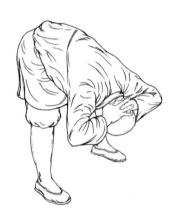

（10）工尾势

膝直膀伸，鞠躬两手交推至地，头昂目注，鼻息调匀，徐徐收入，脚跟顿地21次，左右膀伸7次，盘膝静坐，口心相注，闭口调息，定静后起。

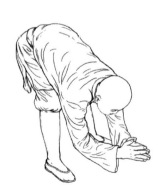

释门练功十势法以禅定为主，将欲行转，先须闭目冥心，握固神思，摒去纷扰，澄心，调息，至神气凝定，然后依次如式行之，必以神贯注，毋得徒具其形，若心君妄动，神散意驰，便为徒劳其形，而弗获实效。初练功时必心力兼到，静式默数三十数，日渐加增百数为止。日行三次，百二十日成功，气力兼得，则可日行二次；气力能凝且坚，则可日行一次，务至意念不兴乃成。

两膀轻松头顶悬，腰轴转动运丹田；

气通两胁肝脾健，力发章门似涌泉。

（书中所有功法的视频教学片可购买忆心源 Pad 观看学习，或登录忆心源官网：http：//www.exyvip.com/ 查看）

九、少林寺秘传内外损伤主方

少林寺秘传内外损伤主方是中华民族不可多得的医药宝藏，这里一一奉上。

以下需按症加减。

主方：苏木、乳香（去油）、没药（去油）、木通、乌药、泽兰各一钱；

归尾、川芎、生地、续断各二钱；桃仁（去皮尖）十四粒；

甘草八分；木香七分；生姜三片；

用法：水煎，加童便、老酒各一杯，冲服。

引经各药列于后。

瘀血凝胸，加砂仁一钱五分；

血攻心、气欲绝，加淡豆豉一钱；

气攻心，加丁香一钱；

气喘，加杏仁、枳壳各一钱；

狂言，加人参一钱，辰砂五分，金银器同煎；

失音不能言，加木香、石菖蒲各一钱；

气塞，加厚朴、龙胆各一钱，陈皮五分；

发热，加柴胡、黄芩、白芍、薄荷、防风各一钱，细辛六分；

瘀血多，加发灰（血余炭）二钱；

发笑，加蒲黄一钱，黄连二钱；

腰伤，加破故纸、杜仲各一钱，肉桂、小茴各八分；

大便不通，加大黄、当归各二钱，朴硝一钱；

小便不通，加荆芥、大黄、瞿麦各一钱，杏仁（去皮尖）十四粒；

大便黑血，加黄连一钱、侧柏叶二钱；

小便出血，加石榴皮一钱五分，桔梗二钱；

大小便不通，加大黄、杏仁、肉桂各一钱五分；

小便不禁，加肉桂、丁香各一钱；

大便不禁，加升麻、黄芪、诃子、桔梗各一钱；

肠中冷痛，加延胡索、高良姜各一钱；

咳嗽，加阿胶二钱，韭菜根汁一杯；

肠右边一点痛，加草果、连翘、白芷各一钱；

粪门气出不收，加升麻、柴胡、黄芪、白术各一钱，陈皮、甘草各五分；

肠左边一点痛，加茴香、赤茯苓各一钱，葱白三个；

咳嗽带血，加蒲黄、白茅花各一钱；

口中出粪，加丁香、草果、胆南星、半夏各一钱，缩砂仁七粒；

舌缩语不清，加人参、黄连、石膏各一钱；

舌伸出许，加僵蚕、伏龙肝各一钱，生铁四两，赤小豆百粒；

舌上生苔，加薄荷二钱，生姜一钱；

耳浮起，加淡豆豉一钱；

呃塞，加柴胡、五加皮、木瓜、车前子各一钱；

九窍出血，加木鳖子、紫荆皮各一钱，童便一杯冲服；

腰痛不能转侧，加细茶（泡浓）三杯，陈老酒一杯冲服；

遍身痛、难转侧，加巴戟天、牛膝、桂枝、杜仲各一钱；

发肿，加防风、荆芥、白芍各一钱；

喉干、见药即吐，加好豆沙纳在舌上半时，用药送下；

喉不干、见药即吐，加香附、砂仁、丁香各一钱；

言语恍惚、时时昏沉欲死，加木香、辰砂、硼砂、琥珀各一钱，党参五钱；

血气攻心、有宿血不散，用母乌鸡一只煎汤，加陈老酒、黑豆汁各半，冲药内服；

头痛如裂，加肉苁蓉、白芷梢各一钱；

头顶心伤，加白芷、厚朴、藁本、黄芩各一钱；

眼伤，加决明子一钱五分，蔓荆子四分；

鼻伤，加辛夷、鳖甲各一钱；

耳伤，加磁石一钱；

喉咙伤，加青鱼胆、清凉散各一钱；

两颊伤，加独活、细辛各一钱；

唇伤，加升麻、秦艽、牛膝各一钱；

齿伤，加谷精草一钱；

齿摇动未落，加独活一钱，细辛七分，另用五倍子、地龙干为末，抹牙根上即愈；

左肩伤，加青皮一钱五分；

右肩伤，加升麻一钱五分；若身上亦有伤，不可用升麻，致血攻心而死；

手伤，加桂枝、禹余粮各一钱，姜汁三匙；

乳伤，加百合、贝母、漏芦各一钱；

胸伤，加柴胡、枳壳各一钱，韭菜汁一杯；

左胁伤，加白芥子、柴胡各一钱；

右胁伤，加地肤子、白芥子、黄芪各一钱，升麻一分；

肚伤，加大腹皮一钱；

背伤，加砂仁、木香各一钱；

腰伤，加杜仲、补骨脂各一钱；

腰胁隐痛，加急性子二钱；

小肚伤，加小茴、急性子各一钱；

左右两胯伤，加蛇床子、槐花各一钱；

外肾伤、缩上小腹，加麝香二分，樟脑三分，莴苣子一杯，三味共研细末，以莴苣叶捣为膏，和药贴脐上，即出；

肛门伤，加槟榔、槐花、炒大黄各一钱；

两足、腿伤，加牛膝、木瓜、石斛、五加皮、苏梗各一钱；

两足跟伤，加茴香、紫荆皮、苏木各一钱；

诸骨损伤，加苍耳子、骨碎补各一钱；

诸骨节损，加茯苏木二钱；

肿痛，加人参、附子各一钱；

肿痛发热、饮食不思，加人参、黄芪、白术、柴胡各一钱；若寅卯二时发热作痛，加陈皮五分，黄芪、白术各一钱，黄连八分；

肿痛不赤，加破故纸、大茴香、巴戟天各一钱，菟丝子一钱五分；如漫肿不甚作痛，加赤芍、熟地、杜仲、苍术各二钱；

青肿潮寒作热，加山楂、山药、厚朴、白术各一钱，砂仁七粒；

青肿不消、面黄、寒热如疟，加人参、黄芪各七分，白术、升麻、柴胡各一分，陈皮八分。

损伤补药方：

炙黄芪、当归、焦白术、薏苡仁、酸枣仁各三钱；

赤芍、茯苓、木瓜各一钱半；

熟地七钱，川牛膝二钱，防风一钱，川芎八分，桂圆三个；

水煎服。

附　录

（一）宝艺集团心源之旅大健康产业与億心源品牌

秀美丰峻的丫髻山，气势磅礴的西江水，隔水相望神秘卧佛，在这被世人誉为"神佑之湾"的地方，25 年前，宝艺集团在这里播下了梦想的种子。

顺应天时，巧用地利、人和，就能谱写传奇故事。

宝艺集团秉持"正道、突破、发展、超越"的理念，经历了由家具工艺实业转型为地产多元化经营，最终向大健康产业发展的嬗变历程。

本着让大众身心回归本源的初衷，宝艺集团掌门人李宗兴，寻道于源，悟道于源，并以源文化为精神核心，倡导"回归本源，自然健康"的理念，将文化艺术、健康养生进行产业融合，构筑源文化健康生活方式。

心源之旅大健康产业

搭建"源文化"健康产业孵化平台，主要发展健康养生产业和休闲旅游产业，伺机发展中医药现代化产业和文化艺术产业。

集聚文化艺术养生大师、专家资源，通过万商联盟、异业联盟，提供智慧养生、大家参与、共同发展的创业环境，引领人人创业，万商创富。

心源网是全球首家文化艺术与健康养生相融合的垂直电商服务平台，将Web 端、移动设备端与全国各地健康本馆线下体验中心完美对接，实现互联网落地。

根植移动互联的心源健康 Pad，是家庭、个人、社区的健康养生八宝箱，更是个人创业的经商宝典，为自由经纪人提供创富良机，零风险创业。

倡导候鸟式分时度假健康生活方式，由本土孵化与嬗变向全国运营和布局五大养生基地。建设文化创作大师、专家教授的"大师园"，集居住、创作、投资、创业、办公、展览、销售、旅游、度假、养生为一体的全功能全生态文化。

结合修身养性与休闲度假，开发以"禅修、静心、休闲、游乐、减压"为主题的旅游产品，开展水上文化养生和主题温泉养生项目，体验具有中华传统武术源头的运动养生功法，打造时尚与传统、文化艺术与健康养生相融合的品质生活。

传承和创新传统"医武同源"、"药食同源"文化，建设国医康复中心、高端疗养苑、治未病禅修中心，以康复、颐养、健康管理为项目特色。

"億心源"品牌

億，安也。"億心源"——安定人心智慧的本源。心億则乐，中得心源；内外心安，自然健康。

世间万物，究其根本，万般变化皆处于平衡之中。健康是人的根本，也是事业的根基，億心源的品牌核心以人的健康为源点展开。所有项目和产品开发围绕"易、养、游、艺、合"五个源生态展开，开启多维商业模式。

億心源不只是提供产品，而是在倡导一种还源式生活，它也是现代生活所需要倡导的一种健康方式，让身、心、灵、性重新找回自己的节奏，回归到最本源的状态。它的一举一动，都带有自然气息和原始状态的缩影。

億心源还倡导艺术之家。家乃幸福的源泉、心灵的乐园，希望能与您一起发现与家庭、工作、生活、情感、理想相融合的原点，使您成为懂得思考、创造和享受的生活艺术家。

億心源健康之家产品体现的不仅是工艺，也是创意，更是艺术。

所以，古人倡导的"天人相应"、"天人合一"，也是億心源倡导的健康理念：人生存于天地之间，一切生命活动都与大自然息息相关，我们必须与大自然保持和谐一致。

（二）億心源的内容及使用

◎一个养生八宝箱和创富工具

億心源健康 Pad，可作为家庭、个人、社区的健康养生八宝箱，更是个人创业的经商宝典，通过移动互联设备 Pad，实现全民营销。

◎億心源 Pad 首页简介

用户可在 Pad 首页了解源文化的核心内容、登录注册。

大众可以了解到自己的五行归属和身体的体质之间的关系，了解自己是何种体质、家居床灶摆放朝向，系统自行判断用户自己属于何种命理。

◎养生居模块功能详解

此模块中大致包含六个功能模块——五源能量、五源通汇、大师视频、音乐疗法、四季汤方、能量套餐。

五源能量：用户对五源养生文化感兴趣，可以通过学习五源能量的知识，掌握养生相关的知识，达到提升身体体质，保健康的目的。打开五源能量，用户在阅读时可进行背景音乐播放。用户在阅读到涉及功法的内容时，可观看对应的功法视频。

五源通汇：五源通汇为图画版电子书，打开五源通汇，可呈现该电子书的内容简介、章节目录情况，给用户带来不同的阅读体验。

大师视频：用户在阅读了五源能量或五源通汇电子书后，可通过这个板块进行功法学习和练习。该板块为用户提供每个教学视频的功法、作用等内容的简介。

音乐疗法：用户通过播放 Pad 里面的养生音乐，执行音乐疗法，为用户提供每段音乐的治疗功能介绍。

四季汤方：在了解了自身命理后，便可进入四季汤方，查询对自身有效的养生汤方。汤方采用的是图文混排的方式，可以看到汤方的详情，包括配方说明、功效、使用说明等。

能量套餐：用户通过本源能量测试，系统便可自行判断用户的五行归属，并主动为用户量身打造专属的养生方案。同时用户通过住宅命理测试，能量套餐会告诉用户床灶摆放与养生的关系，推送该种命理所对应的养生方案。根据用户个人的命理搭配音乐疗法、四季养生汤方。

◎**万商创富模块功能详解**

会员进入万商创富模块，可以在创富商城浏览、搜索商品，并将要购买的商品添加到购物车、结算、支付。创富商城里包含有精品推荐、有机营养品的精品推荐内容。

会员在创富商城购买的商品，按照创富商城的积分规则，对用户和相应的分销商的积分进行记录。

◎**源生联盟模块功能详解**

该功能点包含了分类查询，用户可以选择基于距离的搜索，也可以直接选择分类，或者两者的组合查询。会员基于自身生活的需求，或者活动吸引、积分消费的需求、需要寻找周边的亿生源合作商家进行消费。

分类查询，按照如下五个类别进行分类：衣、药食、住、行、文创。衣：包含了服装。药食类别里有：药店、医院、有机营养品（药食同源）；住：家居艺术品、养生产品、养生馆（艺养同源）；行：酒店、景点；文创：视频展示、书画、古董、传统文化展示、专家视频（易合同源）。

用户进行搜索后，呈现满足查询条件的商家列表，点击某个商家，可查看商家的活动／广告、商家简介、商家展示的商品列表、商家位置等信息。如用户拟前往该商家进行消费，系统将提供导航服务。

◎**联盟商城模块功能详解**

该功能用于源生联盟的各商家发布上架销售的商品，进行集中在线销售。商城商品展示页以商品缩略图＋价格＋销量方式来呈现，用户选定商品可以直接添加到购物车。

支持用户从商品展示页下转到商品详情页进行查看，详情页展现商品的详细参数、规格以及商品图片介绍信息；支持从详情页进入直接购买，或者添加到购物车的操作。

◎**会员中心模块功能详解**

会员中心的模块里面包括：源生积分、创富积分、我的订单、我的团队、我的收藏、我的二维码、个人设置等内容。

源生积分：当用户购买创富商城产品或者到源生联盟商家进行消费时，都会产生相应的积分，用户通过该模块可及时知道自己的积分情况。

创富积分：当用户通过直接推广销售商城产品或者自己的团队销售商城产品后，根据销售返利的规则，会产生相应的佣金，该佣金以创富积分的形式存在。用户可以选择相应的积分计划，积分计划大致有三个选项：用于投资、用于兑换、用于体验服务，用户可自由选择在这三个选项内自由分配最新的积分。

我的团队：当用户发展了新会员，可以对新会员归属团队中的管理线位置进行管理。

我的二维码：在用户手机内生成一个二维码的会员卡信息，方便用户在合作商家进行消费时，可快捷、方便地进行扫描积分。

◎社区交流活动

已注册老用户转发"推荐红包"到自己的社交圈（朋友圈、QQ群等），该注册用户的朋友点击领取该红包，将进入源生源的登录页面，引导新用户进行注册。如果是老用户，将无法使用该红包。

新用户走注册发卡的流程，注册完成后，领取红包的金额；同时，系统返回2元给推荐人，红包金额都进入到会员的账户，不能提现，只能用作购物或转换为积分。

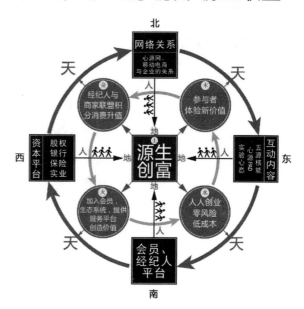

◎**本书中相关内容查询**

书中第四章、第五章、第六章的有关内容可登录"心源网"www.exyvip.com 或下载手机端"億心源"APP，输入自己的出生年月日，便可进行出生年所属宅命查询，了解自己的身体健康、亚健康状况以及调理方式。本书中第七章的功法内容可登录"心源网"www.exyvip.com 或在"億心源"APP 在线观看

可关注億心源新生活公众微信号下载手机端億心源 APP。

◎**億心源品牌相关店铺链接与网站地址**

心源网：www.exyvip.com

天猫店：http：//yixinyuanjj.tmall.com

淘宝店：http：//shop119866907.taobao.com

京东店：http：//kuangjia.jd.com/

宝艺集团官网：http：//www.baoyivip.com/

億心源全国服务热线：400-8300853

（三）作者感悟诗作

心

心空源见性，

心乃万物源；

相融无明缘，

应悟莲花香。

佛

菩提本清净，

圆融无明镜；

无影亦无踪，
即心乃佛也。

法

摄心顿经悟法，
闻道正法空相；
无念明心清净，
心源圆通明性。

道

道自然，法易然；
自介然，然而然。

源

源无性，
性无明，
道无易，
法无际。

酒

萃取中西养生精华，
凝聚五行能量甘露。

形于色，
色于情，
净亦空，
源于心。

以上诗作作于 2008 年重阳

277

大千世界精彩无比，用心灵的眼睛观察、体验世界色彩。用大脑的意念感悟世间的形态所产生的。明解形、色、情、理在精神世界中意识转变的空无之理，启发众人知识和智慧本源。

设计创新在于思维的创新，要做好思维创新，必须到市场中寻找市场空白点，结合人性的特点和个人意念，确定产品的核心价值，最终形成有形、有色、有情的产品。

一切皆有源，而设计则源于心，源于情，源于世间万物。

作于 2009 年春

"石"来运转——奇石缘

灵石会奇人

稀世造奇珍

高贵典雅藏

自然博精深

智者迷石来

灵犀一点通

点石成金方

声石灵彩壁

九亿造神奇

天然无限美

声石聚英才

石来运转开

流芳千古事

万象更新来

作于 2009 年春

永恒寂静，回归自然

自然理念是宇宙物质和自然发展相互演绎的精华与精神传承的结晶。

梦在青山，

醉在水间；

五湖四海，

白日青天；

净空本源，

源无心识。

作于 2009 年夏

风水

臧风得水纳梵音

天地之中妙心禅

自然风光无限好

风水宝地聚精华

天生我才必有用

千年善行修萨道

众生人人得普度

易得天地笑呵呵

作于 2009 年秋

高州之行

佛子禅开光

功德无量强

欢聚众情缘

激情纳梵音

慈海度善贤

三宝显众前

甘露洒满天

龙狮呈瑞祥

仙佛共庆贺

高州佛子禅
福报喜人间

作于 2009 年秋

心茶明道

清悠宇音香茗渡，
朗朗乾坤装一壶。
茶道心禅敬满神，
心明见性济世人。

作于 2010 年春

无　题

磨镜亦非台
禅源心识开
平衡顺天来
皈依济世怀

作于 2010 年夏

无　题

日月照本源
见性结明缘
虚空任飞翔
笑望天地间

作于 2011 年初夏

无　题

静思己过未入空，
空穴来风非君子；

心中富有最为贵，

心平气和值千金。

作于 2011 年秋

无　题

铁笔插深潭，倒写文章天作纸；

卫星上太空，俯瞰人间地作球 。

北宋苏轼上联，对于 2011 年秋

无　题

千江有水万月翔云

万里无云千山丽水

作于 2012 年秋

道

宇宙之始

万物之母

道法自然

和阴平阳

天地正气

生生不息

无穷无尽

玄之又玄

谓之道矣

作于 2012 年中秋

宝艺心源

宝耀神奇港湾，

艺化凝星盛地；

心指宏图伟业，

源出莲台仙境。

作于 2012 年冬

宝艺心源

宝如大海灿金辉，

艺承传统古今融；

心宏圆满好世界，

源本清净莲花开。

作于 2012 年冬

赠中华文化艺术养生协会

天籁梵音

智慧之巅

天人合一

悦融心源

作于 2013 年夏

无　题

达自心源方为见真性，

回归本源显祖宗兴盛。

作于 2014 年冬

无　题

坐看云起时，

人生得意事；

循环日月中，

千里映月丛。

億心源起合，
归源真气丰；
望君来相融，
潮起云雾中。

作于 2015 年春

修 身

宝容笑颜开，
艺养安自在；
心億乐逍遥，
源自莲花台。
天佑神湾来，
人慈包容爱；
合的放得开，
億心源美丽。

作于 2015 年春

无 题

道可道，
儒释道。
如是我闻，
回家开门。

作于 2015 年春

无 题

家里有女明月台，
为家生活来徘徊；
冬去春来百花开，

283

万家欢乐一起来。

作于 2015 年春

无　题

酒洒满天醉西江，

自在人生欢乐缘；

对酒当歌莫等闲，

自古英雄问青天。

作于 2015 年春

无　题

潮起云雾中，

喜悦向前冲；

风流千古事，

人人乐悠悠。

作于 2015 年春

億心源

心億则乐，

中得心源；

内外心安，

自然健康。

作于 2015 年春

心源之旅

畅天地毓秀，

波光潋滟碧西江。

霞彩满天飞，

温露水润滑。

仿若三月春，

正当花开时，

光明透出满人天。

内照乾坤神湾行，

外赛蓬莱仙如来。

盘龙戏珠龙出海，

静修归真远离尘。

回归本源心闲逸，

海纳百川源自然。

百花争艳汇心智，

净化心灵享心源。

作于 2015 年春

无　题

億盘古顶天立地，

心和合金童玉女，

源佛祖拈花微笑，

心中有禅聚瑞祥。

空灵通透凝星宝，

听一曲悠悠古乐，

饮一杯淡淡薄酒，

天地间千丝万缕。

春暖花开舒悠悠，

行云流水乐逍遥，

万江汇聚结净缘，

凝聚心神原心源。

作于 2015 年春

无 题

冬去春来百花开，
烂漫桃花好运来。
春风明月养浩然，
看尽名山万里行。
闭目飞弦微笑含，
剑气箫声鸿涛浪。
流行曲韵节情郎，
旭日高升乙未羊。
三羊开泰四海传，
新歌贺岁身体健。
对酒当歌拜好年，
朝气东升億心源。

作于 2015 年春

参考文献

《秘密》，[澳大利亚]朗达·拜恩著，台湾方智出版社。

《念力的秘密》，[美]琳恩·麦塔格特著，台湾橡实文化事业股份有限公司。

《如何修持心经》，洪启嵩著，台湾全佛文化事业有限公司。

《王道——五行战略领导力》，柏学翕著，上海远东出版社。

《共同创造到底有多厉害》，[美]雷马斯瓦米、高哈特著，台湾商周出版社。

《第五项修炼》，[美]彼得·圣吉著，上海三联书店。

《孙子兵法与现代商战》，陈福昆著，浙江人民出版社。

《阴阳五行与企业管理》，桑振中，http://www.docin.com/p-347883486.html.

《中国人的山水观》，罗兰，http://www.360doc.com/content/11/1214/ 09/3293475_172117092.shtml.

《祈祷出来的能力》，白邦兹著；台湾宣道出版社。

《让我们一起来生产：从价值共创到价值共享》，凤凰网"中欧商业评论"。

《物理学步入禅境：缘起性空》，朱清时著，《第二届世界佛教论坛论文集》"佛教与科学"分册。

《养生与治未病》，熊春锦著，湖南长沙第四届国学国医岳麓论坛。

《为什么顾客参与至关重要》，[美]奥玛·梅洛，麻省理工科技评论。

《素食的科学性及其现实意义》，参考来自互联网；/www.360doc.com/

《"金字塔底层"市场与共创价值》，[美]C. K. 普拉哈拉德著，http://blog.sina.com.cn/s/blog_47687c9601017va7.html.

《佛说世界日》，第十世修康活佛著。

感谢以上作者，以及对本书提供帮助的各界同仁朋友！特别鸣谢易学大师陆有德师傅，以及康文、鲍微微的资料收集和无私奉献。

后　记

能量的光明

——大爱无疆，完美传递

能量有正负之分。正能量是能够促进生命质量，完成人生使命的能量；负能量则是降低生命质量，有碍人生使命达成的能量。

正能量具有光明的属性，而负能量是灰暗的、阴沉的。正能量增加，则负能量减少；反之亦然。

其实，正能量很简单，无处不在。正能量充盈的人，让周围的人如沐春风；负能量较多的人，让周围的人浑身不自在。一个阳光般和暖的微笑，就能映照出彩虹一般的心情。

这本是精神层面的东西，如今也可以慢慢地量化起来。科学研究表明，快乐的时候人体能分泌出促进新陈代谢的物质，正能量有助于我们的身心健康。

反观现实，冷漠似乎已经成为当下社会的一种常态。我们可以对一个被车碾轧的孩子视而不见，可以对摔倒在街上的老人熟视无睹，负面的能量似乎在暗中隐隐涌动、汇集。宇宙间如果没有正能量，万物枯萎，人类更是无法生存。对于我们来说，正能量并非用来维持生命，而是给予我们一种乐观、积极的人生态度和爱的力量。这种正能量是能传递的。

培根说："如果你有一份快乐，你将它告诉别人，那么你将拥有双份的快乐。"所以，不要吝啬你的光明能量，将它释放出去，你将拥有更多的光明能量。给上司一个微笑，给朋友一份赞许，给父母一个拥抱……慢慢地，也许你就会发现，你和你的周围充满了能量的光明。如果每个人都如此去做，正能量将会像太阳的光辉一样散射出去。

传递光明是一种付出，是一种舍己为人的发心、一种利他的发心、一种众生欢喜的慈悲。

能量的光明源自内心的力量有多大，因为心念是你内在发出的慈悲智慧能量，它的频率与宇宙产生共振，并且吸引相同频率的能量。自身产生的细小能量可能微不足道，但是，如果把宇宙正能量粒子的共振相叠加，产生的能量足以沸腾整个海洋！

大爱无疆，完美传递，就是一个慈悲的发心、利他的发心。日久功深，就是圆满的人际关系，周遭都是善缘也是助缘，这样的人生也会愈过愈顺、愈过愈光明。有道是，当你成为灯的时候，你已经通体明亮；但不要忘记，灯，主要是为了照亮周围。修炼的过程何可谓之"道德"，不详言可尽知矣。

每个人的经历不同、禀赋各异，但如果遇事反观内心，去思考、去明了，日积月累，即使默默无闻的情节，也能使人触目生情，在瞬间感受到生命历程中的欢欣和磅礴……

悟的来源取自人类的社会知识及自身的经验积累，一个人积累的知识、阅历越丰富，其觉悟程度就越高。而回归本源，可以让人获得更高的觉悟能力。

有什么样的眼睛，就有什么样的生活。年轻时追逐成功，渴望辉煌，这说明我们需要种种外界的辉煌来印证自己的人生。但是等到生命的历程愈行愈远，我们是否会想，除了这些物化的东西，我们还能为身边的朋友、为那些爱我们陪伴我们的人留下什么？

黎巴嫩著名诗人纪伯伦曾经感叹："我们已经走得太远，以至于忘记了为什么而出发！"

于我们而言：回归本源，思想上的光明、光明的传递才是最丰盛的财富，分享知识跟分享食物一样，是最大的善良。

你拥有的越多，你可以与他人分享的就越多。分享和付出是习惯、不是道理，是内心强大自信的标志，是认为自己得到的足够多，并不是有或没有。在习惯驱使下的行为都是自然的、大爱的。

习惯性付出、善于创造的人，期望的不是在前面的人越来越少，而是追逐、跟随你的人越来越多。

"念（能量）已正，功（传递）已有，德（光明）必至"，自利利他，佛说："无缘大慈，同体大悲。"我们的修行、我们的善行以及我们产生的种种德行，让我们以真诚的心，将这种殊胜的成果，做一次能量回向：回向给父母、家人、朋友以及一切普罗大众。

功德能量的回向，不但不会减少和损失我们的功德能量，反而会使我们的功德更圆满，能量更光明。能量的回向犹如将自己杯中的水倒入大海，只要大海的水不干枯，那么我们倒入大海的那杯水也就不会干枯。所以，就把自己的功德能量观想成一杯水，将它倒入利益众生的大海中吧！

图书在版编目（CIP）数据

源生活：一个中国实业家的健康创富宝典 / 李宗兴著. —北京：华夏出版社，2016.1

ISBN 978-7-5080-8692-7

Ⅰ . ①源… Ⅱ . ①李… Ⅲ. ①企业家－保健－基本知识 Ⅳ . ①R161

中国版本图书馆 CIP 数据核字（2015）第 307480 号

源生活：一个中国实业家的健康创富宝典

著　　者	李宗兴
责任编辑	梅　子
责任印制	顾瑞卿
封面设计	郭　艳
出版发行	华夏出版社
经　　销	新华书店
印　　刷	三河市兴达印务有限公司
装　　订	三河市兴达印务有限公司
版　　次	2016 年 1 月北京第 1 版
	2016 年 1 月北京第 1 次印刷
开　　本	720×1030　1/16 开
印　　张	19.55
字　　数	286 千字
定　　价	50.00 元

华夏出版社　　地址：北京市东直门外香河园北里 4 号　　邮编：100028
网址：www.hxph.com.cn　　电话：（010）64663331（转）
若发现本版图书有印装质量问题，请与我社营销中心联系调换。